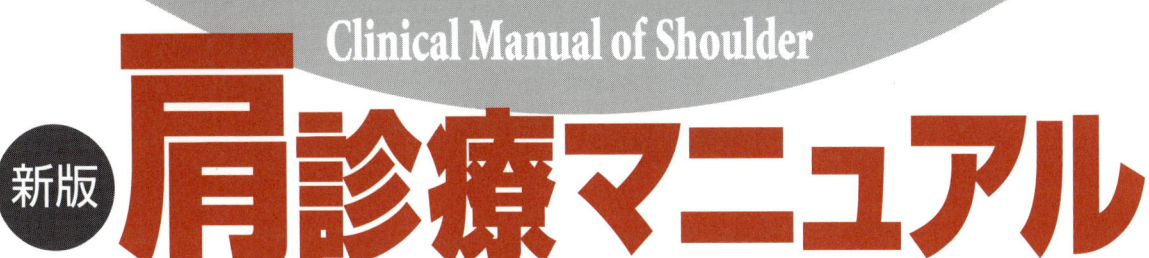

Clinical Manual of Shoulder

新版 肩診療マニュアル

乾 浩明・信原克哉 著

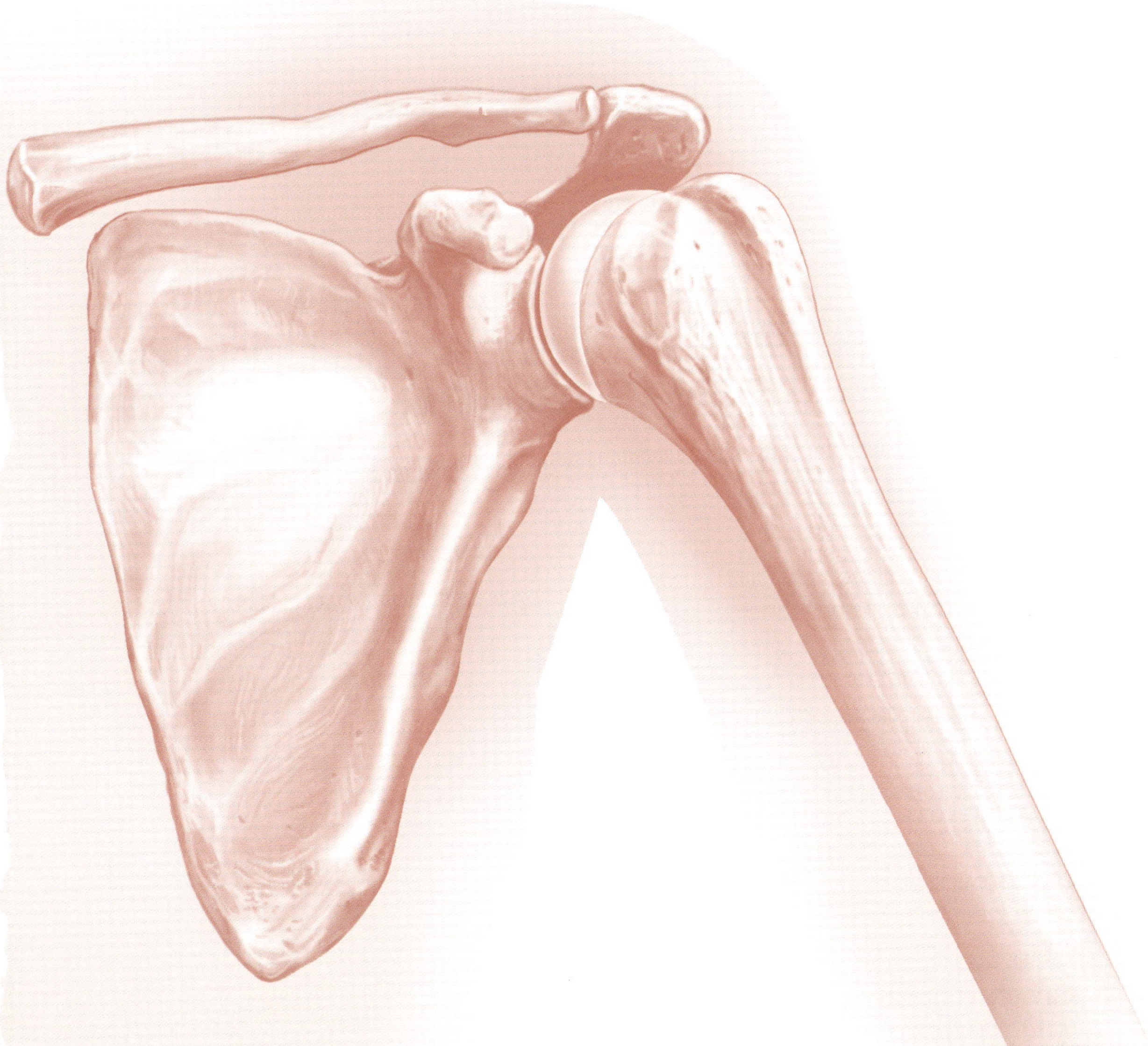

医歯薬出版株式会社

This book was originally published in Japanese under the title of :

SHINPAN KATA SHINRYÔ MANYUARU

(Clinical Manual of Shoulder)

NOBUHARA, Katsuya
  Director, Nobuhara Hospital・
  Institute of Biomechanics

INUI, Hiroaki
  Chief, Nobuhara Hospital・
  Institute of Biomechanics

ⓒ 2013 1st ed.
ISHIYAKU PUBLISHERS, INC.
  7-10, Honkomagome 1 chome, Bunkyo-ku,
  Tokyo 113-8612, Japan

まえがき

このたび『新版 肩診療マニュアル』を発刊することになりました．本書は，研修医の諸君やこれから肩関節を勉強していこうと考えている方々を対象に肩関節の動きや病態のとらえ方をできるだけ簡潔に伝えようと意図しています．1987年初版が発行され，好評につき改訂を重ね，2004年発行の第3版を経て，今回新たな知見を書き加え修正しました．

わたしは，かれこれ20年近く前，とある大学の整形外科に入局しました．それほど勉強好きでもなかった者が無理やり受験勉強をしたのがたたったのか，大学時代は全く活字をみる気が起こらず，卒業試験や国家試験は要領だけで切り抜けました．始まる前からこんな態度だったので，入局後も不必要とも思えるほどスパルタな迫力のある先生方に圧倒されまくりました（熱心に指導してくださった大学の先輩方許してください）．当然学問を追及しようということには全くならず，関連病院に勤務するようになった後も，今にして思えば貴重な症例を自分ではよく考えずに専門といわれる先生方に紹介したものです．その間，自身がスポーツ好きだからとスポーツ整形に興味をもったり，膝や股関節のバイオメカニクスそっちのけで人工関節の派手な手術に目を奪われたりなどなど，赤面ものの安直な日々を過ごしておりました．

その後，ひょんなことから信原病院で研修する機会に恵まれました（紹介してくださったS先生ありがとうございます．先生にはいくら感謝しても感謝しきれません）．信原先生をはじめとするスタッフの先生が嬉々として仕事する姿は新鮮で，まねてみようとしているうちに自分自身もいつしか肩関節に魅せられて性根いれて仕事をするようになりました．気がつけば手術をスムーズにこなすようになり（これはウソ，毎日四苦八苦，冷や汗をかきながらやっています），病院の研究のお手伝いをしながら現在に至っています（桃栗3年柿8年のろまなわたしは…，気がつけば40半ばのオジサンです）．

肩関節を専門にしているといったん標榜してしまえば，ありがたいことに周りの先生方はどんどん貴重な症例を紹介してくれます．それが年配の先生方なら問題はないのですが，なかには専門も決めていないような若い先生も含まれます．ちょっと考えてみれば全く問題のない患者さんが大半です．もちろん紹介いただくこと自体はありがたいことで，紹介されてメンドウだといっているのではありません．ただ，肩疾患に目を向けている暇はないというならともかく，自分の可能性を自ら摘みとってしまっているんじゃないかとわたし自身の経験に照らし合わせて考えてしまうわけです（本当は，あまりにもたくさんの人が肩に目を向けても困ってしまいます．「人の行く裏に道あり花の山」です）．

肩関連のジャーナルや学会に目を向けますとさまざまな横文字が飛び込んできます．ちょっと前ならSLAP，TUBS，AMBRII．HAGL う～ん，このあたりならまだいけますが，PASTA，GIRD ぐらいになってくるとあやしくなってきます．ちょっと読んだだけでは頭に入りにくいし，文字をみただけで怯んでしまうこともあるでしょう．でも肩関節に限らず人間の体は，長い時間を経てこのようなかたちになっているわけで，その形態や機能（そこからはずれてくる病態も含めて）には理屈や意味があるはずです．そしてこれらの意味を考えること自体，本来楽しくてワクワクすることだと思うのです．自分たち自身で小難しいものにしているように思えてなりません．

とりとめのないまえがきになってしまいましたが，わたし自身がとるに足らないことはわかっていただけたと思います．本書を通じてイイタイコトは，専門家とされる大部分の人もそんなに変わらないので，怯まず自分で考えながらやっていってくださいということと，肩関節の動きや形態を考えること自体大変おもしろいですヨ，の2つです．本書の内容を否定することから始めてもらってもいっこうに構いません（そうであれば思いは少々複雑にはなりますが）．この本がそのようなきっかけになることを願っています．

自分自身がいつまでも肩関節に魅せられて嬉々と仕事していたいと思いつつ．

2013年11月

信原病院・バイオメカニクス研究所
乾　浩明

本書の利用方法

「まえがき」でも触れましたように，本書は研修医，肩関節に興味がある方々を対象に肩関節の動きや病態のとらえ方を記しました．できる限り直観的にイメージしやすいように心がけましたが，本来肩関節の持つ多様な動きや機能の理解が損なわれないようにしたことで，逆に煩雑になった感はあります．解剖と仕組み，バイオメカニクス，症状と診断，画像評価…と目次通り順番に読み進めていってもらっても結構ですが，わからないところがあっても読み飛ばして，興味の持てるところからはじめてもらえればと思います．わたしたちが重要と思うことは重ねて記載していますので，同じことが何度も登場します．

各疾患では，覚えておきたいことをポイントとして箇条書きにしました．患者背景は，当院の資料をもとに年齢，男女別などの特徴を挙げています．手術方法をはじめとする治療は，実際に当院で行われたものを採用し，治療成績もわかっている限り示しました．成績は，以前の調査にさかのぼるものも多く含まれますが，これら治療方法のほとんどは現在も当院で採用され，同様の成果が上がっています．

スポーツ障害については，各疾患の項目とは別に，これまでの研究成果をもとに詳しく触れました．スポーツによる障害といっても特別視することはありませんが，スポーツ種目と疾患の関連や，スポーツに復帰するためのトレーニングはスポーツを指導する人たちにも参考になると思います．何より投球動作自体が，支持と動きの二面性をもつ肩関節の機能を具現化しており，非常に興味深いものになっています．

本書の内容はあくまで「信原病院流」の解釈です．表現がわかりにくかったり，解釈そのものが間違っているかもしれません．余白も十分にとりました．日常診療で気づかれたことをどんどんメモされて，読者のみなさん自身の体系を築いていってください．

目次 「新版　肩診療マニュアル」

まえがき iii
本書の利用方法 iv

第1章　解剖と仕組み　　1

1. 骨 1
   ❶ 肩甲骨 1
   ❷ 鎖骨 2
   ❸ 上腕骨 2
2. 関節 3
   ❶ 狭義の肩関節 3
   ❷ 第2肩関節 4
   ❸ 肩鎖関節 5
   ❹ 烏口鎖骨間メカニズム 5
   ❺ 肩甲胸郭関節 6
   ❻ 胸鎖関節 6
   ❼ 上腕二頭筋長頭腱 6
3. 滑液包 7
4. 筋と神経支配 8
   ❶ 体幹と肩甲骨の間を結ぶ筋 8
   ❷ 体幹と上腕骨の間を結ぶ筋 9
   ❸ 肩甲骨と上腕骨の間を結ぶ筋 10
5. 神経 12
   ❶ 腕神経叢 12
6. 血管 12

第2章　バイオメカニクス　　15

1. 上腕骨と肩甲骨の動き，リズム 15
2. トルク曲線 18
3. 関節に潜む paradox 19
4. 関節の動きを決定する3点の位置関係 ... 22
5. 接触域 22
6. 形態と動きの関係 23
7. ゼロポジションと可動域の広がり ... 26
8. 種々の研究の解釈 28
9. 病態のとらえ方 32

第3章　症状と診断　　35

1. 問診 35
2. 視診 36
3. 触診 36
   ❶ 疼痛 36
   ❷ 関節安定性 38
   ❸ 運動制限 39
   ❹ 腫脹・変形 39
   ❺ 軋音 39
4. 関節可動域検査，筋力検査 40
   ❶ 関節可動域検査 40
   ❷ 筋力検査 40
5. その他の徒手検査 48
6. 肩関節疾患治療成績判定基準 52

第4章　画像評価　　55

1. X線像 55
   ❶ 肩関節 55
   ❷ 肩鎖関節 59
   ❸ 鎖骨 60
   ❹ 胸鎖関節 60

- 2. 正常単純X線像 ─── 60
  - ❶ 肩甲骨 ─── 60
  - ❷ 鎖骨 ─── 62
  - ❸ 上腕骨 ─── 62
- 3. 関節造影 ─── 63
  - ❶ 肩関節造影の実際 ─── 63
  - ❷ 正常像 ─── 64
  - ❸ 代表的な疾患の関節造影所見 ─── 64
  - ❹ 関節造影時に行う治療 ─── 67
- 4. MRI ─── 68

第5章　肩関節疾患　73

- 1. 肩関節周囲炎 ─── 73
  - ❶ 歴史，定義 ─── 73
  - ❷ 病因，病態 ─── 74
  - ❸ 患者背景 ─── 74
  - ❹ 症状と診断 ─── 74
  - ❺ 治療 ─── 76
  - ❻ 予後 ─── 77
- 2. 腱板炎 ─── 78
  - ❶ 患者背景 ─── 78
  - ❷ 症状と診断 ─── 78
  - ❸ 治療 ─── 79
- 3. 石灰沈着性腱板炎 ─── 79
  - ❶ 患者背景 ─── 79
  - ❷ 症状と診断 ─── 79
  - ❸ 治療 ─── 80
- 4. 上腕二頭筋長頭腱炎 ─── 81
  - ❶ 患者背景 ─── 81
  - ❷ 病態 ─── 81
  - ❸ 症状と診断 ─── 81
  - ❹ 治療 ─── 82
  - ❺ 断裂との関連 ─── 82
- 5. 上腕二頭筋長頭腱断裂 ─── 83
  - ❶ 患者背景 ─── 84
  - ❷ 症状と診断 ─── 84
  - ❸ 治療 ─── 84
- 6. 上腕二頭筋長頭腱脱臼・亜脱臼 ─── 85
  - ❶ 症状と診断 ─── 85
  - ❷ 治療 ─── 85
- 7. 腱板断裂 ─── 86
  - ❶ 患者背景 ─── 86
  - ❷ 病因 ─── 86
  - ❸ 症状と診断 ─── 87
  - ❹ 病理 ─── 92
  - ❺ 治療 ─── 92
  - ❻ 手術成績 ─── 98
  - ❼ 成績不良例の検討 ─── 101
  - ❽ 特殊な腱板断裂 ─── 102
- 8. 腱板疎部損傷 ─── 104
  - ❶ 解剖と病態 ─── 105
  - ❷ 患者背景 ─── 105
  - ❸ 症状と診断 ─── 106
  - ❹ 治療 ─── 106
  - ❺ 成績 ─── 107
- 9. 動揺性肩関節症 ─── 109
  - ❶ 患者背景 ─── 110
  - ❷ 症状と診断 ─── 110
  - ❸ 治療 ─── 113
- 10. 反復性肩関節脱臼 ─── 118
  - ❶ 患者背景 ─── 118
  - ❷ 症状と診断 ─── 118
  - ❸ 治療 ─── 119
- 11. 随意性肩関節脱臼・亜脱臼 ─── 127
- 12. 後方脱臼・亜脱臼 ─── 128
  - ❶ 患者背景 ─── 128
  - ❷ 症状と診断 ─── 128
  - ❸ 治療 ─── 128
- 13. 鎖骨骨折 ─── 129
  - ❶ 患者背景 ─── 129
  - ❷ 診断と分類 ─── 129
  - ❸ 治療 ─── 130
- 14. 上腕骨近位端骨折・脱臼骨折 ─── 131
  - ❶ 上腕骨近位端骨折の分類 ─── 131

- ❷ 治療 ………………………………… 131
- 15. 肩甲骨骨折 ——————————— 138
    - ❶ 患者背景 ……………………… 138
- 16. 外傷性肩関節脱臼 ——————— 140
    - ❶ 患者背景 ……………………… 140
    - ❷ 症状と診断 …………………… 140
    - ❸ 治療 …………………………… 141
    - ❹ 陳旧性肩関節脱臼 …………… 142
- 17. 肩鎖関節脱臼 ———————————— 142
    - ❶ 患者背景 ……………………… 142
    - ❷ 症状と分類 …………………… 143
    - ❸ 治療 …………………………… 144
- 18. 胸鎖関節脱臼 ———————————— 147
    - ❶ 患者背景 ……………………… 147
    - ❷ 症状と診断 …………………… 147
    - ❸ 治療 …………………………… 147
- 「memo」外傷つれづれなるままに ——— 148
- 19. 先天性疾患 —————————————— 152
    - ❶ 先天性肩関節脱臼 …………… 152
    - ❷ 先天性鎖骨形成不全, 先天性鎖骨偽関節 …………… 152
    - ❸ 先天性肩甲骨高位症 ………… 152
    - ❹ 内反上腕骨 …………………… 152
    - ❺ 烏口鎖骨靱帯の異常 ………… 153
- 20. 関節リウマチ ———————————— 153
    - ❶ 患者背景 ……………………… 153
    - ❷ 症状と診断 …………………… 153
    - ❸ 治療 …………………………… 154
    - ❹ その他 ………………………… 155
- 21. 化膿性肩関節炎 ———————————— 155
    - ❶ 症状と診断 …………………… 156
    - ❷ 治療 …………………………… 156
    - ❸ その他 ………………………… 156
- 22. 肩結合織炎 —————————————— 156
    - ❶ 患者背景 ……………………… 157
    - ❷ 症状と病態 …………………… 157
    - ❸ 治療 …………………………… 158
- 23. 神経麻痺, 損傷 ——————————— 158
    - ❶ 絞扼性神経障害, entrapment neuropathy ……… 159
    - ❷ 腕神経叢麻痺 ………………… 160
    - ❸ その他 ………………………… 161
- 24. 変形性肩関節症 ———————————— 162
    - ❶ 症状と診断 …………………… 162
    - ❷ 治療 …………………………… 163
- 25. その他の疾患 ———————————— 163
    - ❶ 弾発肩および雑音症 ………… 163
    - ❷ 神経病性肩関節症 …………… 164

第6章 スポーツ障害　　165

- 1. 各種スポーツの特徴 ———————— 165
    - ❶ 野球, ソフトボール, バレーボールなど …………… 165
    - ❷ 柔道 …………………………… 165
    - ❸ ラグビー ……………………… 165
    - ❹ スキー ………………………… 166
    - ❺ ハンドボール ………………… 166
- 2. 投球動作 ———————————————— 166
    - ❶ 投球動作 ……………………… 166
    - ❷ 肩の動き ……………………… 167
- 3. 投球障害（総論）———————————— 168
- 4. 当院での研究 ————————————— 169
- 5. 投球障害（各論）———————————— 172
    - ❶ 腱板疎部損傷 ………………… 172
    - ❷ 腱板炎, 肩峰下滑液包炎, インピンジメント症候群 ……… 173
    - ❸ 反復性肩関節脱臼 …………… 173
    - ❹ 動揺性肩関節症 ……………… 174
    - ❺ 腱板断裂 ……………………… 174
    - ❻ 関節唇損傷, SLAP lesion …… 174
    - ❼ Quadrilateral space syndrome …… 175
    - ❽ 肩甲上神経麻痺 ……………… 175
    - ❾ little leaguer's shoulder ……… 175

- ⑩ 腱板疎部損傷
  ―棘下筋腱断裂合併症候群 175
- ⑪ 広背筋症候群 176
- ⑫ 後方タイトネス 176

第7章　注射・装具・理学療法　177

1. 注射療法 ────────── 177
- ❶ 肩峰下滑液包への注射 177
- ❷ 結節間溝への注射 178
- ❸ 肩甲上腕関節内への注射 178
- ❹ 肩甲骨内上角への注射 178
- ❺ 星状神経節ブロック 178
- ❻ 肩甲上神経ブロック 179

2. 装具・固定療法 ────── 179
- ❶ Desault 包帯固定 179
- ❷ Velpeau 包帯固定 180
- ❸ 三角巾固定 180
- ❹ 8字包帯固定 180
- ❺ 絆創膏固定 180
- ❻ 懸垂装具 180
- ❼ ギプス固定 181

3. 理学療法 ────────── 181
- ❶ 患者自身で行う 182
- ❷ 理学療法士と行う 182

文献 ─────────────── 187
索引 ─────────────── 203
あとがきにかえて ────── 207

第 1 章　解剖と仕組み

> **はじめに**
>
> いずれの骨もおもむきのある形をしていますが，とくにユニークなのは第2肩関節の概念で，滑液包の存在が重要になります．肩の動きや機能を考える前に，ここでは解剖と用語を整理しておきます．

1. 骨

　肩関節は肩甲骨，鎖骨，上腕骨の3つの骨から構成されます．

1　肩甲骨 (the scapula)（図1-1）

　肩甲骨は胸郭の背面，第2～7または8肋骨の高さに位置します．内側は脊椎―肩甲骨間の筋群により牽引され，外側では肩鎖関節を介して鎖骨と，肩関節を介して上腕骨と連結し，鎖骨から烏口鎖骨靱帯により吊り下げられています．
　腹側の凹面である肋骨面は，肩甲下窩と呼ばれ肩甲下筋が起始しています．背側の凸面には，上1/3の位置に肩甲棘と呼ばれる大きな隆起があり，幅広く扁平な肩峰 (the acromion) となって臼蓋 (the glenoid)（図1-2）よりさらに外側へ突出します．肩峰の後面は直角状の肩峰角であり，皮膚上からも触知でき，手術の際，参考になります．背側面は肩甲棘により，上方の棘上窩と下方の棘下窩とに分けられ，同名筋の起始部となっています．肩甲骨は上縁，内縁，外縁の3つの辺縁を有しており，上縁の外側方には肩甲上切痕があり，肩甲上神経が通過します．内縁は脊椎に面し，肩

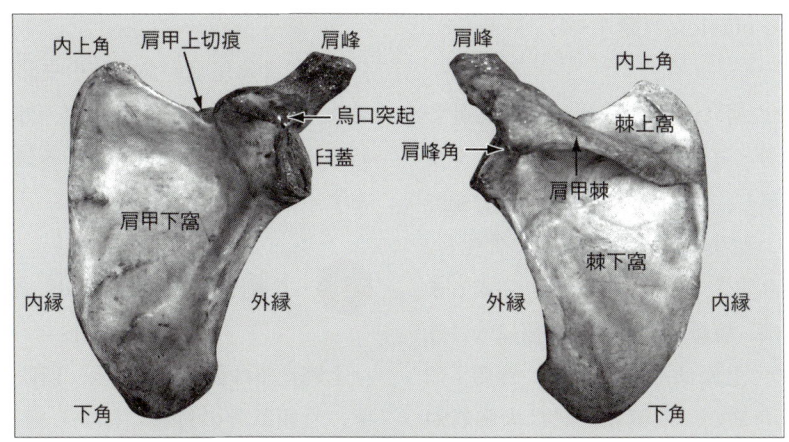

図1-1　肩甲骨の肋骨面（左）と背側面（右）

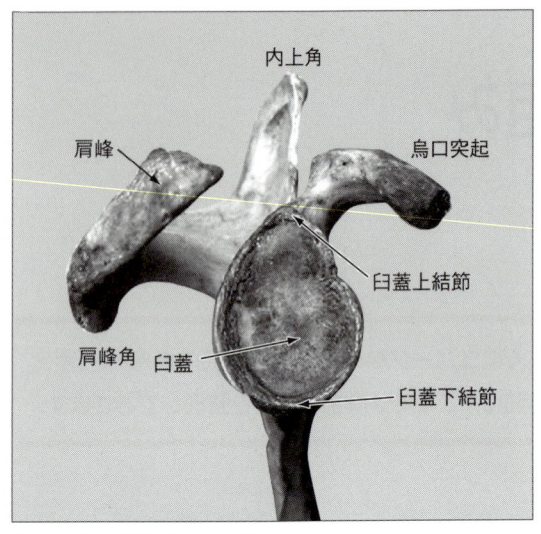

図 1-2 肩甲骨の臼蓋面

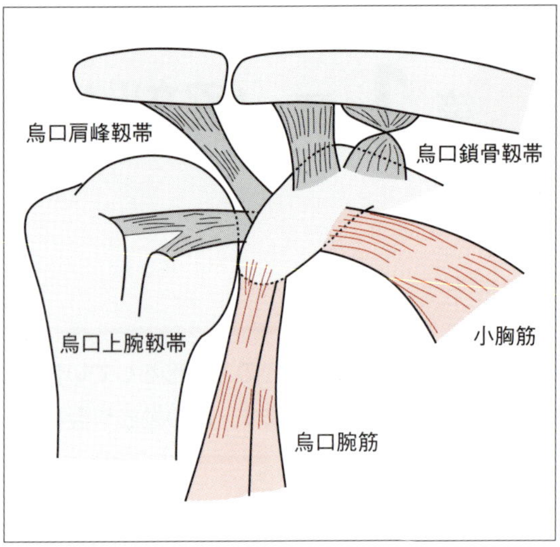

甲挙筋，菱形筋，前鋸筋が付着し，外縁には小円筋，大円筋が起始しています．

さらに肩甲骨の各三角形の頂点を内上角，下角，外側角と呼び，上角には肩甲挙筋が付着し，その形態には個人差がみられます．臼蓋の上・下端は臼蓋上結節，臼蓋下結節と呼ばれ，各々に上腕二頭筋長頭腱，上腕三頭筋長頭腱が付着します．臼蓋の前方には肋骨面より前方へ突出し，外側方へ屈曲する烏口突起（the coracoid process）がみられ，多くの靱帯や腱が付着し，肩のターミナルといわれています（図1-3）．

❷ 鎖骨 (the clavicle)（図1-4）

胸骨と肩甲骨の間にあるS字状の細長い骨であり，上肢を体幹と連結する唯一の骨です．発生学的には膜骨に属し，他の長管骨と異なり骨髄腔はみられません．胎生期において最初に骨化し，内・外側の核より胸骨，肩峰間に広がり完成します．鎖骨は胸骨端，肩峰端，上面，下面に分けることができます．上面は平滑であり，外側1/3には僧帽筋，三角筋が，内側2/3には大胸筋が付着します．内側には肋鎖靱帯の付着部および第

図 1-3 烏口突起に付着する筋と靱帯

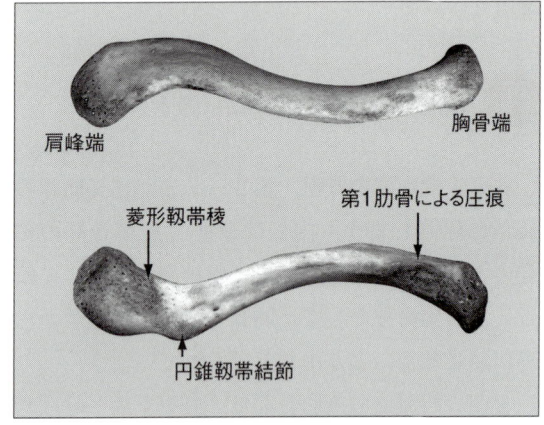

図 1-4 鎖骨の上面（上）と下面（下）

1肋骨による圧痕があり，中央部には浅い溝がみられ，鎖骨下筋が付着します．外側には円錐靱帯結節，菱形靱帯稜がみられ，各靱帯が付着しています．

❸ 上腕骨 (the humerus)（図1-5）

上腕骨頭は後上方を向き，臼蓋に対応しています．骨頭軟骨の外側には少し細くなった解剖頸（the anatomical neck）があり，関節包が付着し

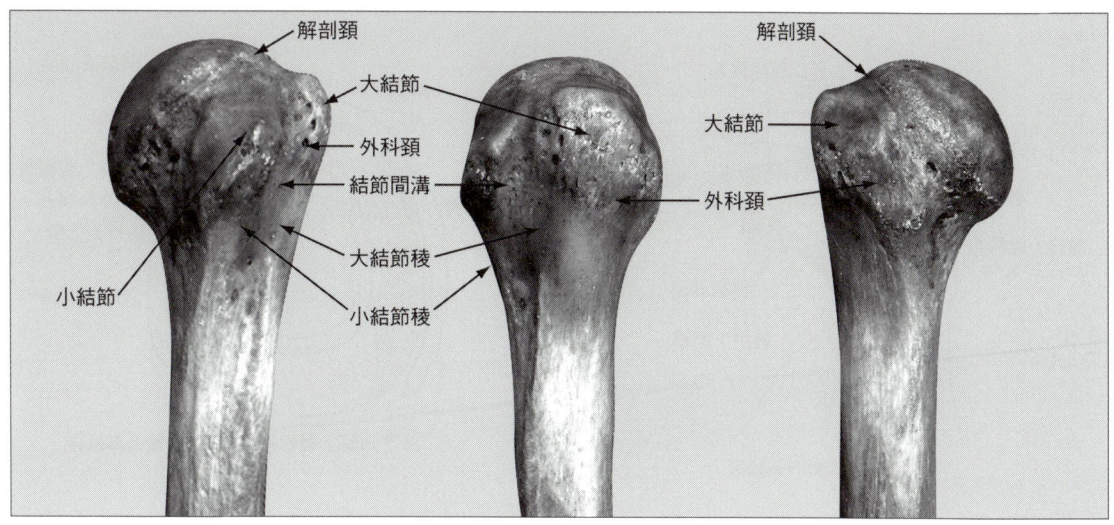

図1-5 上腕骨近位端の前面(左)と側面(中)と後面(右)

ています．解剖頸の下方は，前面に小結節（the lesser tuberosity），外側部に大結節（the greater tuberosity）があり，さらに，小結節には肩甲下筋，大結節には棘上筋，棘下筋，小円筋が付着しています．両結節間にある溝は結節間溝（the bicipital groove）と呼ばれ，上腕二頭筋長頭腱が走行しています．また両結節間には上腕二頭筋長頭腱が結節間溝より脱臼しないように横靱帯が存在します．この大小2つの結節の直下は外科頸（the surgical neck）と呼ばれ，骨折を生じやすく，臨床上重要です．大・小結節の隆起はさらに末梢へ伸び，それぞれ大結節稜，小結節稜として，前者には大胸筋，後者には広背筋，大円筋が付着しています．

2. 関節

狭義の肩関節と，広義の肩関節からなります．狭義の肩関節は解剖学的関節であり，体幹，鎖骨，肩甲骨，上腕骨と連結していく順番に，胸鎖関節，肩鎖関節，肩甲上腕関節があります．これらの解剖学的関節に機能的関節である肩甲胸郭関節，第2肩関節（肩峰下関節），烏口鎖骨間メカニズムを加えた計6つからなる複合関節を広義の肩関節とします．ここでは6つの関節に加え，上腕二頭筋腱スライディングメカニズムについて解説します．

1 狭義の肩関節
（the glenohumeral joint）

受け皿である肩甲骨の臼蓋は上腕骨頭に比べて小さく，骨頭の1/4を被覆します．関節唇はその深さを50％増加させ，関節を安定させています．とくに脱臼により前下方の関節唇や臼蓋縁が損傷したものはBankart lesionと呼ばれ，反復して脱臼する原因とされています．構成体は他に，腱板，関節包，靱帯があります（**図1-6**）．

腱板は棘上筋腱，棘下筋腱，小円筋腱，肩甲下筋腱の4つの腱よりなり，上腕骨付着部近くでは

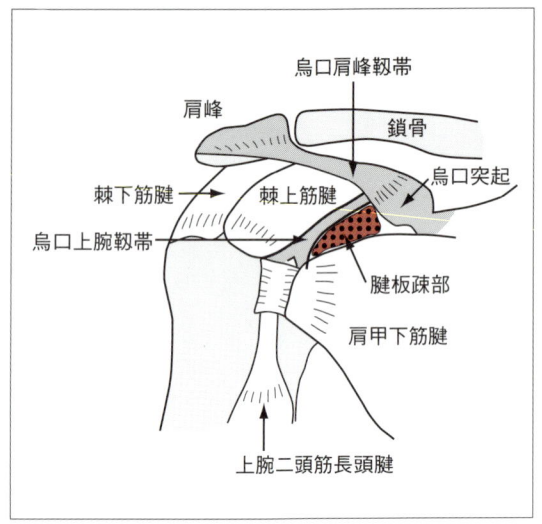

図1-6 腱板とその周辺

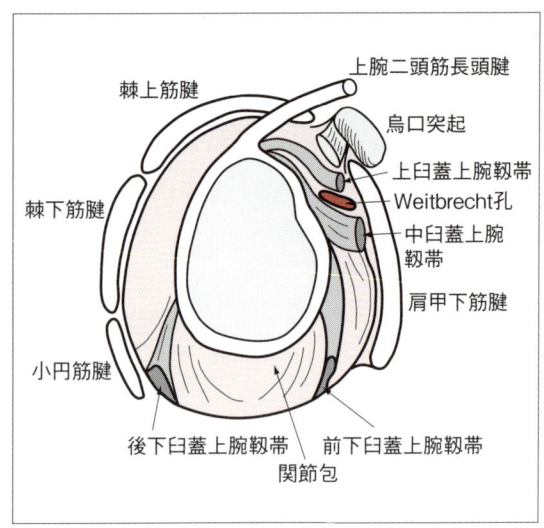

図1-7 臼蓋上腕靱帯

関節包と一体化しています．棘上筋腱と肩甲下筋腱の間には，腱板疎部（the rotator interval）と呼ばれる隙間が存在します．これにより，回旋時腱板間の軋轢は軽減されますが，反対に負担がかかりやすいともいえ，スポーツ等で急激な回旋により同部が離開することがあります．烏口上腕靱帯（CHL）は，この腱板疎部を覆うように走行しており，回旋，挙上，伸展などすべての運動を制限し，関節のブレーキの役割を担っています．腱板疎部の炎症が波及し，短縮すると関節は著明に動きが制限されることになり，切離を要することがあります．

関節包は前方では臼蓋の滑膜腔（the recess）より，後方では関節唇から始まり，上腕骨の解剖頸に至ります．内面は滑膜により覆われ，外面は腱板とつながっています．幼小児では，上腕骨近位端は関節包内にあるため，上腕骨骨髄炎を起こすと関節内に波及することがあります．

靱帯は関節包前面と下方にあり，関節包が肥厚し，靱帯様組織となったもので，上から上，中，前下，後下臼蓋上腕靱帯があります．ポジションにより緊張する靱帯は異なり，外転45°では中臼蓋上腕靱帯が緊張し，外転90°では前・後下臼蓋上腕靱帯が緊張して，関節の安定性に関係します．上・中臼蓋上腕靱帯の間にはWeitbrecht孔と呼ばれる肩甲下滑液包への開口部が存在します（図1-7）．肩関節周囲炎や腱板疎部損傷など多くの肩関節疾患においてWeitbrecht孔は閉鎖され，肩甲下滑液包が閉塞します．

2 第2肩関節
(the second joint of the shoulder)

第2肩関節とは，先の狭義の肩関節（一般的な肩関節）に対して，その外側を構成する機能的関節です．肩峰の下面，腱板の滑液包側，烏口肩峰靱帯（CAL），上腕骨の大・小結節，烏口突起の下面部により形成されるもので，すでにCodmanの著書にも「滑液包側からみると腱板とその付着する大（小）結節の表面は丸く滑らかで，あたかも別に関節があるようだ」とその概念が述べられています．烏口突起から烏口肩峰靱帯を通って肩峰に至る部分は，烏口肩峰弓（the coracoacromial arch）と呼ばれ，このアーチに対する大結節の位置や通過の仕方をとらえることは，後に述べる肩関節の複雑な動きや病態をイメージする上で有用です．

大結節の動きは第2章で詳述しますが，大まかには，前方路(anterior path)と後側方路(postero-lateral path)が存在します．前方路は前挙（屈曲）でみられ，大結節は上腕の軸方向に回旋することなく烏口肩峰靱帯下を通過していき，後側方路は上肢を側挙（外転）した際にみられ，大結節は肩峰との衝突を避けるように外旋していく動きが特徴です．こうしてみると烏口突起から烏口肩峰靱帯を通って肩峰に至る烏口肩峰弓は，上腕骨頭の上方移動を防ぎ，指における腱鞘のような働きをしているとみることもできます．かつてインピンジメント症候群と呼ばれ，あたかも大結節が肩峰に衝突するとされていた病態は，第2肩関節での通過障害をきたすものと理解されます．これらには，大きな石灰沈着性腱板炎や転位のある大結節骨折などの器質的なものもあれば，腱板機能不全（腱板断裂や腱板疎部損傷），動揺肩などの不安定症例において骨頭の異常な動きのために生じるものもあります．

3 肩鎖関節 (the acromioclavicular joint)

肩鎖関節は凹形をした鎖骨外側端と少し凸形である肩峰からなり，どちらかといえば鎖骨端が肩峰に乗り上がる形になっています．関節腔内には，関節円板を有しています．関節包を上・下肩鎖靱帯が補強していますが，関節の安定性を保つには不十分で，次の烏口鎖骨靱帯も手助けする格好になっています．肩鎖関節はこの烏口鎖骨靱帯とあわせて，鎖骨の動きを肩甲骨に伝える機能と肩甲骨の回旋運動の支点となる2つの機能を持っています（図1-8）．

4 烏口鎖骨間メカニズム (the coracoclavicular mechanism)

機能的関節とされますが，烏口突起と円錐結節間に明らかな関節を形成するものもあり，当院6,000例弱の資料では円錐突起，烏口鎖骨間関節，骨梁形成などの烏口鎖骨靱帯の異常（図1-9）を，約5％に認めました．

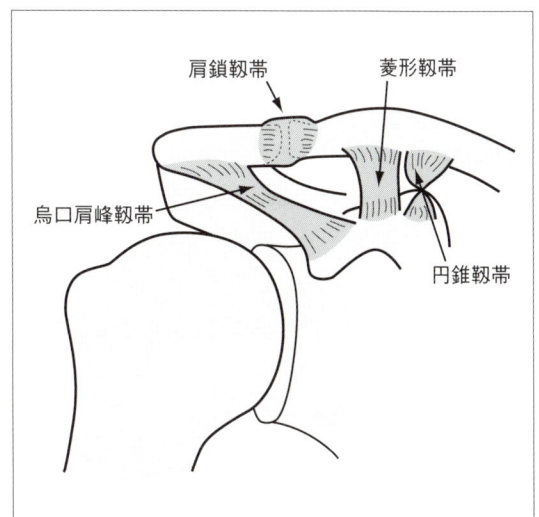

図1-8 肩鎖関節の周辺

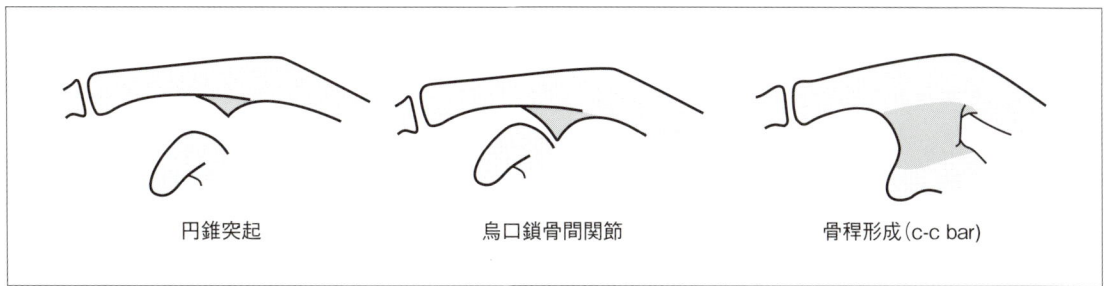

図1-9 烏口鎖骨靱帯の異常

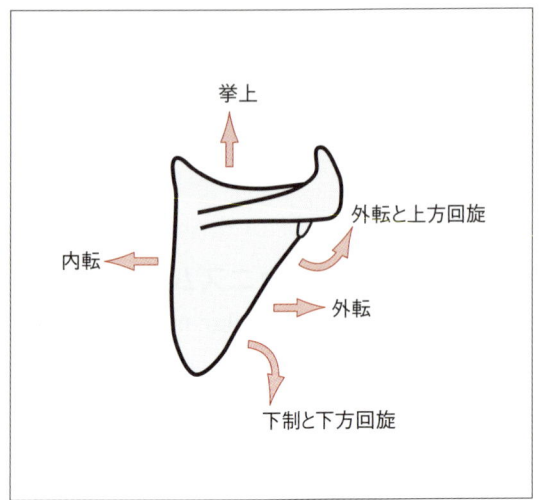

図1-10 肩甲骨の運動

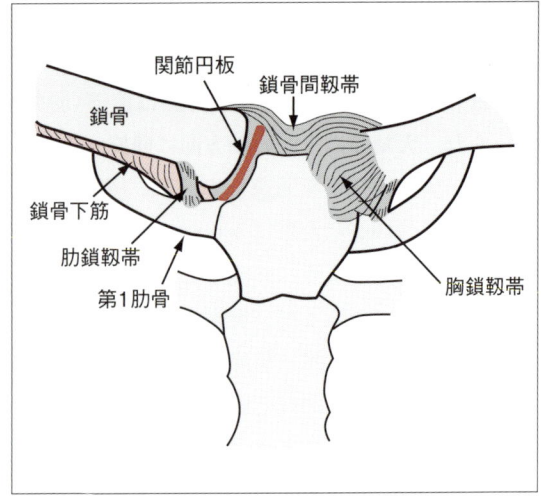

図1-11 胸鎖関節

外側の菱形靱帯（the trapezoid ligament）は，烏口突起の上内側縁から始まり，鎖骨の菱形靱帯線に終わります．内側の円錐靱帯（the conoid ligament）は，烏口突起基部から始まり，鎖骨円錐靱帯結節に終わります．靱帯の形状から，前者は肩甲骨の内・外転に，後者は肩甲骨の回旋運動に関係すると考えられますが，両者は協調して，肩甲骨の支持，鎖骨と肩甲骨間の運動の介達・緩衝という3つの働きをしています．つまり靱帯を通して上肢を含めた肩甲骨が鎖骨にぶら下がる格好をしており，肩甲骨が回旋すると同時に靱帯により牽引されて，鎖骨は回旋を開始します．

5 肩甲胸郭関節 (the scapulothoracic joint)

肩甲骨と胸郭の関係は，古くから機能的関節としてとらえられてきました．肩甲骨は烏口鎖骨靱帯により鎖骨から吊り下げられる他は筋群に取り囲まれています．運動として，挙上，下制，外転，内転，上方回旋，下方回旋の6方向があります（図1-10）．副神経麻痺，長胸神経麻痺など特殊な状況を除けば，肩関節の動きやポジションに応じて肩甲骨のポジションも決まってくると考えられます．

6 胸鎖関節 (the sternoclavicular joint)

鎖骨中枢端と胸骨との関節で，関節腔内に関節円板があります．この関節円板は上方では鎖骨中枢端と，下方では第1肋骨と付着しています．関節の前後は強固な胸鎖靱帯により覆われ，上方は鎖骨間靱帯により固定されています．さらに下方は第1肋骨と鎖骨中枢端にみられる圧痕との間にある肋鎖靱帯により覆われています（図1-11）．体幹と肩甲帯を結ぶ唯一の解剖学的関節で，鎖骨を介して上肢の運動をコントロールする起点になっています．

7 上腕二頭筋長頭腱 (the long head of the biceps tendon)（図1-12）

上腕二頭筋はその名が示すように，中枢側は2つからなり，臼蓋上結節から始まる上腕二頭筋長頭と烏口突起から起こる上腕二頭筋短頭が上腕中央部で合体して一つの筋となり，橈骨結節の後方粗面に停止します．長頭腱は関節内部分，結節間溝部分そして関節外部分の3つの部分に分けられ

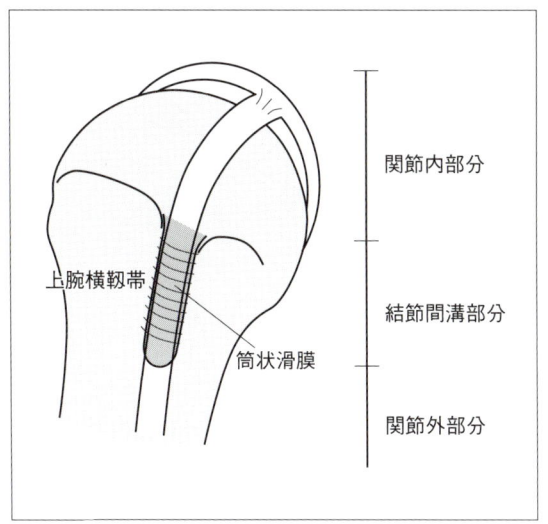

図1-12　上腕二頭筋長頭腱

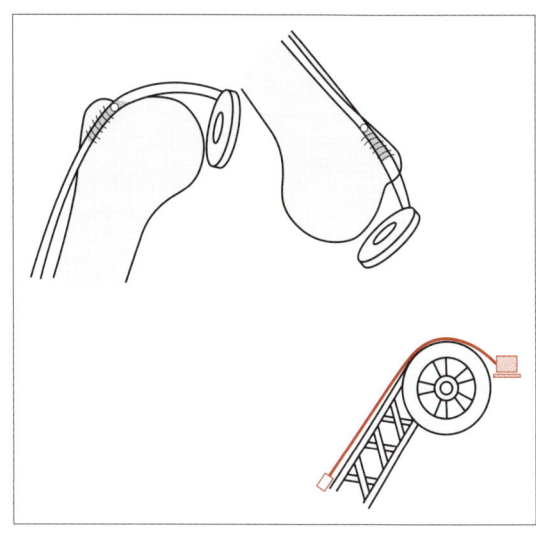

図1-13　上腕二頭筋長頭腱と挙上のメカニズム

ます．結節間溝部分において，腱は筒状滑膜に包まれ，さらにその上を上腕横靱帯により固定された格好になり，この部分で滑膜との間を滑走することになります．（図1-13）．上腕二頭筋長頭腱は臼蓋上結節より始まり，腱板疎部と烏口上腕靱帯の下をくぐり抜けます．例えば下垂された上腕では，90°方向を変えて大・小結節により形成される結節間溝内を下降するため，その走行から非常にストレスがかかることが想像されます．

3. 滑液包 (the bursa)（図1-14）

　関節の運動を円滑に行うために滑液包があります．血流が豊富な組織で，いったん炎症が生じると局所にそれを閉じ込めるべく癒着が起こります．一度傷んだ関節を固定し，早く回復するための防御機構が働くとも考えられますが，このことはいわば両刃の剣で，癒着により関節の動きが制限され，機能障害を増長し残すことにもなります．
　肩峰下滑液包，三角筋下滑液包，烏口下滑液包の3つの滑液包は，一つとして第2肩関節を形成します．ポジションにより烏口肩峰アーチと大結節の位置関係は大きく変化します．このポジション変化をスムーズに行う上で滑液包の機能は非常に重要です．正常では半透明の薄い膜ですが，血腫や水腫があると厚くなり，見た目も変化します．腱板修復術の際，同滑液包は，さまざまな程度に起きた癒着により，いくつもの隔壁に分かれることがあります．このため腱の動きが制限されていることが観察されます．
　また，臨床上重要なものとして肩甲下滑液包が挙げられます．同滑液包は本来，上・中臼蓋上腕靱帯の間にあるWeitbrecht孔を介して関節包と交通しています．関節捻挫や打撲といった外傷やさまざまな関節疾患によって肩甲下滑液包が閉塞すると，肩甲骨上の肩甲下筋，腱のスムーズな動きが障害され，運動時痛や可動域制限を引き起こします．関節造影時に上肢の外転内旋を強制すると，この滑液包に造影剤が流れ込み，症状の軽快が見込めます．
　もう一つ重要な滑液包として肩甲骨内上角滑液包があります．この滑液包は，前述の2つの滑液

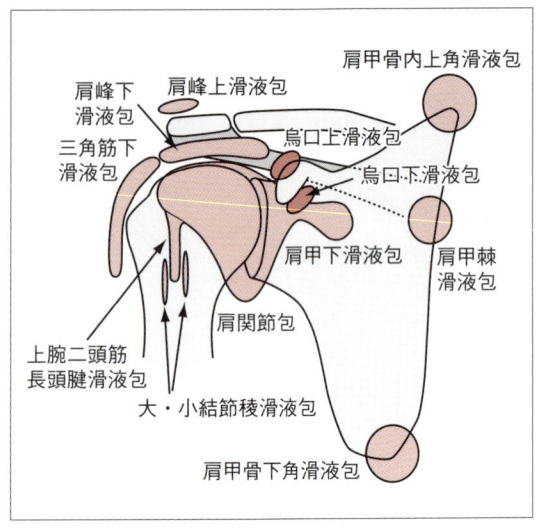

図1-14　肩関節周辺の滑液包

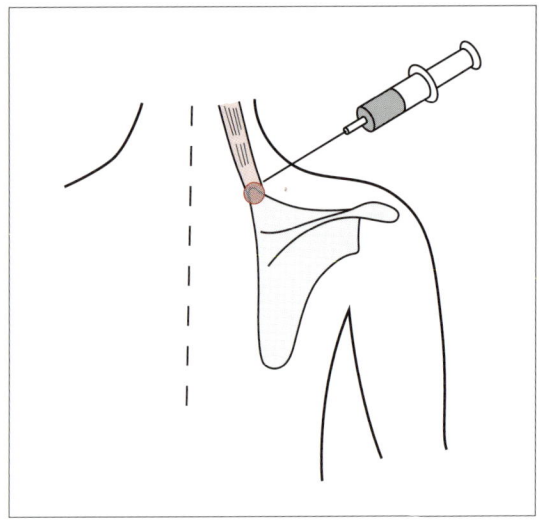

図1-15　肩甲骨内上角への注射

包のように関節の動きに直接かかわるわけではありませんが，肩甲挙筋が肩甲骨をぶら下げているところに存在し，肩こりと密接な関係があります．

ひどい肩こりを訴える患者では，同部に圧痛があり，硬結を触れるため，ここに局所麻酔剤，ステロイド剤を注入すると効果があります（図1-15）．

4. 筋と神経支配

体幹，肩甲骨，上腕骨を結ぶ筋を3つのグループに分けて，それぞれ起始・停止，神経支配を列挙します．もちろん覚えておくに越したことはありませんが，動作と一つの筋を短絡的に結びつけないことが肝要です．ある動作で作動する筋と，それに拮抗する筋があるのはもちろん，関節周囲筋は相互に作用しあっています．腱板でいえば，force coupleを形成して骨頭は臼蓋内に収まっているわけです．さらにtwo joint musclesでは他の関節の影響もあれば，同じ筋でも線維により収縮の具合は異なり，どの筋線維が緊張するかは関節のポジションによっても変化してきます．

① 体幹と肩甲骨の間を結ぶ筋

頭，脊柱と肩甲骨を結ぶもので頚椎，胸椎を軸として上肢が次の筋群によって支持されています．

僧帽筋（図1-16）

起始：後頭骨下部～第12胸椎の棘突起
停止：肩甲棘，肩峰と鎖骨外側部
神経支配：副神経，頚神経叢（C2～C4）

頚から背部に広がる表層の広い筋で，肩で一番早く発現した筋は後ろが僧帽筋，前が胸鎖乳突筋となります．僧帽筋は下行部，横行部，上行部の3つに分けられます．肩甲骨を保持し上肢を支える役目があります．

大・小菱形筋（図1-17）

起始：第5頚椎～第5胸椎の棘突起
停止：肩甲骨内側縁の下2/3
神経支配：肩甲背神経（C4～C6）

僧帽筋の下にあり，上部線維が小菱形筋，下部線維が大菱形筋と呼ばれます．肩甲骨内縁に張ら

れている斜めの線維は，肩甲骨を引き上げ，挙上します．大菱形筋の線維は下角についており，肩甲骨を下降させます．

肩甲挙筋（図1-18）

起始：第1〜4頚椎の横突起
停止：肩甲骨内側縁の上1/3
神経支配：肩甲背神経（C2〜C4）

文字通り，肩甲骨を引き上げるための筋です．筋線維は，上では胸鎖乳突筋と一緒になり，下では小菱形筋や板状筋へと広がり，僧帽筋に覆われていて，ともに働きます．

小胸筋

起始：第3〜5肋骨前面
停止：肩甲骨烏口突起
神経支配：胸筋神経（C5〜C8, T1）

大胸筋の下にあり，三角の形をしています．烏口突起下を指で押さえると触れます．

鎖骨下筋

起始：第1肋骨上前面
停止：鎖骨下面
神経支配：鎖骨下神経（C5）

小さな筋で外からは触れません．

前鋸筋（図1-19）

起始：第1〜9肋骨の側面
停止：肩甲骨の上角，内側縁，下角
神経支配：長胸神経（C5〜C7）

複数の肋骨の外面からギザギザのノコギリの歯のように起こり，上部は上角と内縁に，下部は下角に付着します．肩甲骨の胸壁固定が主な役割で，上肢の挙上を助けます．神経麻痺により翼状肩甲骨が現れます．

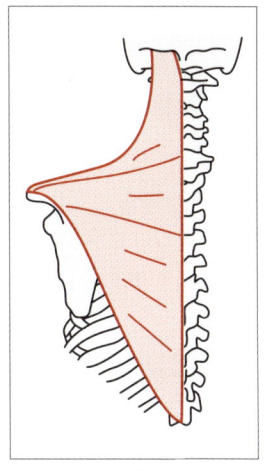
図1-16　僧帽筋

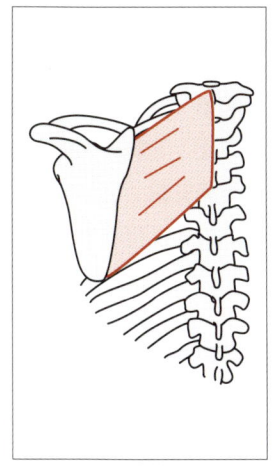
図1-17　大・小菱形筋

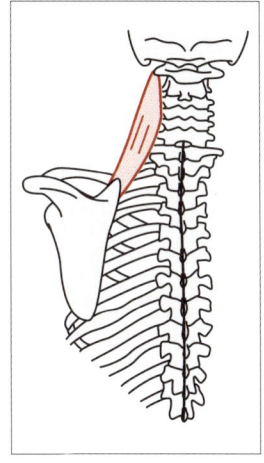
図1-18　肩甲挙筋

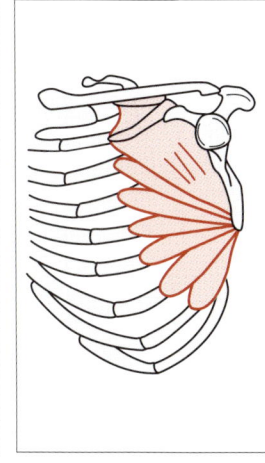
図1-19　前鋸筋

2　体幹と上腕骨の間を結ぶ筋

体幹と上腕骨には前後から巨大な筋がはりめぐらされています．

広背筋（図1-20）

起始：第7〜12胸椎・全腰仙椎の棘突起腸骨稜
停止：上腕骨小結節稜
神経支配：胸背神経（C6〜C8）

骨盤，胸腰椎の広い範囲から始まり，上腕を後内方に引きます．スポーツ障害で重要な筋です．

大胸筋（図1-21）

起始：鎖骨，胸骨，第1〜6肋軟骨，腹直筋鞘
停止：上腕骨大結節稜
神経支配：胸筋神経（C5〜C8，T1）

上腕骨に付着する腱は捻れて扇のような形をしています．全体として上肢を内転させます．

3 肩甲骨と上腕骨の間を結ぶ筋

肩の運動の主役となる筋群です．

三角筋（図1-22）

起始：鎖骨，肩甲棘，肩峰
停止：上腕骨三角筋粗面
神経支配：腋窩神経（C4〜C6）

鎖骨から肩峰に広く底辺を持つ三角形で上腕中央に停止します．役割は上腕の外転が主ですが，肩に問題が起きるとこの筋のスパズムにより停止部の上腕に痛みを感じます．

棘上筋（図1-23）

起始：肩甲骨棘上窩
停止：上腕骨大結節
神経支配：肩甲上神経（C5）

三角筋と協調し，上腕を外転します．立位をとり，上肢が自由になったことで役割が増大しました．

棘下筋（図1-24）

起始：肩甲骨棘下窩
停止：上腕骨大結節
神経支配：肩甲上神経（C5）

棘上筋の下にあり，上腕の外旋をつかさどります．肩甲骨に広く付着するため，背後からの観察が容易で，萎縮があれば目立ちます．

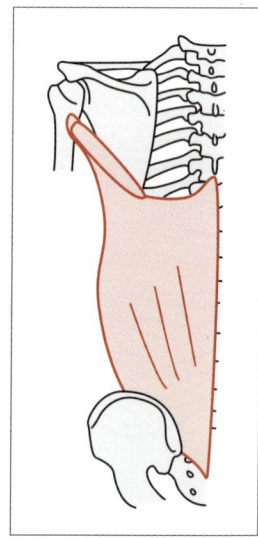
図1-20　広背筋

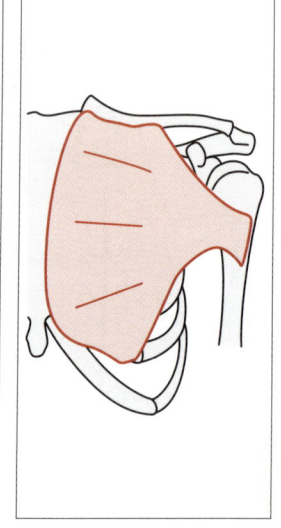
図1-21　大胸筋

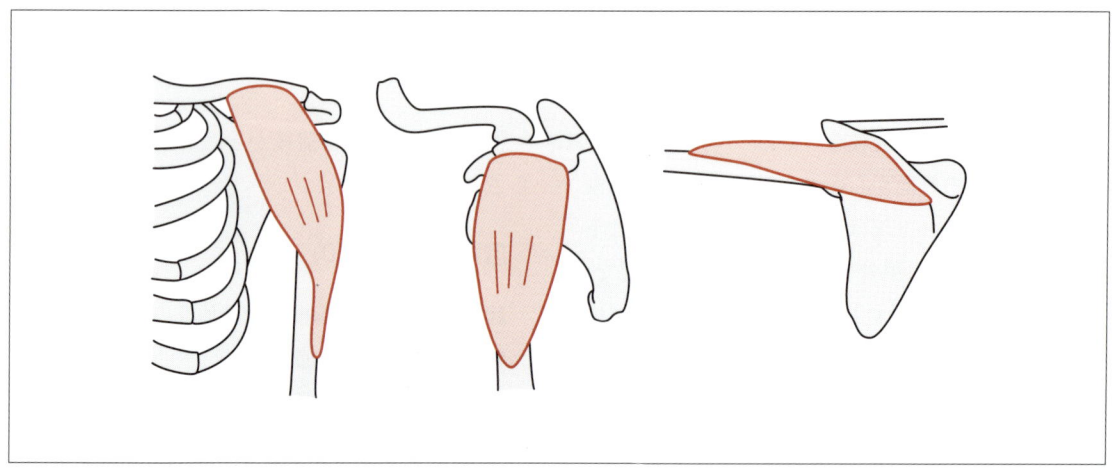
図1-22　三角筋

小円筋

起始：肩甲骨外縁
停止：上腕骨大結節
神経支配：腋窩神経(C5, C6)

上腕の外側方を円錐状に走ります．棘下筋の働きを助け，上腕を外旋，内転します．

大円筋

起始：肩甲骨下角
停止：上腕骨小結節稜
神経支配：肩甲下神経(C5〜C7)

広背筋とよく似ており，上腕を内後方に引きます．大円筋と小円筋の間を上腕三頭筋長頭が通っています．欠如したり，上腕三頭筋，広背筋，菱形筋と連なることがあります．

肩甲下筋（図1-25）

起始：肩甲下窩
停止：上腕骨小結節
神経支配：肩甲下神経(C5, C6)

肩甲骨肋骨面にあるものの，表面は円滑な結合織に覆われ，胸郭には触れません．上腕を内転，内旋します．

上腕二頭筋（図1-26）

起始：長頭は肩甲骨関節上結節，短頭は肩甲骨烏口突起
停止：長頭，短頭ともに橈骨粗面，一部は前腕筋膜
神経支配：筋皮神経(C6, C7)

上腕前面の表層にあって，この部分の膨隆を形づくり，収縮すれば「力こぶ」をつくります．全体として働く時は，前腕を曲げ，これを回外します．

烏口腕筋（図1-27）

起始：肩甲骨烏口突起

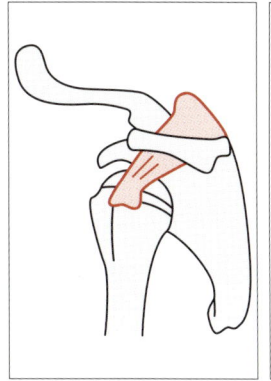
図1-23　棘上筋

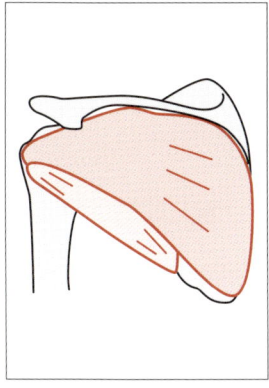
図1-24　棘下筋

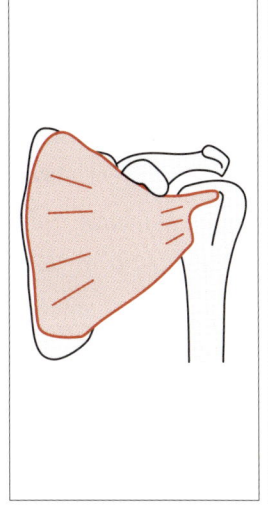
図1-25　肩甲下筋

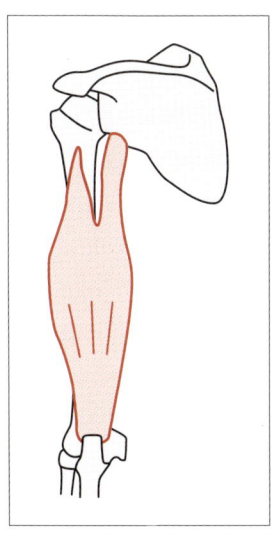
図1-26　上腕二頭筋

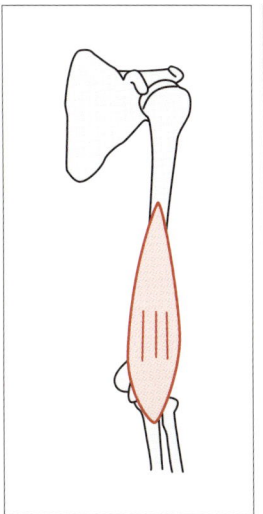
図1-27　烏口腕筋

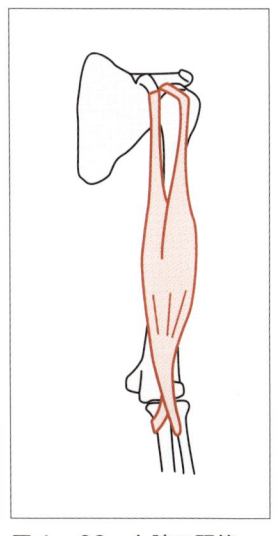
図1-28　上腕三頭筋

停止：上腕骨小結節稜の下方
　神経支配：筋皮神経（C6，C7）
　円柱状の短い筋で，筋腹は筋皮神経に貫通されます．

上腕三頭筋（図1-28）

　起始：長頭は肩甲骨関節下結節，内側頭は内側上腕筋間中隔，外側頭は上腕骨大結節の下部
　停止：尺骨肘頭
　神経支配：橈骨神経（C6～C8）
　上腕後面の紡錘状の筋で，長頭，内側頭，外側頭の3頭を持ちます．肩甲骨外側縁，烏口突起，関節包，上腕骨などから起こることがあります．

5. 神経

1　腕神経叢

　腕神経叢はC5～C8およびT1からなり，roots, trunks, divisions, cordsの4部より形成されます．各神経根が椎間孔を出て，C5，C6のrootがあわさりupper trunkに，C7のrootがmiddle trunkに，C8，T1のrootがlower trunkになり，これらのtrunkが各々2本に分かれ，さらにanterior divisionとposterior divisionに分かれます．その後，再び合わさり，lateral, medial, posteriorの3つのcordを形成します．

　肩甲帯から上腕にかけては，C4，C5神経根を中心とした支配領域となります．上位頸椎の病変により，肩周囲の知覚異常や麻痺をみることはしばしばあり，髄節による支配領域は頭に入れておく必要があります．この支配領域とは別に末梢神経由来の皮神経の分布や筋支配も覚えておけば，腕神経叢麻痺をきたした患者では，麻痺した神経の組み合わせから神経損傷部位を推測していくことが可能になります．

　長胸神経：C5～C7のrootから起こり，前鋸筋を支配します．この神経が損傷されると翼状肩甲骨がみられます．

　前胸神経：lateral cordから起きる外側前胸神経とmedial cordから起きる内側前胸神経の2つがあります．前者は大胸筋の上半分，後者は小胸筋と大胸筋の下半分を支配します．

　肩甲背神経：C5のrootから出て，肩甲挙筋，菱形筋を支配します．

　肩甲上神経：upper trunkから分かれ，肩甲切痕を通って，棘上筋，棘下筋に分布します．

　肩甲下神経：posterior cordから出て，肩甲下筋，大円筋を支配します．

　胸背神経：posterior cordから出て，広背筋を支配します．

　腋窩神経：posterior cordの末梢部から分かれ，関節包，上腕骨頚部，上腕三頭筋，大円筋に囲まれた後方四角腔（the quadrilateral space）を通り抜け，上腕を後ろから回ってきます．小円筋，三角筋を支配します．

　筋皮神経：lateral cordより分かれ烏口腕筋を貫き，上腕二頭筋と上腕筋の間を通って分枝を送り，外側前腕皮神経に移行します．

6. 血管

　腋窩動脈は小胸筋に覆われた部分を中央部として，その中枢部，末梢部の3つに分けてとらえます．中枢部からは上胸動脈が出て上部2つの肋間を支配しています．中央部からは胸肩峰動脈，外胸動脈が分枝しています．末梢部からは肩甲下動脈と前・後上腕回旋動脈の3つが分枝しています．

このうち臨床上重要とされるものは，上腕骨頭を栄養する動脈です．腋窩動脈から枝別れした後上腕回旋動脈は腋窩神経とともに上腕骨の外科頚の内側を通って後ろに向かい，三角筋に分布しますが，その途中で上腕の近位部に枝を送ります．

前上腕回旋動脈はやや下方から始まり，上腕骨外科頚の前を通って後上腕回旋動脈と吻合します．上腕骨の骨頭を栄養する血管は主にこれらの分枝です．上腕回旋動脈は肩甲上動脈，胸肩峰動脈の肩峰枝とも吻合しています．

第2章 バイオメカニクス

はじめに

　関節では動きと支持の2つの機能が要求されます．これらの機能は，下肢と上肢の関節で大雑把に比較すれば，前者は体幹を支持する要素が強く，後者ではより繊細な動きが要求されるといったように，当然個々の関節によって異なるものです．肩関節ではポジションの違いにより，これらの関節機能が大きく変化することが特徴で，下垂位では体幹の前方で動きが要求され（懸垂関節），対して挙上位では体幹の横で上肢が支持されています（要支持関節）．臼蓋でいえば，fulcrumとして動きを助け，platformとして上肢を支持する2つの役割があるわけですが，この2つの特性を認識することが，肩関節の複雑な動き，形態を理解する上で有用です．

1. 上腕骨と肩甲骨の動き，リズム

　古くは上肢挙上に際して，上腕骨の動きが先行し，肩レベルまで上腕骨が挙がると肩甲骨が動き出すと信じられていましたが，Codmanは，決して両者の動きが別々に行われ得ないことを述べ，これらの調和した動きを肩甲上腕リズム（scapulohumeral rhythm）と名づけました．そもそも肩周囲の個々の筋の働きを分離してとらえることは，例え上肢挙上という簡単な動作であったとしても不可能で，これらの筋（およびそれを支配する神経）全体の働きを肩甲骨，上腕骨のリズミカルな動きとして観察したわけです．

　その後，肩甲上腕リズムに焦点をあてたさまざまな動態解析がなされました．Inmanは前方挙上60°，側方挙上30°までの静止期（setting phase）以降では上腕骨と肩甲骨の回旋の比は2対1と一定に推移することを述べ，対してSahaは90°以上の挙上ではこの比率が逆転し，1対2になるとしました．さらにFreedmanは3対2，Doodyは一定ではなく上肢挙上とともに変化すると述べています．このように報告により比率に違いがみられるのは計測方法の差にもよりますが，挙上角度により関節周囲の筋の走行も変化することから一義的に決まるものではないことは容易に想像されます．さらにSugamotoらは挙上速度の変化により比率が変わることを報告し，後述の当院のデータで挙上と下降でリズムが異なることからも，挙上条件により肩甲上腕リズムも変化することが明らかになりました．

　当院のデータを中心に関節の動き，リズムの変化について，関節の持つ2つの機能に照らし合わせて考えてみましょう．図2-1は，健常者60名を対象としたLEDより発する赤外線を反射マーカーとして用いた検討で，肩甲上腕角度の上腕体幹角度に対する割合をみています．上腕骨頭が臼蓋に接触点を求め，これに呼応するように肩甲骨が反対に回旋します（floating phenomenon）．それ以降，肩甲骨の挙上に伴う上腕骨と肩甲骨の動きの割合は2対1と一様ではなく，まず肩甲上

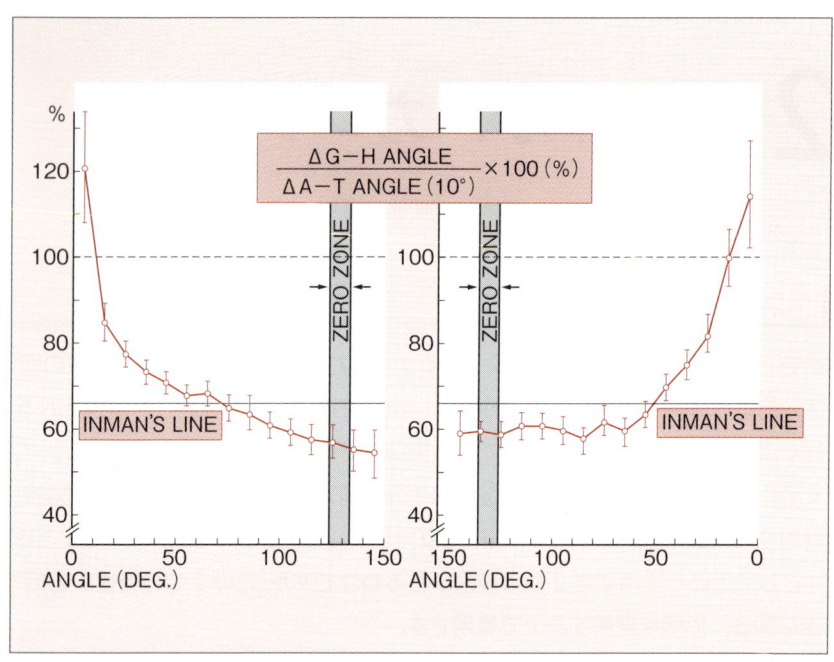

図2-1　肩甲骨，上腕骨の動きの割合[28]（池田　均ほか，1982）

腕関節優位に動き，挙上に従い肩甲上腕関節の動きが減り，肩甲骨の動きが大きく占めていきます．挙上につれて動きが要求される関節から支持が要求される関節に移行し，上腕骨と肩甲骨が連動するようになっていきます．下降に際しては，2対1の比率（Inman's line）よりも肩甲上腕間の動きはずっと小さくなります．つまり上腕骨と肩甲骨が連結し動く phase が長くなっており，要支持関節から始まる下降動作では，同じポジションを維持しようとする傾向がみてとれます．

実は，「上肢挙上に際して，まず上腕骨が動いて，次に肩甲骨が動き出すと間違って信じられてきた」とはじめに書きましたが，あながち間違いとはいえません．細かくいえば，上肢の動きはじめには肩甲骨は反対方向に動き，setting phase 以降同じ方向に回旋しているとはいえ，大雑把には90°程度までの肩甲骨の動きは小さく，以降要支持関節に移行し上腕骨と連動するようになって，はじめて動きとしてとらえられるわけです．このほうが，2対1と一律にとらえるよりもむしろ懸垂関節，要支持関節からなる二面性を表現しているといえるかもしれません．

挙上動作のリズムは，肩関節の機能を反映しており，機能異常があればリズムも狂ってくるわけですが，関節機能を考えるのであれば骨の動きの割合をみるよりも，関節の動きをみたほうが直接的です．機能が問題ないためには，肩甲上腕リズムが狂っていないことが「必要」ですが「十分」ではないのです．この関節の動きを臼蓋上腕リズム（glenohumeral rhythm）と名づけ（信原），解明しようと試みました．image intensifier により肩甲骨面上の挙上動作を撮影し，上腕骨頭の動きを10°間隔で骨軸の角度から rolling した距離（$P_1 - P_2$）を求め，実際の中心位置までの距離（$O_2 - O_3$）を gliding として算出すると（図2-2），関節の持つ動きと支持の二面性が浮かび上がります．rolling と gliding の両者の値を足し合わせてグラフにしてみると，setting phase で上方に移動した上腕骨頭は，挙上角90°付近までは両者の動きが1対1にあり，その中心が一定位置にある

スムーズな動き（spinning）をしています．対して90°以降，10°ごとに両者の動きの割合が変化し，上腕骨頭中心の位置も変化するようになっています．この90°以降のグラフ上の一見ぎこちない動きは，上腕骨頭が臼蓋に支持点をみつけ，一定のポジションを保持しようとする要支持関節への移行期を反映し，それまでのスムーズな懸垂関節域の動きとは異なったリズムになっているわけです

（図2-3）．

もっとも，2つの研究は上肢を肩甲骨面上で挙上させたものですが，さらに外転角度を変え上腕骨軸を回旋させてみると機能の立体的な把握が可能になります．肩甲骨面上で上腕を45°，90°，135°の異なる外転角度で保持し，内・外旋して，そのポジション変化をMRIで検討してみました（図2-4，5）．45°と90°外転位では上腕骨頭機能軸（結節間溝，上腕骨頭中心，上腕骨軸を含む平面で分けた上腕骨頭上の線）を境に移動位置に偏りがみられるものの，いずれの外転位でも回旋動作により臼蓋が上腕骨頭上を大きく移動します．対して，135°外転位での内・外旋，あるいはこれに最大挙上位をあわせた3つのポジション間であまり移動しません．しかも数例を除けば，その移動は同じ方向に直線的になっています．この臼蓋の軌跡も挙上とともにその役割が，臼蓋が大きく動くfulcrumから動きが小さくplatformとして上肢を支えることに変化していくことを示しているといえます．臼蓋の移動の少なくなる3つのポジションについて上腕骨頭中心，上腕骨軸を臼蓋に投影してみます．矢印上に上腕骨軸が投影

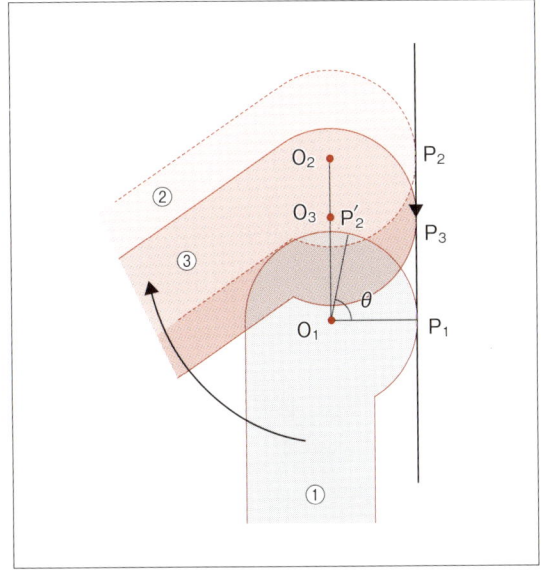

図2-2　肩関節の動きの測定[39]（福島充也ほか，1990）

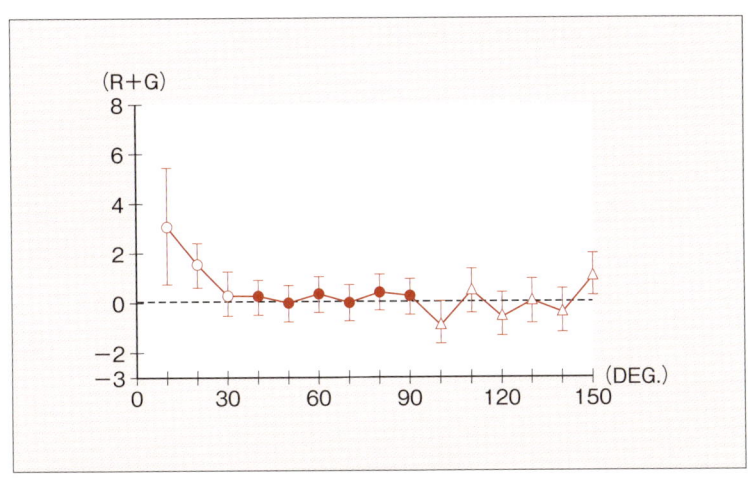

図2-3　rollingとglidingの和[39]（福島充也ほか，1990）

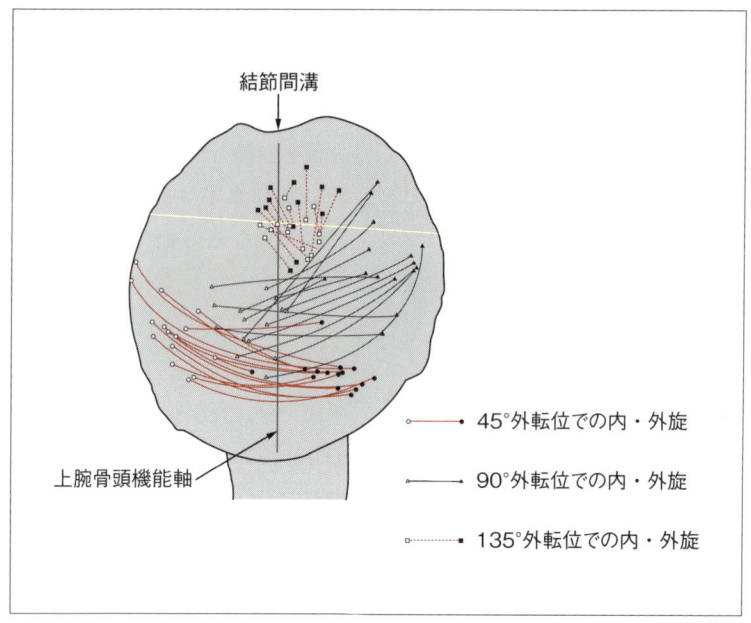

図2-4 上腕骨頭上の臼蓋中心の軌跡

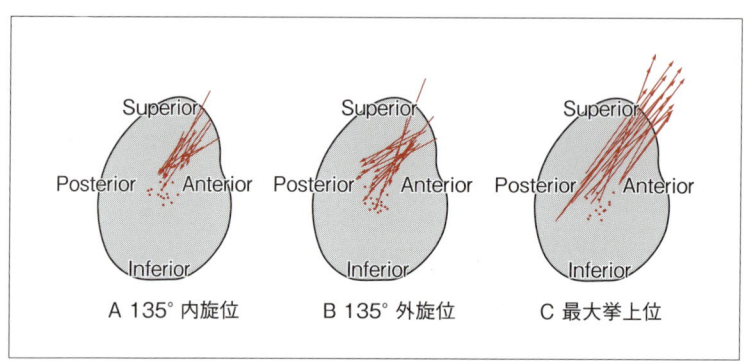

図2-5 臼蓋に投影された上腕骨頭中心と上腕骨軸

されています．長いものほど，臼蓋に傾いていることを示し，矢印の方向は末梢を示します．上腕骨軸の傾く方向は直線的（一定の方向を向いている）ではあるのですが，135°外転位および最大挙上位では反対になっています．一方，135°外転位での内旋―外旋間では後下方，最大挙上位では前上方を向いています．つまり135°からさらに挙上させる動作では，関節の動きが小さい割に，臼蓋―上腕骨の位置関係が大きく変わるわけで，各々のポジションを維持することには向いていても，ポジション間の変化には向かないことを示唆しています．

2. トルク曲線

肩関節で発揮されるトルクを挙上時と下降時で比較すると（**図2-6**），挙上時に比べ上腕骨と肩

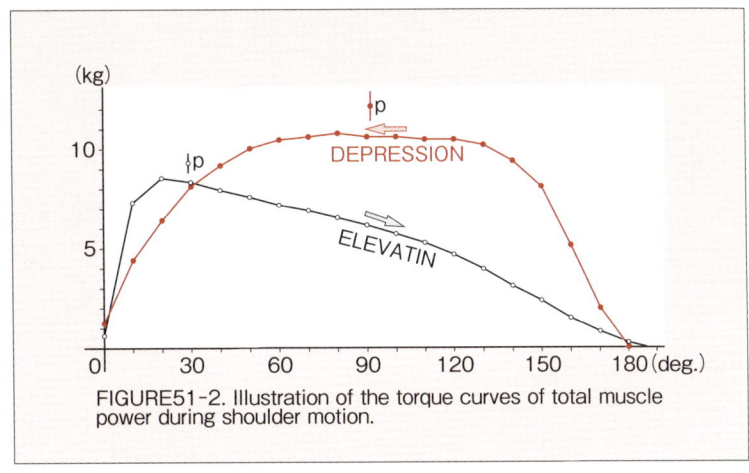

図2-6　肩関節挙上，下降時のトルク曲線[36]（信原克哉ほか，1981）

甲骨が連動して動くphaseが長い下降時には一定の大きいトルクを発揮できています．このことは要支持関節から始まる下降動作では，同じか，あるいはそれに近いポジションが維持されて一定の大きいトルクを発揮するのに適していることを示しています．反対に懸垂関節から始まる挙上方向では，はじめこそ大きなトルクが発揮されますが，上腕骨と肩甲骨の位置関係がすぐに変化してしまい，一定の力を発揮できません．これは農作業機械などのエンジンスターターが，回しはじめに最も力を要し，後はそのまま惰性で回っていき，引っ張る方向を変えない限り，力が入り得ないことを思い描いて下さい．

下垂位軸方向の回旋トルクの結果も同様で，内旋方向には一定のトルクが発揮され，対して外旋方向にははじめに大きなトルクが発揮されるものの以後漸減しており，それぞれ下降方向，挙上方向のトルク曲線に類似しています．同じ懸垂関節に属する下垂位でも，機能上，支持と動きのいずれにウエイトがおかれるかは，外旋位（支持），内旋位（動き）により違いがあります．支持にウエイトのある外旋位から内旋する場合，はじめのポジションが維持され，トルクが（ある程度）一定に発揮され，反対に動きにウエイトのある内旋位から外旋していく場合，強いトルクを発揮するのは，はじめだけで，関節が動いてしまうためトルクは漸減していきます．

3. 関節に潜むparadox

人の関節のなかで肩関節は最も可動範囲を持つとされます．その可動域はどのように広がっているのでしょうか？ Codmanは上肢挙上とともに回旋の動きが減じていき，最大挙上位で回旋は消失することを示しましたが，そのpivotal paradoxの記載からは円錐（の一部）状に広がった可動域が頂点（最大挙上位）に収束していくことがイメージされます（図2-7）．

そもそも最大挙上位で肩関節がどのようなポジションをとるかについては，AnおよびBrowneらの死体を用いた報告と，Pearlらの生体でscapula locating deviceを用いた計測があります．ただし，前者は肩甲骨面前方，後者は肩甲骨面後方にあるとし，水平方向にすら一致をみないばかりか，回旋角度もさまざまで一つの肢位を想像することは難しくなっています．

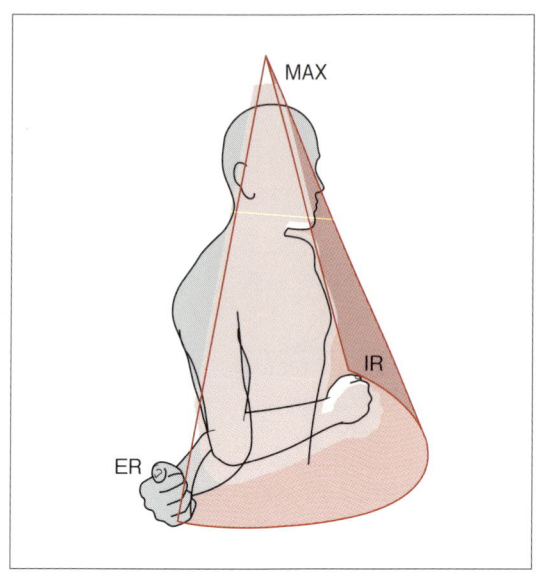

図2-7 可動域の広がり[31]（乾　浩明ほか，2009）

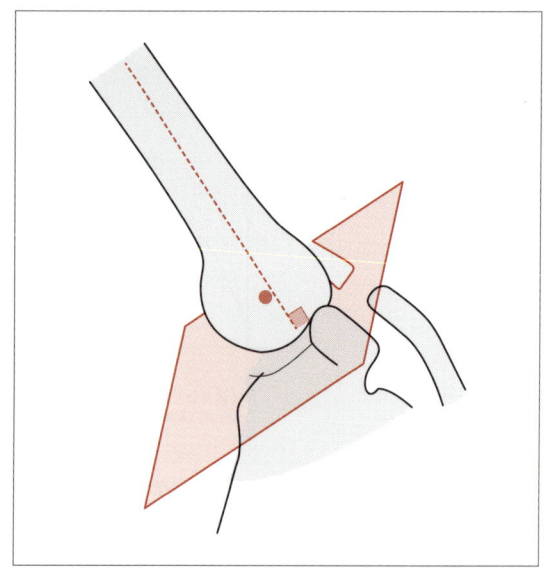

図2-8 ゼロポジションでの肩甲骨と上腕骨の位置関係

　前述のMRIで最大挙上位の解剖学的位置関係について詳しく検討したところ，臼蓋上の上腕骨軸の傾斜は症例によってさまざまでしたが，いずれも前上方の同じ方向に倒れ，関節の回旋は臼蓋長軸が上腕骨頭機能軸に一致し固定されている点で共通していました．上腕骨頭を完全な球体と考えれば臼蓋が上腕骨頭直上にきた時，上腕骨は臼蓋に対して垂直となります（臼蓋中心と上腕骨頭中心を結ぶ直線が上腕骨軸と平行になります）．おそらくこの位置で回旋は固定され，臼蓋長軸は上腕骨頭機能軸に一致するのでしょう．これが後述のゼロポジションで，この肢位以降，上肢を挙上させても関節は平行移動するだけで関節の回旋はみられなくなるわけです（**図2-8，9**）．この点からゼロポジションは挙上位の実質的な最終到達点であり，それ以降の平行移動は関節の遊びととらえられます．いずれにしろ，pivotal paradoxからイメージされる可動域の広がりは，上腕骨頭上の臼蓋中心の軌跡としては，ゼロポジション以降の遊びを別にすれば，上腕骨頭機能軸の直上点topを頂上に，下方に広がったものになっていると予想されます．

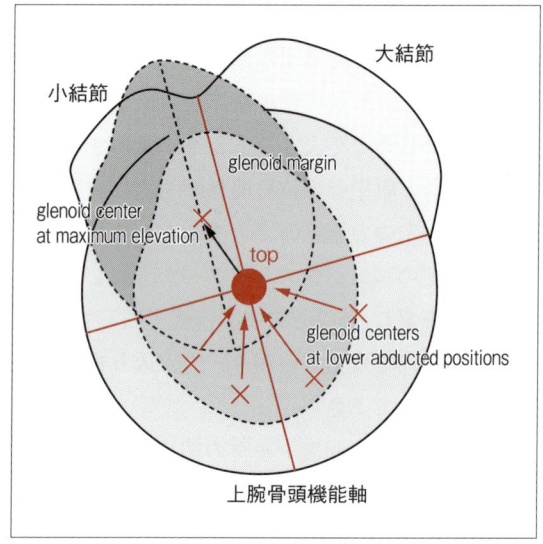

図2-9 上腕骨頭上の臼蓋位置

　上肢が最大挙上位に達するためには，肩関節の自然な外旋が必要とされます．この外旋の動きはなぜ必要なのでしょうか？空間で要求される関節の動きの中心は結節間溝にあると仮定して，下垂位で結節間溝が前方に存在し，冠状面に対して30°前方を向いた肩甲骨が，そのまま捻れることなく点線（肩甲骨面；scapular plane）上を移動し

て，上腕骨頭 top に位置する際，臼蓋長軸上方に結節間溝がくるためには（図 2 - 9 の臼蓋長軸は，結節間溝から下に引いた実線に一致し，これらが空間上垂直になるとすれば）実に 60°の捻れが存在することになります（**図 2 - 10**）．これを挙上時に補う必要があるわけです．

　ただし，この捻れを補うための上腕骨の回旋量が，挙上の行われる経路の違いにより異なってくる点は注意を要します．この現象は前述の pivotal paradox とは別に Codman's paradox で示されます（**図 2 - 11**）．まず，下垂中間位（母指は前方にきます）から上肢を前挙していきます．完全に挙上したところ（母指は後方を向きます）から軸方向に回旋しないように側方へ降ろしていきます．こうして下垂された時，手掌が外を向き，母指が後ろを向いてしまい，はじめのポジションと異なったものになってしまいます．これは臼蓋に対する上腕骨の傾きに応じて自動的回旋が生じることを無視したために生じた矛盾です．例えば，臼蓋に対して 90°傾いて（軸が完全に倒れた状態で）上肢挙上が行われると仮定すると（生体ではあり得ませんが），90°挙上により 90°，180°挙上により 180°，上腕骨頭に描いたマークが回旋していき，上腕骨頭—臼蓋間で捻れが生じることになります（**図 2 - 12**）．上腕骨が正対すれば，この自動的回旋はないため 180°の捻れを挙上動作中に骨軸の回旋で補う必要があります．挙上経路（水平外転角）により自動的回旋量は異なるため，補う骨軸の回旋量も異なってくるわけです．

　ここで上肢挙上に伴う外旋運動を別の角度からみてみましょう．右肩の上腕骨頭中心を固定してこの点を中心に関節が回旋し続けると仮定します．下垂位で頭側からみて時計回りに回っていく上腕骨軸は，挙上位では反時計回りとなり関節の回旋が逆転します．上腕骨軸を回旋の中心に変えても同じことで，下垂位では上腕骨頭は骨軸を時計方向に回旋し，挙上位では反時計回りに回旋することになり矛盾が生じます（**図 2 - 13**）．これ

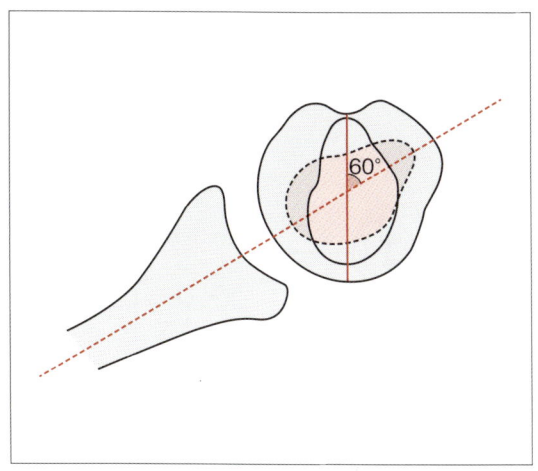

図 2 - 10　挙上位と下垂位でみられる関節の捻れ

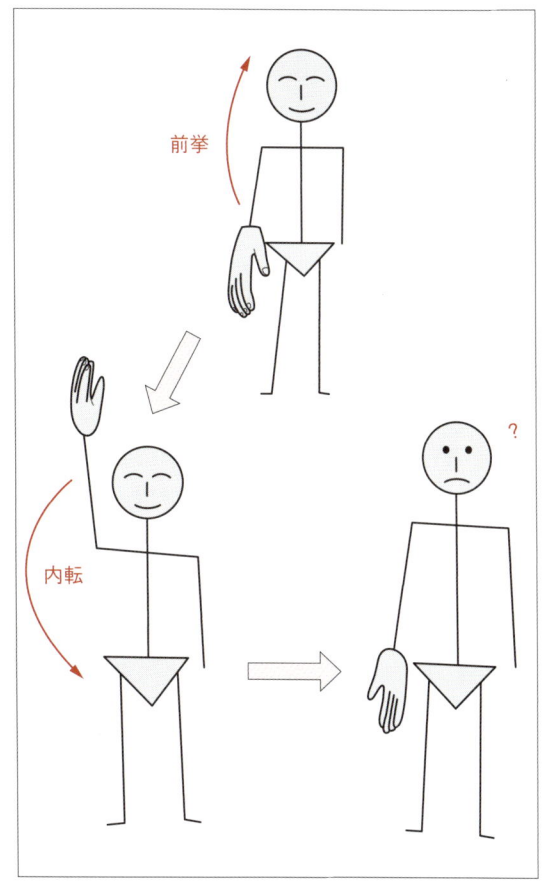

図 2 - 11　Codman's paradox

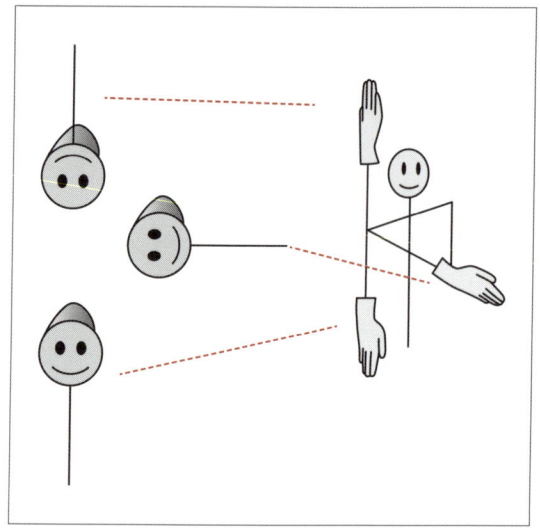

図2-12　上肢の挙上に伴う自動的回旋[32]（乾　浩明ほか，2008）

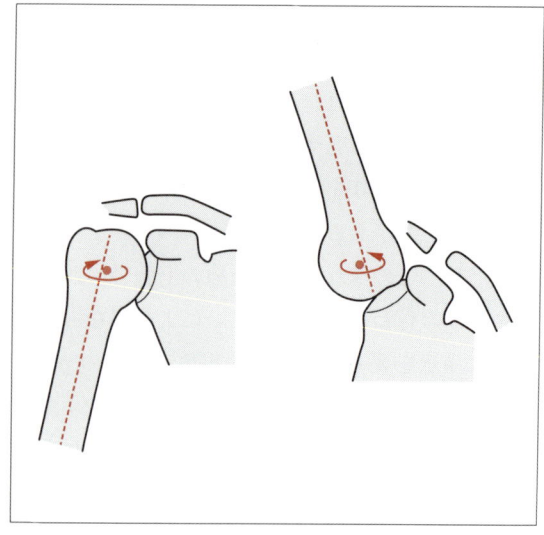

図2-13　関節に内在するparadox

は，いわば関節に内在するparadoxともいうべきもので，肩関節自体の可動域は案外限られていることが示唆されます．逆に臼蓋面に上腕骨軸が垂直となるゼロポジション以降も関節が回旋するのであれば，このparadoxに触れてしまうことになります．

4. 関節の動きを決定する3点の位置関係

　曲率の微妙な違いがあるとはいえ限りなく球に近いとされる上腕骨頭が単一な動きや，トルクを発揮しないのはなぜでしょうか？理由として，肩周囲筋，とくに腱板の力の及ぼす作用点と骨頭中心，臼蓋の位置関係に違いが生じることが挙げられます．筋の作用点と臼蓋の間に骨頭中心が存在すると，臼蓋はfulcrumとして働き，関節はスムーズな回転運動が可能になります．この場合，動きはじめに強いトルクを発揮するものの，容易にポジションが変わってしまい，同じ方向にトルクを持続して発揮するには不向きです（懸垂関節）．挙上により腱板の付着部が臼蓋に近づくと，力の作用点―上腕骨頭中心―臼蓋の関係は成り立たず，上腕骨頭中心が他の2点の間からはずれてきます．このような位置関係では上腕骨は，より短くなった腱板に連結され，上腕骨頭頂上部近くで支えられることになり，動きよりもむしろ支持としての機能を発揮します．臼蓋はplatformとして働き，同じポジションを維持し，持続的にトルクを発揮することが可能になります（要支持関節）．力の作用点は腱板をはじめとする筋の作用点の総和で，各々ポジションや動作により変わるため，図で示すことはできませんが，大きくポジションの変わる肩関節では3点の関係も変わり得ます．

5. 接触域

　関節接触域の研究はポジションで異なる機能を考えることにとどまらず，これら機能を関節形態に関連づけるためにも有用です．代表的には模型を利用したNobuhara，Magnetic deviceを利用

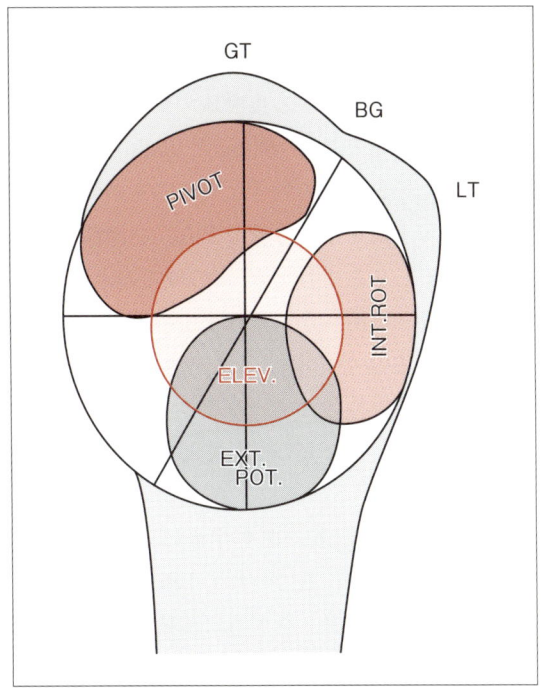

図2-14 上腕骨頭上の臼蓋接触域[37]（信原克哉ほか，2001）

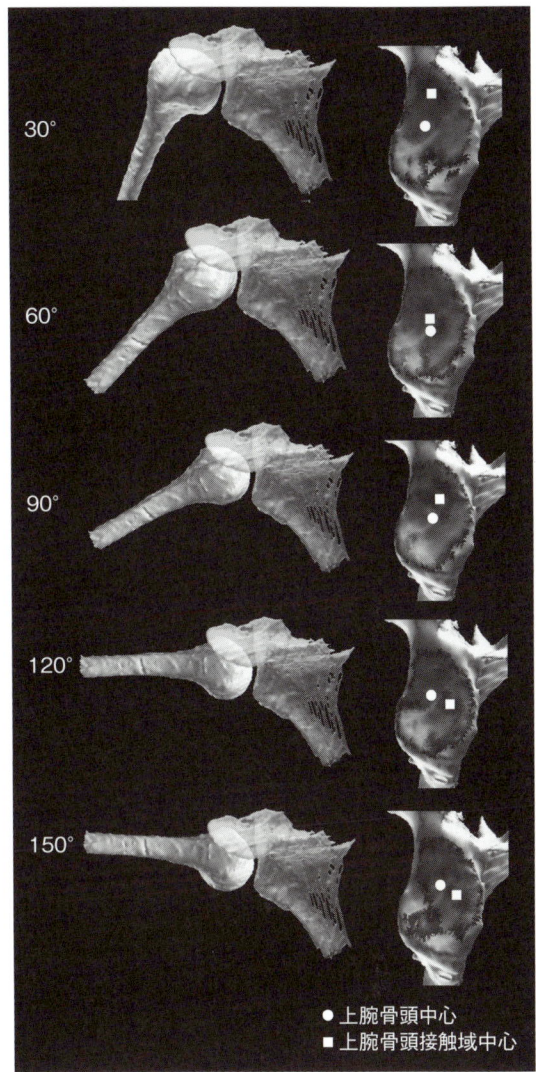

図2-15 臼蓋の上腕骨頭接触域

したSoslowskyらの研究があります．結論は，上腕骨頭上の接触域は外転とともに頭側に移動し最終的には上腕骨頭後上方に存在します（図2-14）．

　臼蓋は上腕骨頭に比べ小さいために接触域の変化をとらえにくいとされていますが，当院の，肩甲骨面上で挙上角度を変えたさまざまなポジションのMRIから作成した骨モデルを用いて上腕骨頭―臼蓋間距離から推定した上腕骨頭接触域のデータは示唆に富んだものになっています（図2-15）．白丸で示した上腕骨頭中心は30〜150°の間でほぼ臼蓋中心に維持されるのに対して白四角で示した上腕骨頭接触域は臼蓋上を微妙に変化しています．つまりsetting phaseで骨頭は臼蓋頭側に接触を求めますが，60°挙上で中心に落ち着きます．90°挙上で再び頭側に移動し，120°，150°挙上で接触域は上方から後方へ移動しています．

6. 形態と動きの関係

　臼蓋の形状は，洋なしあるいは逆コンマに例えられますが，実はこの形に動きの二面性がみてとれます．ここで挙上時上腕骨軸が投影される後方―上方を結ぶ直線を長軸にもつ楕円を要支持関節域の受け皿と考え，尾側の円を懸垂関節の受け皿として両者を組み合わせて臼蓋の形にしてみま

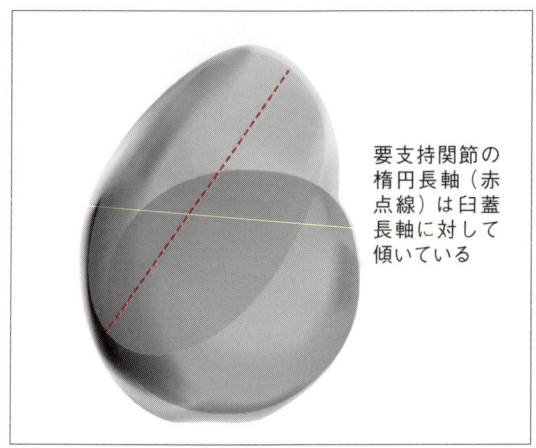

図2-16 臼蓋形状に反映された二面性

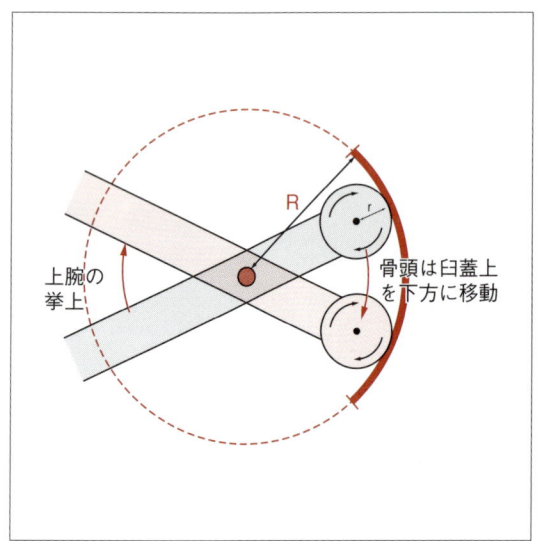

図2-17 曲率にミスマッチのある関節の動き

最近位部に移動します．

　この要支持関節域において軸頂上部分が臼蓋上方から後下方に移動する接触域の変化は，上腕骨頭中心を真ん中としたrollingとglidingの組み合わせとしたそれまでの動きと異なるものです（肩甲骨面上で上肢を挙上させながら，肩関節を透視で再度観察してみましょう．この域での上腕骨頭，肩甲骨の動きは明らかにそれまでの動きと異なることが分かるはずです）．ただし，上腕骨頭中心は関節中心に維持されていることが特徴で，それまでの動きと同様なものとしてとらえようとされてしまいます．

　Sahaは骨頭，臼蓋の曲率半径に不一致があると，上腕が挙上されるにつれて上腕骨頭（半径r）が臼蓋（半径R）表面上を下方に移動することを示しました（**図2-17**）．おそらく要支持関節域の動きは，彼の記述にある部分一致するものと考えられます．ある部分というのは，Sahaの記述では，骨あるいは軟骨の表面形状の曲率半径の大きいものが小さいものの表面をrollingすることを前提にしたものであるのに対して，ここでの上腕骨頭接触域の曲率半径はむしろ大きくなっていることと，動きは小さく，あるにしてもrollingよりもglidingの動きである点が異なるためです（関節面の曲率については後述します）．動きが変わるのは，実際の関節面の曲率に決定されるのではなく，先に「3点の位置関係」で説明したようにポジションにより筋のアライメントや長さが変化することで，実質的な曲率半径が変わってくることが重要なのでしょう．

　要支持関節の受け皿となる楕円長軸が臼蓋長軸に対して傾いていることは，懸垂関節と要支持関節の捻れの角度に関係しています．両者の間には，先の結節間溝の位置からの推測により，60°の捻れが存在することが分かりました．しかし実際の計測では，最大挙上位に達するために必要な外旋角度は肩甲骨面上で平均30°と半分程で，要支持関節の受け皿の楕円長軸と実際の臼蓋長軸のなす

しょう（**図2-16**）．

　図2-15の上腕骨頭接触域のデータに照らし合わせて解釈すると，60°挙上で懸垂関節の受け皿中心に落ち着いていた接触域（白四角）が，90°挙上（懸垂関節から要支持関節への移行期）で頭側に移動し，120〜150°挙上では要支持関節域の受け皿である楕円長軸（図2-16の破線）上を移動，最終的に臼蓋後方に位置するようになります．上腕骨頭側でいえば，上腕骨頭中心，臼蓋中心を結ぶ直線上にある接触域が，要支持関節では上腕骨軸

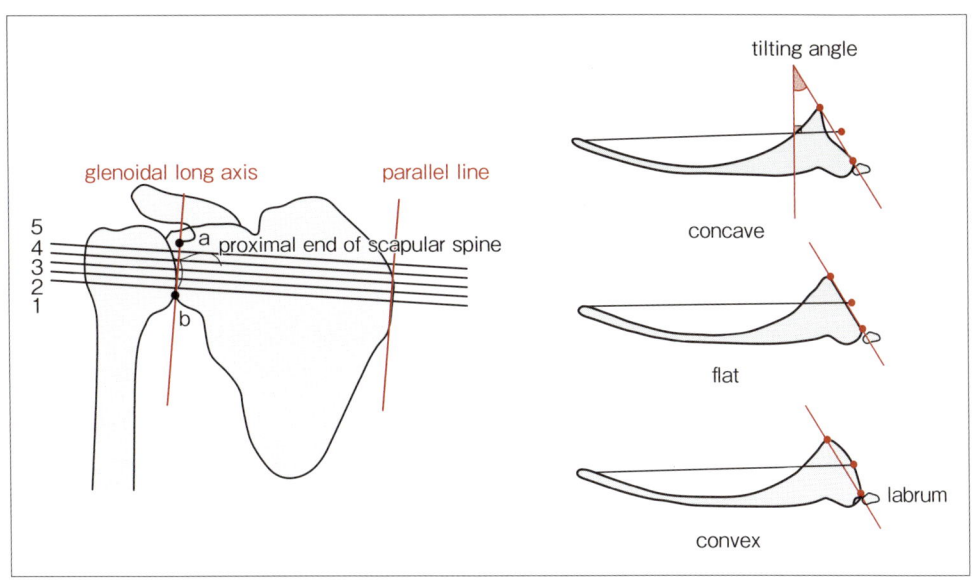

図2-18　臼蓋形状と傾斜角の計測[1]（Inui et al., 2002）

角度を差し引いたものになっています．つまり懸垂関節と要支持関節の空間で要求される捻れの角度を，臼蓋内でその動きの軸に角度をつけることで取り込むことがうかがえ，肩甲骨の動きが少なくてすむようになっているわけです（上腕骨頭機能軸とそれに一致あるいは平行となった臼蓋長軸が，空間に対して垂直とならず，要支持関節の楕円長軸が垂直になります）．もちろん上腕骨側についても同様のことがあり，上腕骨軸最近位部は，骨頭機能軸より少々後方に存在するため，結節間溝と骨軸最近位部を結ぶ線は機能軸に比べ外旋しており，上腕骨側でも，少ない動きで関節の二面性を両立するようになっています．

関節面の曲率，傾斜角についてみてみましょう．特殊な装置を用いて上腕骨頭の曲率を直接測定したSaharaらの研究を参考にすれば，上腕骨頭は尾側に比し頭側では曲率は小さくなっています．前述の骨頭上の臼蓋との接触域が挙上に伴い尾側から頭側に移行していくこととあわせると，懸垂関節域では曲率が大きく，要支持関節域では曲率が小さくなると言い換えることができます．動きの要求される懸垂関節で曲率が大きく，支持の要求される要支持関節で曲率が小さくなることは合

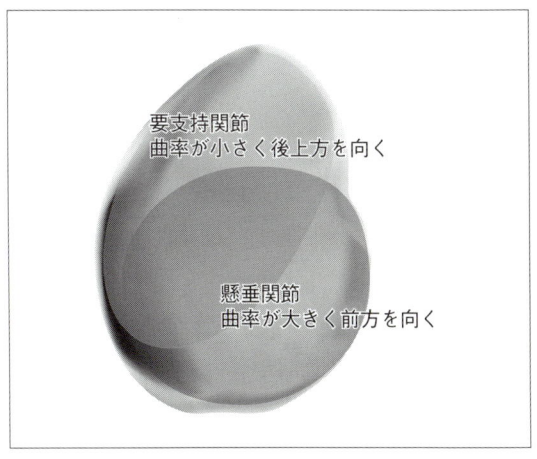

図2-19　曲率と傾斜角

目的といえるでしょう．

上腕骨頭に比べ小さい臼蓋側についても，場所により曲率，傾斜角は異なります．健常者40名の肩甲骨MRIをコンピュータソフト（三次元Virtuoso, Siemens, Germany）を用いて三次元画像にして，統一性を持たせて断面の形状，傾斜角を解析すると，頭側ではflatもしくはconvexで占められ，対して尾側はconcaveで占められていました（図2-18）．また傾斜角は，尾側から$3.3 \pm 4.1°$，$1.4 \pm 3.8°$，$-0.6 \pm 1.9°$，$-1.4 \pm 3.3°$，-6.2

±3.3°と徐々に後傾して，とくに頭側2つの断面で大きく変化していました．懸垂関節と要支持関節が重なる部分を除いた頭側と尾側で比較すると，前者では体幹前方での動きに対応すべくやや前傾し，曲率が大きくなっているのに対して，後者では体幹横の支持に対応すべく後傾し（実際には後上方を向いています），曲率が小さくなっています（図2-19）．

7. ゼロポジションと可動域の広がり

　関節の基本肢位はどこにあるのでしょうか？そもそも体幹の移動のために四肢が発生したわけで，四肢は体幹から離れるように伸ばされた格好で，そこに必要な動きに応じて筋がついていくと考えるとイメージがわきます．体幹から上肢が放射状に伸びた（関節でいえば上腕骨軸が受け皿に垂直となった）肢位がゼロポジションで骨アライメントに筋が沿うようになります．前脚は，この伸ばした格好から，体幹のほうへ引き寄せることで体幹が前進します．後脚の場合は反対になります．このゼロポジションにおいて，臼蓋中心は上腕骨頭機能軸上のtopに位置し臼蓋に対して上腕骨が垂直になり，これ以降挙上しても関節に回旋はみられなくなり，実質的には最終到達点であることはすでに述べました．他の解剖学的特徴でいえば，肩甲棘と上腕骨軸に一致してきます（図2-20）．健常者を対象に肩甲骨面上で肩甲棘と上腕骨軸が一致するようにして上肢を挙上させ，ゼロポジションがどこにあるか検討したところ，脊椎の代償を除けば約130°にあることも分かりました．つまり肘が目，耳のレベルまで挙上され，側面からみれば上肢で顔が隠れ，耳がみえる格好になります（図2-20）．これはCodmanのハンモック肢位（図2-21）に相当し，投球動作でもみられ（図2-22），実際の臨床の場でも骨折，脱臼の整復操作に応用されています．

　ここで面白いのは，ゼロポジションから可動域が左右前後，対称的に広がったものではなく，むしろ偏った広がり方をしている点です．実際，ゼロポジション以降あまり外転角度が残されていないこともそうですが，懸垂関節で特徴的な回旋運動はこの肢位以降みられなくなり，臼蓋が上腕骨頭上を直線的にわずかに動くのみです．さらにいえば，ゼロポジションから下垂するに従い内旋方向に可動域は一様に広がってもいきません．90°外転位でみられるように，いったん外旋方向に可動域が広がっています．動きのみならず，可動範囲にも二面性があるわけです．可動域が偏った広がりをしていることは軸方向にもみられます．下垂外旋位では上腕骨頭をはさんで結節間溝が関節中央に位置し関節面は適合しています．対して同じ下垂位でも内旋位では上腕骨頭は後方を向き，関節面は互いに合わさったものになっていません．関節面の合う外旋位のポジションから内外側へ対称的に可動域は広がらず，上肢を体幹に引き寄せる内旋位の方向にのみ広がっているわけです．

　では可動域の広がりはどのように決定されるのか考えてみましょう．繰り返しになりますが，外転角度を変えて肩関節を回旋させてみると，上腕骨頭機能軸を境に45°外転位では主に前方，90°外転位では後方に移動範囲が存在します．上腕骨頭機能軸上に臼蓋が存在する時は関節面が適合するわけで，この近くで回旋が制限されるのは骨性の支持と軟部組織（烏口上腕靱帯）の緊張の両方が関わっていると考えられます．反対に上腕骨頭機能軸から離れていく際には，動きの制限に骨性の支持は乏しく，反対にある関節包の緊張が主役になります（図2-23）．この場合，内旋に水平内転，外旋に水平外転といった具合に回旋に伴い臼蓋の水平方向の移動を伴うことが特徴です．もちろん臼蓋がどこまでも上腕骨頭を移動していくことはなく，最終的に関節包はストレッチされ緊張し，

図2-20　ゼロポジション

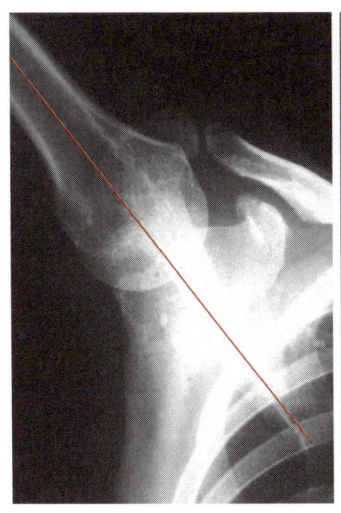

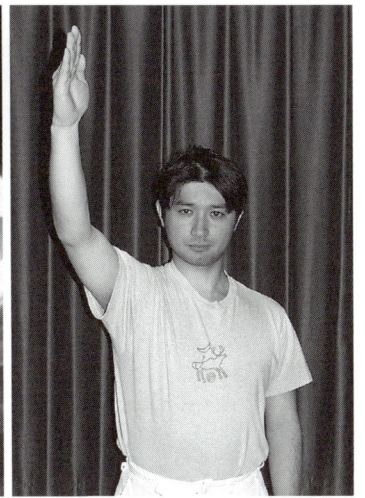

図2-21　ハンモック肢位[3]（Codman, 1934）

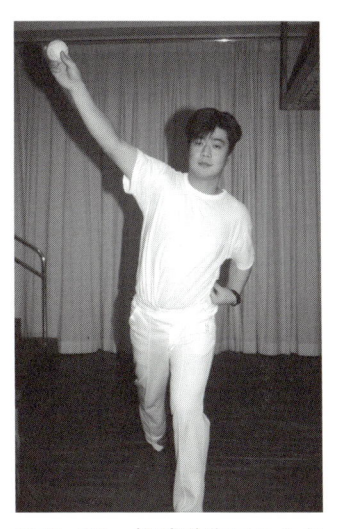

図2-22　投球動作でみられるゼロポジション

上腕骨頭位置が決まります．

　end-rangeでの上腕骨頭の動きをとらえてobligatory translationと表現されますが，translationという言葉から，あたかも緊張した関節包とは反対の方向に上腕骨頭が臼蓋上を移動すると思ってしまいますが，実際には上腕骨頭は臼蓋中心から反対の離れたところで押しつけられ関節がやや開くと考えたほうがイメージしやすいでしょう．

　可動範囲が決定されるメカニズムは大きく2つが存在し，外転角度により逆転します．つまり45°外転位では外旋を強制すると，上腕骨頭機能軸上で適合した関節は骨性に支点を得ながら烏口上腕靱帯により外旋の制限を受け，反対に内旋を強制すると後方の関節包が緊張するまで上腕骨頭を前方に移動します．対して90°外転位では内旋を強制すると機能軸上で適合した関節は烏口上腕靱帯により内旋の制限を受け，外旋を強制すると前方の関節包が強く緊張するまで上腕骨頭を後方に移動します．結局のところ，関節の可動範囲や，さらにはその制限のメカニズムにも二面性がありそれらは外転角度により逆転し，鏡面に映したごとく対称となっています．

　肩関節は上肢と体幹のジョイントであり，上肢が体幹から離れるように伸ばされた肢位がゼロポジションです．四足獣の前肢は軸方向で体幹から離れるような方向に可動域が生じ（外側は棘上筋，棘下筋の2つ，内側は肩甲下筋1つといった筋の数からも推測がつきます），これが人の後上方向に可動域が広がる要支持関節域に相当し，さらに下垂されていくと，上腕骨頭中心を介することで体幹に引き寄せられる反対方向に可動域が広がってきた（懸垂関節）とみることができるでしょう．

　関節を懸垂関節と要支持関節の2つに分ける観点から，肩甲骨の形は胸郭の形に沿うのみならず，

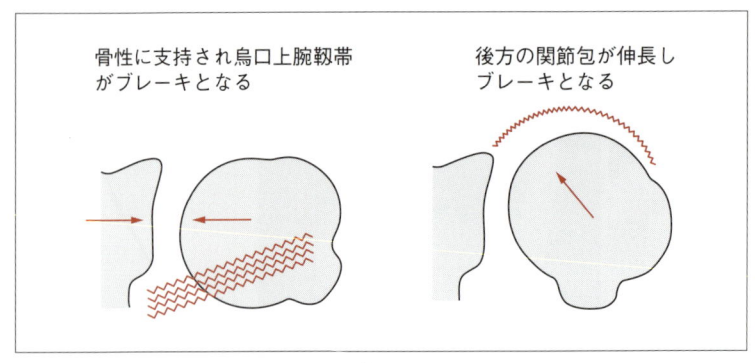

図2-23 可動範囲決定のメカニズム

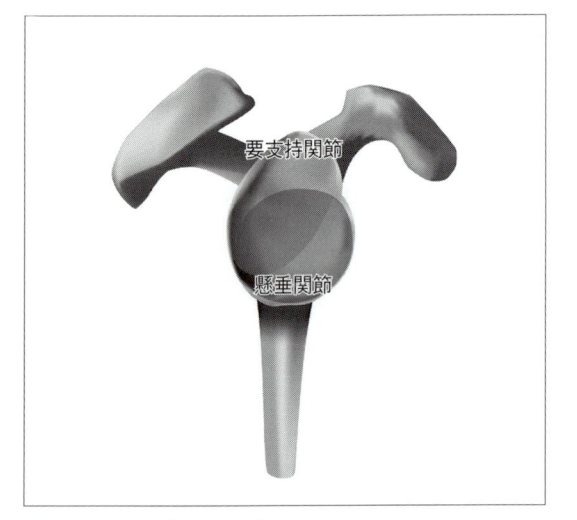

図2-24 臼蓋の二面性

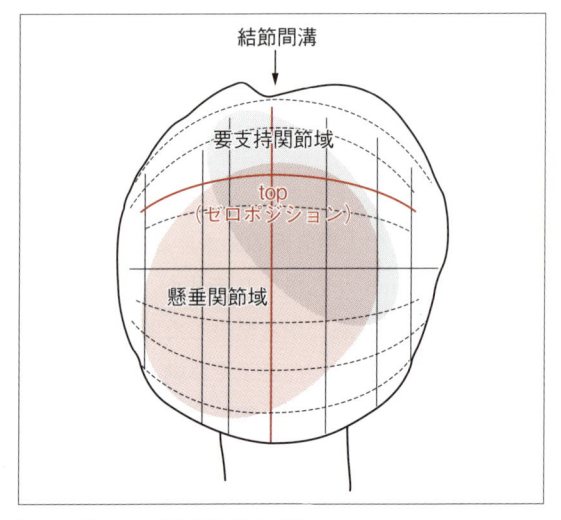

図2-25 上腕骨頭の二面性

要求される動きに応じて要支持関節から懸垂関節が捻れるように派生して関節の形状が決定されていったことが想像されます（**図2-24, 25**）．一見複雑で多様性を示す肩関節の動きは，関節機能を2つに分けることで理解しやすいものとなり，さらにその動きはとくに肩甲骨，極論すれば臼蓋の形状に集約されていることが分かります．

8. 種々の研究の解釈

　以上，1～7の項目を踏まえ，当院で行ったバイオメカニクスに関する研究データを解釈していきます．まずは体幹に対して肩甲骨面がどこに存在するか検討したデータ（10～50歳代の健常者男女，各10名ずつ，計100名の両肩）です（**図2-26，表2-1**）．測定肢位は座位で頭部を固定して脊柱の共同・代償運動を避けるようにして上肢を挙上させ，挙上角度が0°，30°，60°，90°，120°，150°の各段階において肩甲棘と上腕骨軸が適合していることを確認しながら前額面のなす角度を測定しました．結果は，下垂位の23～24°から徐々に角度は増加し，90°挙上位で最大値31～35°をとり，さらなる挙上とともに減少，最終的に150°で15～19°と冠状面に近くなってい

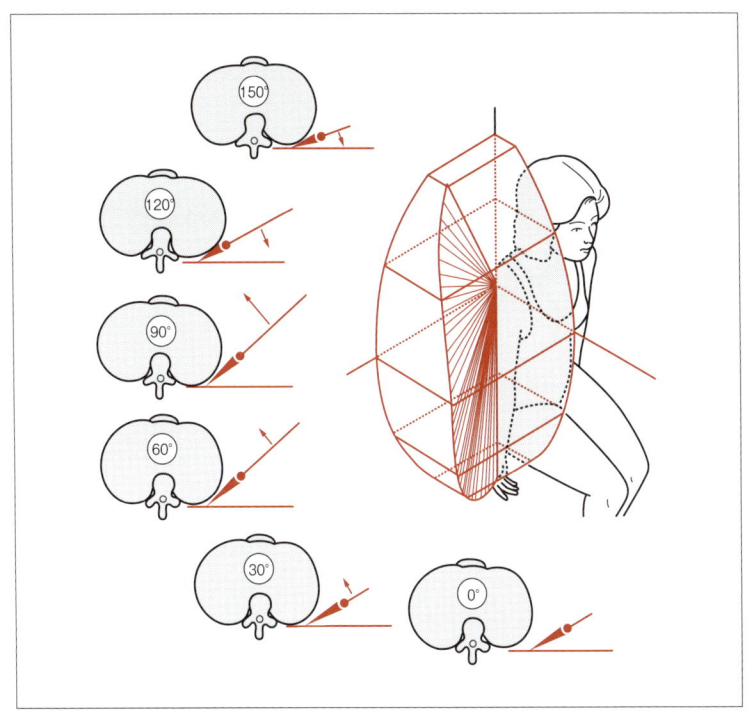

図 2-26　肩甲骨面の測定[37]（信原克哉ほか，2001）

degree		0°	30°	60°	90°	120°	150°
M	R	24.0 ± 4.1	27.5 ± 6.0	31.5 ± 5.6	32.1 ± 5.2	26.5 ± 6.8	15.0 ± 6.1
	L	23.2 ± 6.1	25.8 ± 5.9	29.3 ± 6.3	31.2 ± 6.6	25.5 ± 7.1	16.7 ± 7.0
F	R	24.6 ± 6.0	29.9 ± 5.3	34.3 ± 5.9	35.1 ± 7.1	29.0 ± 5.4	19.3 ± 5.2
	L	23.1 ± 6.2	28.0 ± 5.1	31.8 ± 5.5	31.9 ± 6.0	26.5 ± 5.8	18.9 ± 5.8

表 2-1　肩甲骨面の測定データ[37]（信原克哉ほか，2001）

す．このような肢位で無理なく関節面が適合すると考えれば，やはり懸垂関節域は体幹前方に，対して要支持関節域では体幹側方に存在することになります．ただし，それぞれの関節で可動範囲が対称的に広がっているものではなく，懸垂関節ならば，その外側方向には肩甲骨，上腕骨は連動して，互いの位置関係は変わらず適合したままで，内側方向に関節の動きが大きく残されており，上腕の関節面は後方を向いていきます．要支持関節でいえば，全体的に関節はタイトなものになりますが，適合した位置から前方へは適合したまま肩甲骨と上腕骨が連動し，反対に側方へ動きが残されていることになります．

肩甲骨は多くの筋に牽引され，そのなかに浮かんだ状態にあるため，運動は複雑なものと思われますが，原則的には6つの方向が挙げられます（第1章参照）．筋と関連づければ，僧帽筋上部線維と肩甲挙筋による挙上運動，鎖骨下筋，大・小胸筋，広背筋による下降運動，僧帽筋中部線維，大・小菱形筋による内転運動，僧帽筋上部線維と前鋸筋による挙上・上方回旋運動，そして大・小菱形筋，肩甲挙筋，大・小胸筋，広背筋，僧帽筋下部線維による下降，下方回旋運動が挙げられます．いずれにしろ，側方への移動のない回旋運動が肩

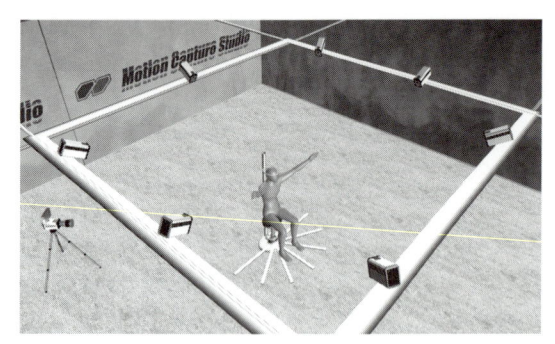

図2-27 モーションキャプチャ・システム[31]（乾 浩明ほか，2009）

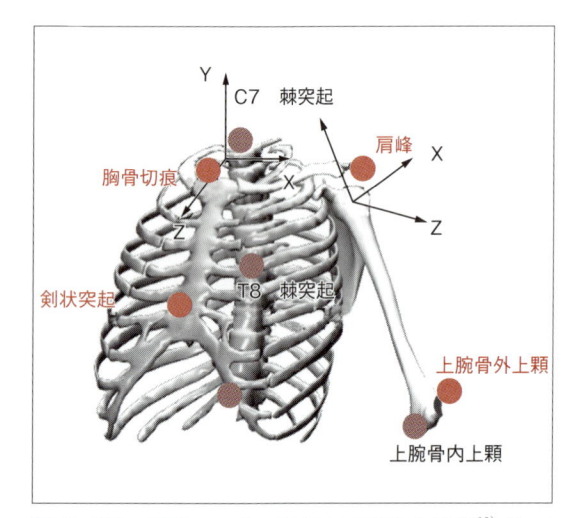

図2-28 反射マーカー貼付と座標軸の設定[10]（Inui et al., 2009）

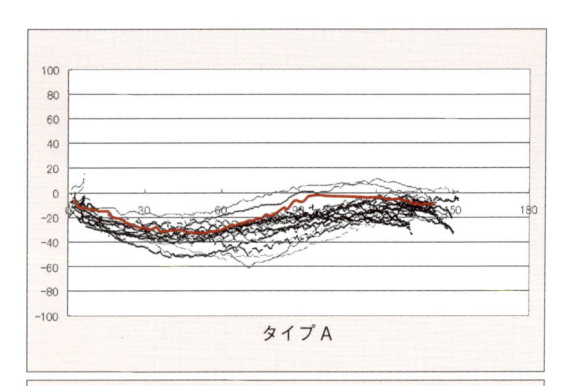

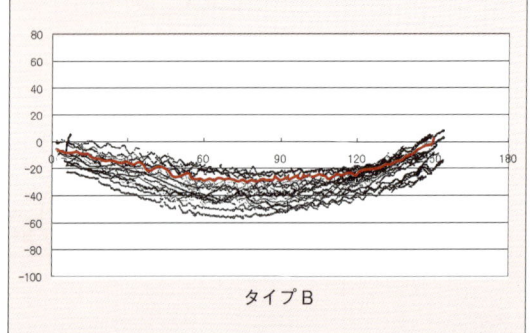

図2-29 最大挙上位に達する上腕の必要外旋角度[10]（Inui et al., 2009）

甲骨の主たる動きで，上腕のポジションに応じて滑車や受け皿として働き，安定し力を発揮しやすい，あるいは動きやすいように位置づけされるものと考えられます．さらには肩甲骨とその臼蓋の形は，胸郭に沿ったものになっているのみならず，上肢の動きの割には肩甲骨の動きが小さくてすむようになっているわけです．

懸垂関節から要支持関節に到達する上肢の挙上にはどのような経路があるのでしょうか？健常男子15名の上腕骨内，外上顆，肩峰，脊柱（C7，T8 棘突起），胸郭（胸骨切痕，剣状突起）上に反射マーカーを貼付して，冠状面（経路1）から矢状面（経路4）に至る4平面（30°間隔）上の下垂中間位から最大挙上位にいたる一連の動作をカメラ7台からなるシステム（ProRflex MCU-500＋，Qualisys, Sweden）で解析しました（図2-27, 28）．最大挙上に達する必要外旋角は，側方から順に27 ± 11°，13 ± 13°，3 ± 9°，3 ± 5°と，側挙（経路1）で最大となっていました．さらには回旋変化には2つのパターンがあり，肩甲骨面よりも水平外転角が大きくなる経路では外旋のピークが挙上途中にあるタイプAを，水平外転角が小さくなる経路ではピークがなく徐々に外旋が増大し最大挙上位で外旋角が最大となるタイプBを示しました（図2-29）．

上腕骨頭上で臼蓋がどのように移動していくのか考えてみます．タイプBでは，上腕骨機能軸前方を最終到達点に向かうことになります．この際，骨軸は臼蓋面に対して倒れているので実際の骨軸の回旋はなくても関節は自動回旋していくことになります．最終的に矯正外旋する必要がなくても，まず内旋動作が先行することは興味深い点

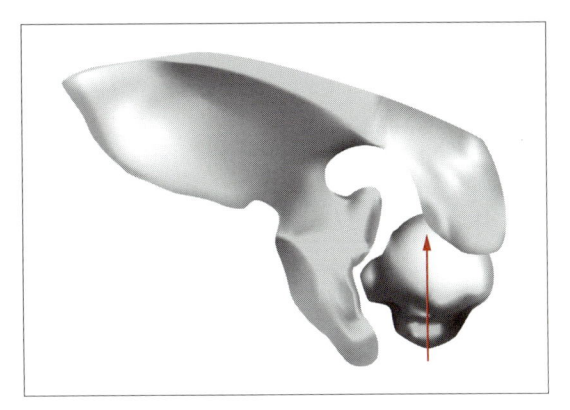

図2-30　anterior path

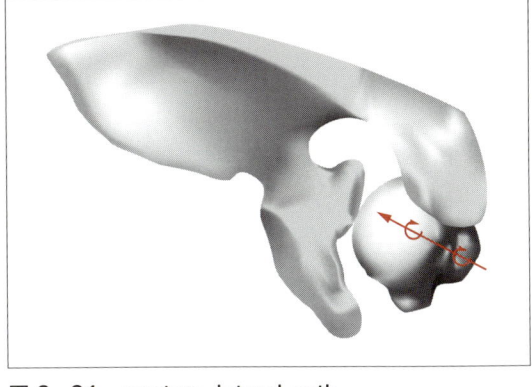

図2-31　postero-lateral path

で，staticなStokdijkらのデータにはなく，activeな動作特有のものと思われます．対して側挙では，挙上とともに機能軸後方に移り，いったん外旋がピークになった後，最終到達点に達します．もちろん，挙上角度が低いうちに外旋しておく経路も考えられますが，関節がよりタイトな状態になって回旋が矯正，変化していくわけです．

このような経路は，大結節がどのように烏口肩峰アーチをくぐり抜けるかをイメージすると理解しやすいものになります．前挙した場合は，大結節が烏口肩峰靱帯をくぐり抜け後方に向かい，側挙した場合は肩峰下を骨軸周囲に回旋しながら後方に向かいます（図2-30，31）．

一般に前者はanterior path，後者はpostero-lateral pathと呼ばれます．anterior pathでは自動回旋により無理なく関節が回旋するために，効率のよい挙上角度の回復を望むことができ，リハビリテーションに応用されます．ちなみに，肩甲骨面上の挙上（scaption）は単純な上肢の運動として肩バイオメカニクスの研究でよく使われます．肩甲骨面は肩甲骨が体幹に沿って冠状面に対して約30°前方を向いているために，この面とされます（Steindler）が，より厳密には肩甲骨臼蓋の長軸上に上腕骨軸が垂直にある（Johnston）とされます．著者らは，このscaptionはanterior pathとpostero-lateral pathの中間の経路と考えています．

関節内圧は関節の安定性をもたらす重要な一つの要素とされています．Kumarは死体肩に穴を空け関節内圧を大気圧と同じにすると骨頭が下方へ移動することを示しました．注射器の先に蓋をしてシリンジを引っ張ろうとしても，陰圧になりもとに戻ろうとする力が働きますが，蓋がなければ簡単に引っ張られてしまうイメージです．実はこの内圧を挙上，下降で測定した圧変化も肩関節の二面性を示しています．臼蓋が滑車として働く懸垂関節域では0レベルにあり，90°以上の挙上により要支持関節域になり内圧は上がってきます．90°以下に下降されると再び圧はなくなってきます（図2-32）．「陰圧効果により関節が安定化している」といっても注射器のシリンジによってイメージされるその効果は懸垂関節域のものであって，陽圧になった要支持関節域では別物になります（図2-33）．

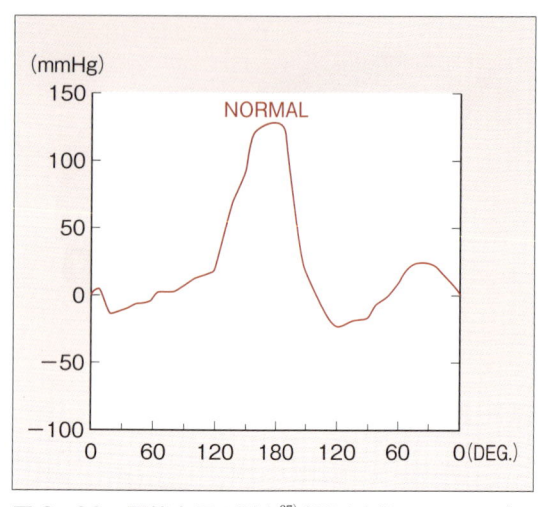

図2-32　関節内圧の測定[37]（信原克哉ほか，2001）

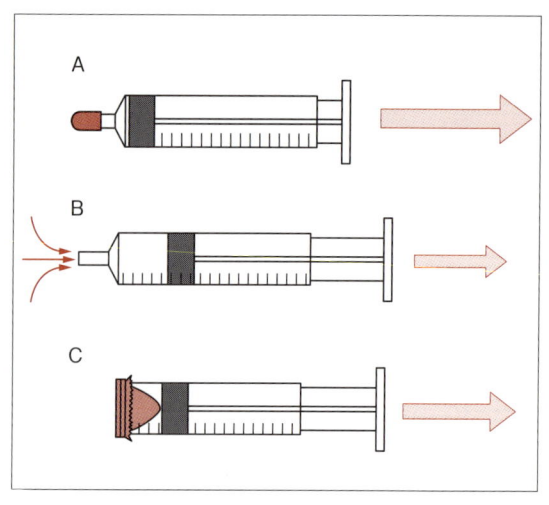

図2-33　関節内圧を考えるモデル

9. 病態のとらえ方

　不安定症の病態について簡単に触れておきます．上腕骨頭が臼蓋からはずれる力が加わった時（骨頭にかかる応力が臼蓋の外にある時），その方向の関節包は伸長して緊張します．外傷後この関節包が伸びてしまうと緊張せず，この方向に上腕骨頭は抜けてしまうわけです．この際，肩甲骨の動きとしては，抜ける方向と反対の方向に動きます．このようなことが起きるのは，可動域を決めるメカニズムで述べた，外転位で外旋，水平外転され前方が緊張する場合と，低い外転位で内旋，水平内転され後方が緊張する場合の2つが相当します（当然，前者が前方脱臼，後者が後方脱臼です）．烏口上腕靱帯を介して制限されるパターンでは，上腕骨頭はそもそも臼蓋に支持を求めており，応力が臼蓋外に向いていません．

図2-34　臼蓋面の決め方[12]（Inui et al., 2002）

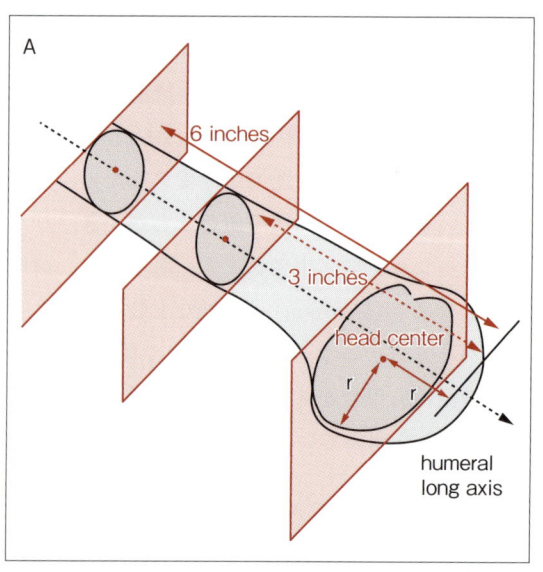

図2-35　上腕骨軸，上腕骨頭中心の決め方[12]（Inui et al., 2002）

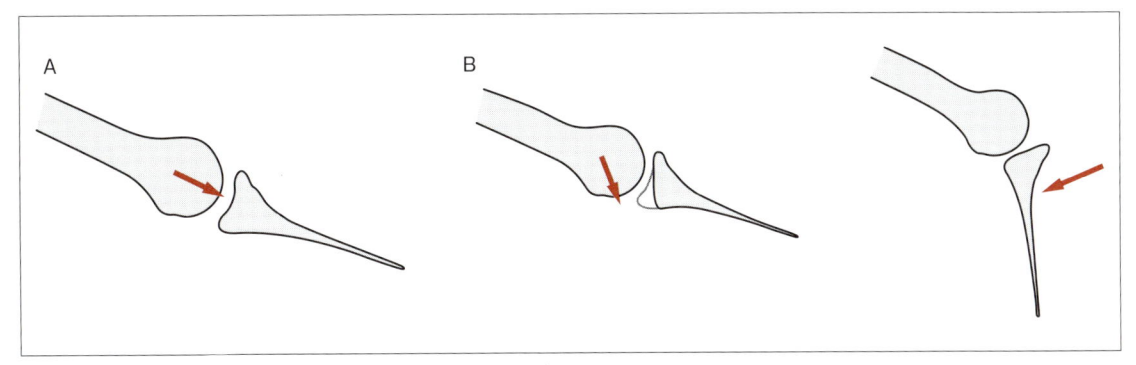

図 2-36　動揺肩の上腕骨頭，肩甲骨のポジション[12]（Inui et al., 2002）

　これとは別に関節面が適合していないものが肩を挙上した場合，関節がどのように支持されるかを考えてみます．健常者40名と動揺肩10名を見た目上同じように挙上位（ゼロポジションを想定し，冠状面より30°前を向いた肩甲骨面上で135°外転としました）をとらせ，両者の上腕骨，肩甲骨のポジションを比較しました（**図2-34，35**）．結果は水平方向に違いを認め，動揺肩の骨頭中心は後方に移動し，上腕骨軸はより伸展位となっていました．動揺肩では臼蓋の後下方が低形成になっており，この方向に適合性が甘くなっています．とくに挙上位をとらせた際に上腕骨頭はこの方向に移動してきます．この場合，脱臼・亜脱臼と異なり上腕骨頭にかかる応力は臼蓋の内にあります．この際，肩甲骨の動きでいえば，上腕骨頭が抜け出ないように上腕骨頭の移動した方向，関節包が緩む方向に移動しており，脱臼・亜脱臼での移動方向とは逆の動きになります（**図2-36**）．ちなみに，このような上腕骨頭が抜け落ちないように肩甲骨がポジション変化することは，肩に限らず，臼蓋形成不全のある小児の骨盤にも同様の動きがあることが分かっています．

　一般的には前者を外傷性不安症（traumatic instability）として end-range の病態，後者を非外傷性不安症（atraumatic instability）として mid-range での病態としていますが，後者も骨頭の位置が大きくズレるのはゼロポジション付近の挙上位であり，end-range に近い点がややこしくなっています．

　不安定性をきたす原因として，関節形態，軟部組織の弛緩，関節内圧その他，考えられうる要素を順番にあたってもいいですが，きりがありません．実際の症例では，複数の要素が絡んでくる上に，各々の要素もポジションによりその重要性が変化するためどのようなポジションで異常が生じているのかを，まず考えます．

　そもそも不安定症に限らず病態を考えるには，それが懸垂関節，要支持関節いずれで起こるかを思い描きます．その際，挙上角度であたりをつけるのもいいのですが，解剖の項目で触れた第2肩関節を思い起こして，大結節がアーチをくぐり抜けた状態（要支持関節），あるいはくぐり抜ける前の状態（懸垂関節）にあるかをイメージするほうが直観的で明快です．さらにいえば，懸垂関節から要支持関節に移行する際にも障害が生じます．つまり解剖学的に大結節が烏口肩峰アーチをくぐり抜ける必要があるためで Painful arc sign や Impingement test で訴えられる痛みは，このアーチのスムーズなくぐり抜けができないために生じると考えられます．また拘縮が進んで大結節のアーチくぐり抜けが不可能になると要支持関節に到達できず，機能は著しく障害されることになります．

第3章 症状と診断

はじめに

限られた時間内で必要な情報を得るためには，ある程度の慣れが必要です．問診は，患者から聞き出すつもりで，疾患を思い浮かべながら尋ねていきます．もちろん先入観を持ちすぎると誤診することもあるので「尋ねる」と「傾聴する」のバランスが大事になります．診察は，注意深い視診から始まり，次に触診，関節可動域・筋力検査の他，各疾患に特異的とされる徒手検査があります．さらに必要であれば神経学的検査をしていきます．

1. 問診

はじめに肩以外の全身状態についても把握しておきます．「元気ですか？」「何か病気をしたことは？」「他に悪いところは？」などの質問をし，過去に薬や注射などによる蕁麻疹，吐き気，ショックなどの異常反応がなかったかどうか，既往症，家族歴などもはっきりさせておきます．また，病状の経過，職業，スポーツ歴，生活習慣なども聞いておきましょう．ここまでは診察室に患者が入る前に看護師に行ってもらうと便利です．

肩の主な訴えは痛みです．どのような痛みで，どの程度で，どこにあり，どのような場合に感じるのかなど，よく聞いておきます．どのような痛みかについては，例えば，なんとなく鈍い痛みが続いて次第に運動制限が生じるものは肩関節周囲炎，急激な激痛は石灰沈着性腱板炎など，痛みの性質である程度診断に「あたり」がつきます．痛みの程度は，患者の受けとり方によっても異なり，はなはだあいまいなものですが，治療経過とともに記載しておけば，その効果の判断材料になります．痛みの部位を知るためには，患者自身に痛みの部位を指さしてもらうのがよいでしょう（pin point method）．もちろん痛みが限局すればよいのですが，はっきりしないこともよくあります．さらに，どのような動作で痛みが生じるか聞き出し，実際に上肢を動かしてみて，どこに痛みを感じるか判定します．どのような場合に痛みを感じるかは，職業，習慣，普段の姿勢にも関係します．夕方になると痛みが出現し，休むと治る場合には運動量，過労と関係があります．外傷の有無も聞いておくべきでしょう．直達外力があっても肘やその他の痛みを訴え，肩関節の痛みについては患者自身が思い浮かばないこともあります．絶えず続いている軽微な外傷（minor trauma）の影響も十分考えておきましょう．機能障害の訴えについては，患者自身にその動作を実際に行ってもらいます．

2. 視診

　視診は診察室に患者が入ってきた時点から始まります．歩容，姿勢を体の均等性，調和に注目して診ていきます．衣服を脱いでもらう時も，自然な動作か，痛みを避けるような代償動作が働いていないか観察します．もちろん擦過傷，手術痕，皮膚の色などについても確認します．女性の場合は羞恥心をとり除くために診察専用のエプロンを用意しておくと便利です（図3-1）．

　肩関節前方部の鎖骨は，皮膚の直下にあり，正常であれば，内側の胸鎖関節から肩峰へ外側に伸びており，骨折や両端関節の脱臼があれば分かります．肩関節は，上腕骨大結節を肩峰，鎖骨から起始した三角筋が包み込むような形をしているために，通常は丸みをおびてみえます．筋の緊張や萎縮により外観は変わりますし，もちろん関節脱臼があれば見た目は変わります．後方からは胸郭上方にある三角形をした肩甲骨の輪郭がはっきり分かります．通常は第2～7肋骨に位置し，内側縁は棘突起から約5cmのところにあります．肩甲棘は第3胸椎棘突起に位置し，肩甲骨全体は胸郭の形に適合し，胸椎の後弯に対応しています．脊柱の弯曲は，前・後弯以外に側弯も含め，肩甲骨の位置にも影響をおよぼすので注意深く観察しておきます．

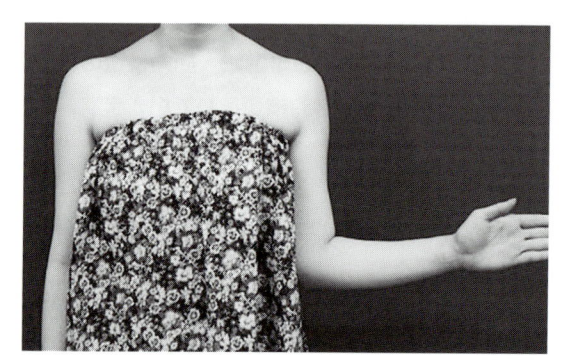

図3-1　診察専用のエプロン

3. 触診

　触診は患者の背後もしくは横に位置し，骨に沿って指先を動かしていきます．前述の解剖と機能をもとに，患者の訴えにあわせてどのようにとらえていくかが問われます．単に「ながめる」だけでなく，話を聞き実際に関節を動かしながら，ポジションと症状の関係をみることが大事です．ここではとくに，疼痛，関節安定性，運動制限，腫脹・変形，軋音について述べます．

1　疼痛

　痛みの症状を聞きながら，圧痛点を順にみていきます（図3-2, 3）．部位として烏口突起，大・小結節，結節間溝，腱板疎部，前方関節裂隙，肩鎖関節，肩甲骨内上角，後方四角腔（the quadrilateral space）などが重要です．腱板断裂では，大結節や棘下筋筋腹に圧痛があり，腱板疎部損傷では烏口突起より一横指外側にある腱板疎部や結節間溝に圧痛を認めます．肩関節周囲炎では，初期には烏口突起や腱板疎部あるいは結節間溝などに圧痛がありますが，慢性期には大結節後方や後方四角腔に移動します．またスポーツ障害肩では，腱板疎部や後方四角腔，棘下筋，広背筋などに圧痛があります．肩こりを訴える患者では，僧帽筋や菱形筋あるいは肩甲骨内上角に圧痛や硬結を触れます．ただし頸椎疾患との鑑別が難しい場合もあり，しびれや知覚異常，筋力低下の有無などをよく聞き，診察を進める必要があります．総じて先入観を持ちすぎないことが大切で，前述のように患者自身に痛みの部位を指1本で指してもらうpin point methodも有効です．

　運動時痛については，関節を動かすと常に痛む

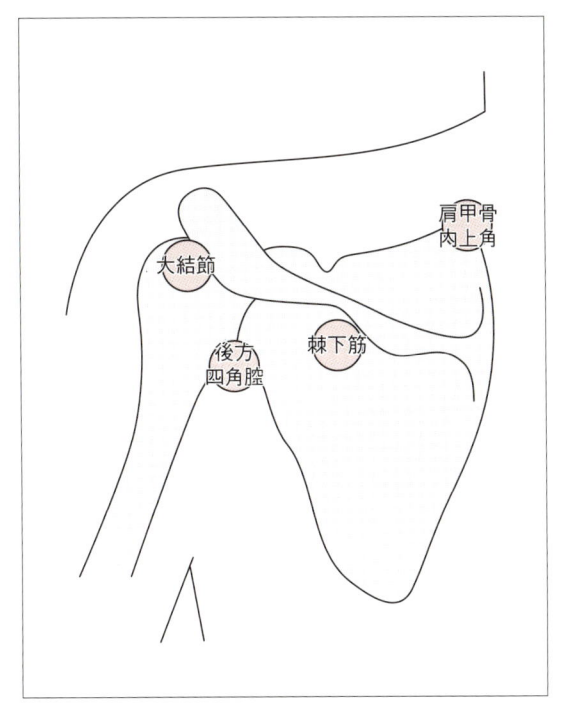

図3-2　後面の圧痛部位

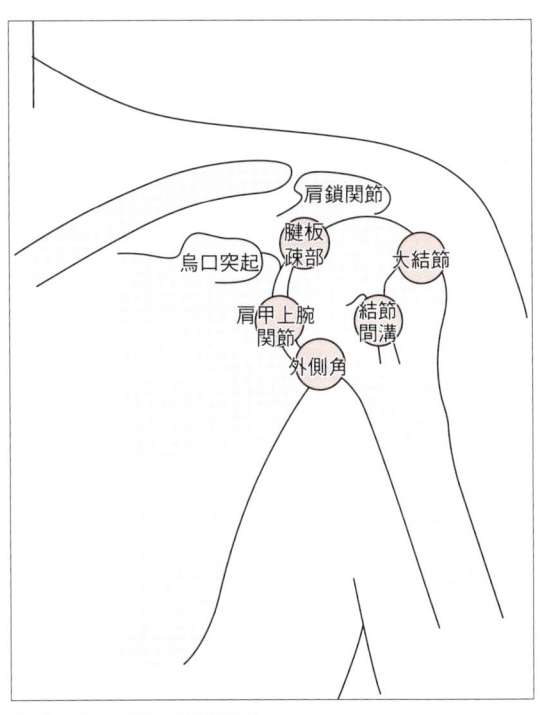

図3-3　前面の圧痛部位

というよりも，一定の可動域や特定の動作だけで痛みを訴えます．炎症部位である滑液包を念頭に置けば，滑液包自体はそこに起きた炎症を最小限にとどめるように働きますから，包全体が障害されることはまれで，癒着して特定の動作が制限されることが問題になります．肩峰下滑液包に問題が生じると，とくに大結節が烏口肩峰アーチをくぐりぬける円滑な動きが障害され，挙上90〜120°位で疼痛を訴えます．Painful arc sign は腱板断裂に対する検査ですが，腱が切れてなくても滑液包に問題があれば陽性になります．同様にインピンジメント症候群の診断で有名な Impingement test（Neer：**図3-4**, Hawkins：**図3-5**）にしても，大結節と肩峰（図3-4），あるいは大結節と烏口肩峰靱帯（図3-5）が必ずしも衝突しなくても，滑液包の障害によりその肢位近くで滑らかな動きが制限されれば陽性になります．烏口

肩峰アーチ—大結節の関係といった解剖の特徴以外にも，動作の違いでも疼痛の再現がみられる，あるいはみられない時があります．例えば，ポジション変化が難しい支持関節から始まる下降動作ではより疼痛は生じやすく，挙上では問題なくても，下降動作ではじめて症状を訴えることもあります．肩甲下滑液包の障害は，投球障害肩などの，より繊細な動作で問題になります．投球障害肩の多くの症例では，ゼロポジション付近で上腕を外旋すると疼痛が誘発されます（Zero position test）（**図3-6**）．90°程度のやや低い外転であっても，水平外転を強めた状態で外旋すると同様に痛みが誘発されます．これらの肢位では肩甲下筋あるいは腱が臼蓋頭側で肩甲骨に押しつけられる格好になると想像され，肩甲下滑液包に問題があると痛みが生じるのでしょう．

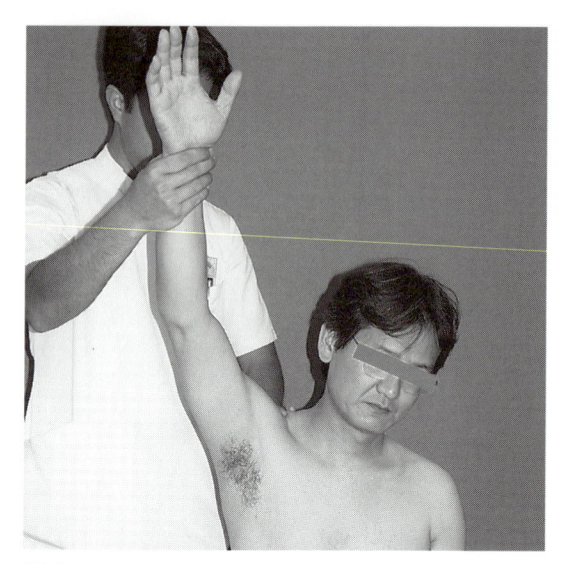

図 3-4　Neer の Impingement test

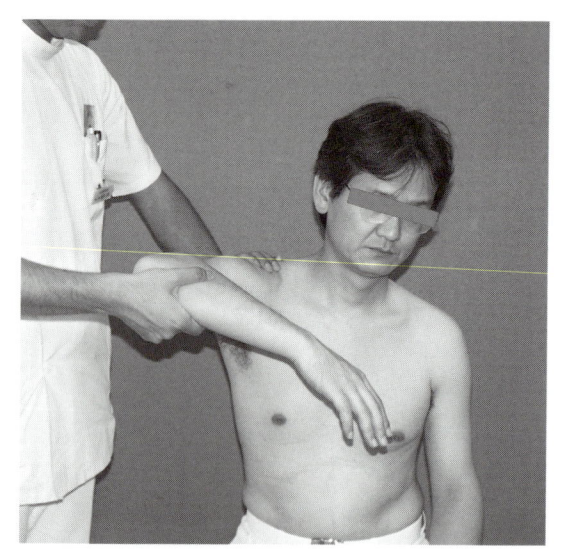

図 3-5　Hawkins の Impingement test

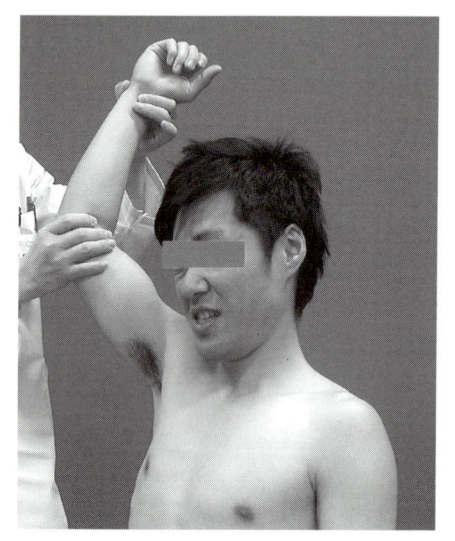

図 3-6　Zero position test

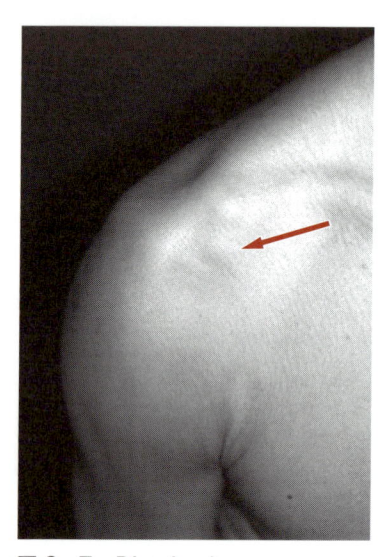

図 3-7　Dimple sign

2　関節安定性

　肩がはずれる，あるいは肩が抜けそうといった不安感，不安定感を訴え来院される場合もあります．問診の段階で，脱臼するに足る外傷があれば肩関節（亜）脱臼，肩鎖関節脱臼，反復性肩関節脱臼であり，軽微な外傷や両側性の不安定感があれば動揺肩が疑われます．
　上肢を下方に牽引し上腕骨頭の移動をみる（Dimple sign：図 3-7，Sulcus sign），上腕骨頭を臼蓋に押しつけながら前後方向に移動させる（Load and shift test）などをして関節の特性を把握しましょう．動揺肩にみられる slipping は上肢を挙上位に保持した際，上腕骨頭が後下方にすべる現象で，肩甲骨は上腕骨頭がぬけ落ちないように翼状（winging）してきます．挙上位単純 X 線で確診することになりますが，慣れれば理学所見で把握することは可能です．反復性前方脱臼，亜脱臼では肩関節 90°外転位で外旋していくと脱臼感

や不安感を訴えます (Anterior apprehension test). 疼痛同様訴えの再現は特定のポジションや動作でなされるわけで，脱臼感，不安感の訴えとポジションの関係をとらえることが肝要です．

③ 運動制限

可動域制限については，その原因を想像しながら把握していきたいものです．実際の診察の場ではスピーディに行うことも必要で，各方向の詳細な記録は理学療法士などに任せるほうが効率はよいかもしれません．右手で患者の上腕から肘あたりを持ち，動かしながら左手で関節の動きを把握します．この際，肩甲骨全体がみえるようにしておけば，前述の肩甲上腕リズムも観察することが可能で，腱板断裂症例で上肢下降時にみられるリズムの異常などもとらえることができます．患者の訴える具体的な日常生活動作の制限も記載しておくとよいでしょう．疼痛により動きが著明に制限されることもあるので，局所にブロック注射を打ちながら観察することも時に必要です．

④ 腫脹・変形

肩峰周囲や肩前外方の腫脹は，石灰沈着性腱板炎，化膿性肩関節炎などでみられ，腱板断裂でも肩甲下滑液包の水腫により著明な腫脹を認めることがあります．上腕二頭筋腱長頭断裂があれば，筋腹が下垂します．肩鎖関節の隆起は肩鎖関節脱臼や変形性関節症でみられます．とくに肩鎖関節脱臼では，突出した鎖骨外側端を手指で圧迫すると整復され，離すと再び脱臼位となる現象 (Piano key sign) が観察されます．とくに棘下筋は肩甲骨背面にあるため筋萎縮をとらえることは容易で，腱板断裂，肩関節周囲炎，肩甲上神経麻痺，神経痛性筋萎縮症 (neuralgic amyotrophy) などでみられます (図3-8).

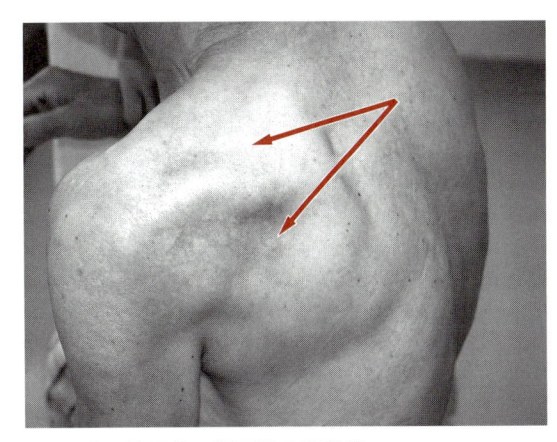

図3-8 棘下筋・棘下筋の筋萎縮

⑤ 軋音

疼痛を伴う軋音，捻髪音は肩峰下滑液包などに炎症や腫脹が存在する時にみられ，腱板断裂，周囲炎，腱板炎，動揺肩，上腕二頭筋長頭腱炎などさまざまな原因により生じます．肩関節内の病変（関節唇損傷，関節内遊離体）などでも軋音やひっかかり (catching) が出現することがあります．また肩甲骨での雑音は肩甲骨外骨腫，前鋸筋障害，肩甲骨周囲の滑液包炎などでみられ，これらは総称して肩甲骨軋音症と呼ばれます．肩鎖関節や胸鎖関節には関節円板があり，これに障害が生じると運動時に雑音を発生します．肩関節の動きに問題があれば肩鎖関節に負担を強いることになり，とくに腱板断裂術後などで同関節の軋音を訴え始めることもあります．

4. 関節可動域検査，筋力検査

体幹から上肢が離れた状態（関節面に上腕骨が垂直になった関係）がゼロポジションで，ここを基準にすれば，体幹側に倒れる動作が屈曲，その反対に伸ばす動作（もとに戻す動作）が伸展となります（図3-9）．その際，体軸からはずれて外側に開く動作が外転，その反対に引き寄せる動作が内転となります（図3-10）．ただし人の場合，体幹横に上肢を下垂した状態を基準にしてしまうので言葉は異なります．一般に矢状面で前方への挙上が屈曲（前挙），後方への挙上が伸展（後挙），冠状面の挙上が外転（側挙），その反対が内転になります．言葉はともかく関節可動域検査，筋力検査は病態を把握するために必要な上，治療効果を客観的に判断するためにも経過を追って詳細に記録することが望まれます．参考までに日本整形外科学会の関節可動域評価法（図3-11）とあわせて当院の評価シートを載せます（図3-12①②，13①②）．

1 関節可動域検査

外転（側挙），内転，屈曲（前挙），伸展（後挙），内旋，外旋の可動域を他動的および自動的に計測します．外転では脊椎の代償も含めた総合的な外転と，肩甲骨の動きを除いた肩関節のみの真の外転を区別しています．回旋では，first plane，second plane（図3-14）に加え，ゼロポジション（135°外転位）を中心に3つの外転位で回旋を測定します．水平内転および水平外転は，側方挙上90°から前方へ回す運動を水平内転，後方へ回す運動を水平外転としています．内旋，伸展位は，第7頸椎棘突起と母指との距離を計測しその目安としています（図3-15）．

2 筋力検査

徒手による筋力検査（MMT）では，筋力を0～5に分類します．筋の収縮がみられないものを「0」，筋の収縮はみられるが関節を動かすことのできないものを「1」，重力を除けば関節運動の可能なものを「2」，重力に抗して運動が可能なものは「3」，弱い抵抗に抗して運動が可能なものを「4」，強い抵抗に抗して運動が可能なものは「5」としています．当院の筋力検査では，運動方向を決めて，主動筋の筋力を評価しています．

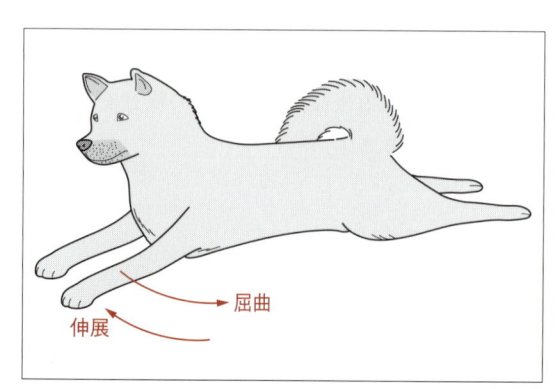

図3-9　解剖学的屈曲，伸展

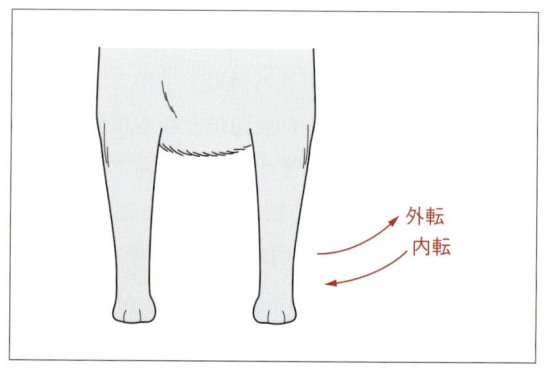

図3-10　解剖学的外転，内転

4. 関節可動域検査，筋力検査

部位名	運動方向	参考可動域角度	基本軸	移動軸	測定部位および注意点	参考図
肩甲帯 shoulder girdle	屈曲 flexion	20	両側の肩峰を結ぶ線	前頂と肩峰を結ぶ線		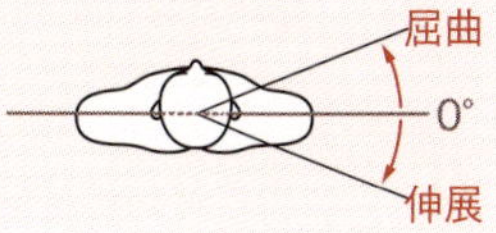
	伸展 extension	20				
	挙上 elevation	20	両側の肩峰を結ぶ線	肩峰と胸骨上縁を結ぶ線	背面から測定する	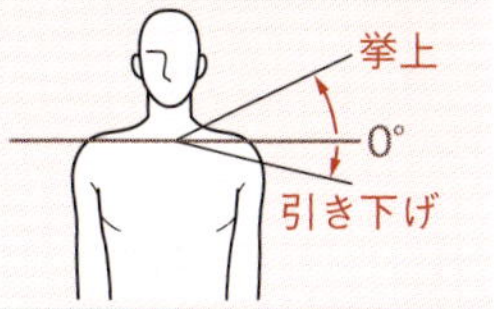
	引き下げ（下制） depression	10				
肩 shoulder （肩甲帯の動きを含む）	屈曲（前方挙上） forward flexion	180	肩峰を通る床への垂直線（立位または座位）	上腕骨	前腕は中間位とする 体幹が動かないように固定する 脊柱が前後屈しないように注意する	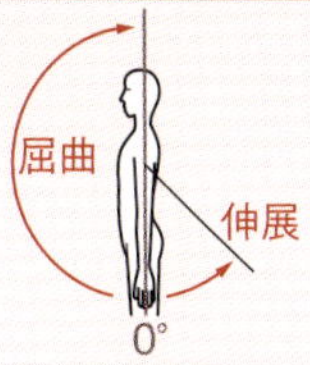
	伸展（後方挙上） backward extension	50				
	外転（側方挙上） abduction	180	肩峰を通る床への垂直線（立位または座位）	上腕骨	体幹の側屈が起こらないように 90°以上になったら前腕を回外することを原則とする	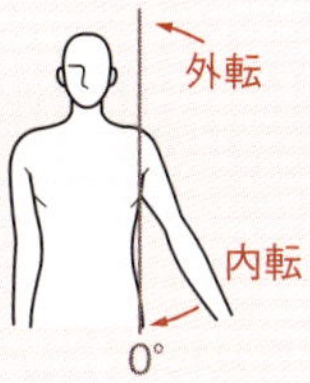
	内転 adduction	0				
	外旋 external rotation	60	肘を通る前額面への垂直線	尺骨	上腕を体幹に接して，肘関節を前方 90°に屈曲した肢位で行う 前腕は中間位とする	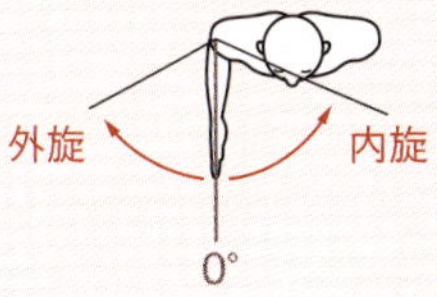
	内旋 internal rotation	80				
	水平屈曲 horizontal flexion （horizontal adduction）	135	肩峰を通る矢状面への垂直線	上腕骨	肩関節を 90°外転位とする	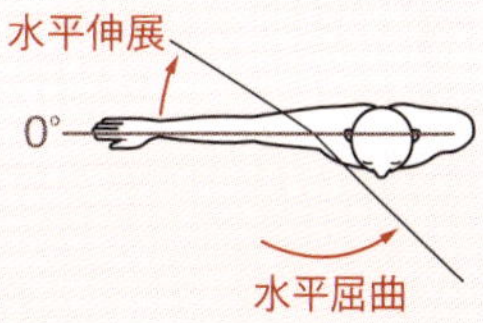
	水平伸展 horizontal extension （horizontal abduction）	30				

図 3-11　関節可動域評価法（日本整形外科学会）

(1) 肩甲骨

外転と上方回旋（図 3-16）

主動筋：前鋸筋

胸郭を固定し，肩甲骨の winging をよくみて触れます．

挙上（図 3-17）

主動筋：僧帽筋上部線維，肩甲挙筋

肩に手をおき，抵抗を加え，すくめさせます．

				Date				
				Examiner's Name				
				SHOULDER				
				Abd（Combine）				
				Abd（True）				
				Adduction				
				Flexion				
				Extension				
				1st. Ext. rot / Int. rot				
				2nd. Ext. rot / Int. rot				
				3rd. Ext. rot / Int. rot				
				Hori. Abd.（40）/ Add.（130）				
				Keppatsu				
				Kettai				
				C7 to thumb（cm）				
				spino-humeral angle				
				T.D.				
				Coracoid Process				
				Rotater Interval				
				Lesser Tuberesity				
				Bicipital Groove				
				Greater Tuberesity				
				Quadri Lateral Space				

Patient's Name

RIGHT　　　　　　　　　　　　　　　　LEFT

図3-12①　可動域評価シート（信原病院）

下制と下方回旋（図3-18, 19）

主動筋：僧帽筋下部線維

検査する上肢を頭上に伸ばします．

内転

主動筋：僧帽筋中部線維，菱形筋

肩側挙，外旋して肘は直角にして検査します．

Patient's Name									
RIGHT					LEFT				

				Date					
				Examiner's Name					
				ELBOW					
				Flexion					
				Extension					
				Supination					
				Pronation					
				Valgus					
				Varus					
				WRIST					
				Dorsi. Flex.					
				Palmar. Flex.					
				OTHERS					
				Circnmference (upper-arm)					
				(fore-arm)					
				Arm length					
				Grip power					

				JOA					
				疼痛					
				機能　　外転筋力					
				持久力					
				日常生活　　結髪					
				結帯					
				口に手が届く					
				患側を下に寝る					
				上着のサイドポケットの物をとる					
				反対側の腋窩に手が届く					
				引戸の開閉ができる					
				頭上の棚の物に手が届く					
				用便の始末ができる					
				上着を着る					
				関節安定性					

図3-12② 可動域評価シート（信原病院）

Patient's Name

	RIGHT						LEFT		
				Date					
				Examiner's Name					
				SCAPULA					
				Serratus anterior					
				Upper trapezius					
				Lower trapezius					
				Middle trapezius					
				Rhomboids					
				SHOULDER					
				Anterior deltoid					
				Latissimus dorsi					
				Middle deltoid					
				Posterior deltoid					
				Pectoralis major					
				External rotators					
				Internal rotators					
				Supraspinatus					
				Infraspinatus					
				Belly press					
				ELBOW					
				Biceps brachii					
				Brachioradialis					
				Triceps					
				FOREARM					
				Supinators					
				Pronators					
				WRIST					
				Flex. carpi rad.					
				Flex. carpi uln.					
				Extensors					
				Grip power（kg）					
				Painful arc					
				Drop arm sign					
				Impingement sign					
				Sulcus sign					
				Dimple sign					
				Apprehension test					

図3-13①　筋力評価シート（信原病院）

4. 関節可動域検査，筋力検査

Patient's Name

		RIGHT					LEFT		
				Date					
				Examiner's Name					
				FINGER Lumbricales（1st, 2nd）					
				Lumbricales（3rd, 4th）					
				Flex. digit. sup.					
				Flex. digit. prof.（1st, 2nd）					
				Flex. digit. prof.（3rd, 4th）					
				Ext. digit. com.					
				Palmar interossei					
				Dorsal interossei					
				Abductor digiti quinti					
				Opponens digiti quinti					
				THUMB　　Flex. poll. br.					
				Flex. poll. long.					
				Ext. poll. br.					
				Ext. poll. long.					
				Abd. poll. br.					
				Abd. poll. long.					
				Adductor pollicis					
				Opponens pollicis					
				Grip power（kg）					
				D.T.R　　Biceps					
				Triceps					
				Radialis					

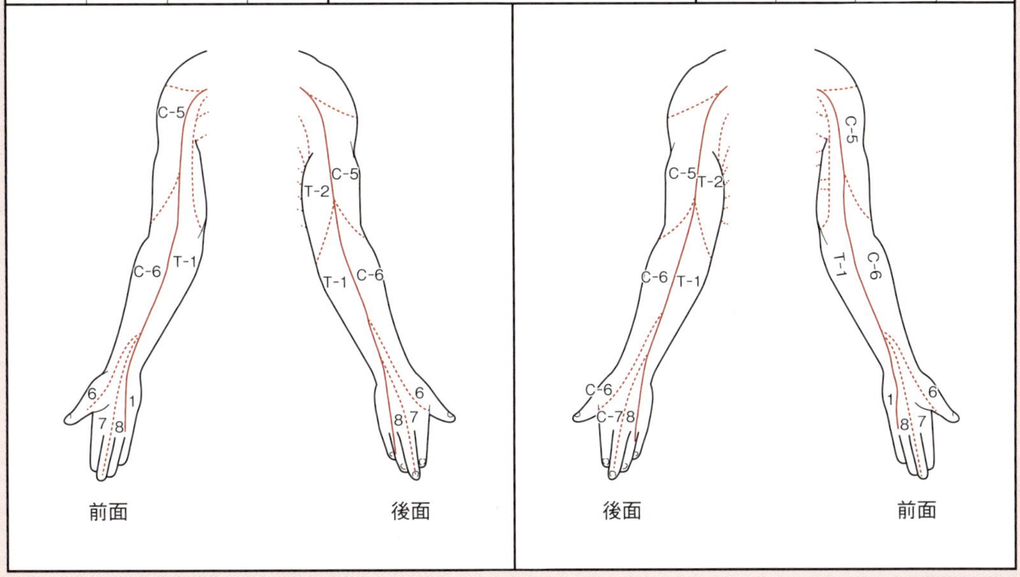

　　　前面　　　　　　　後面　　　　　　　後面　　　　　　　前面

図3-13②　筋力評価シート（信原病院）

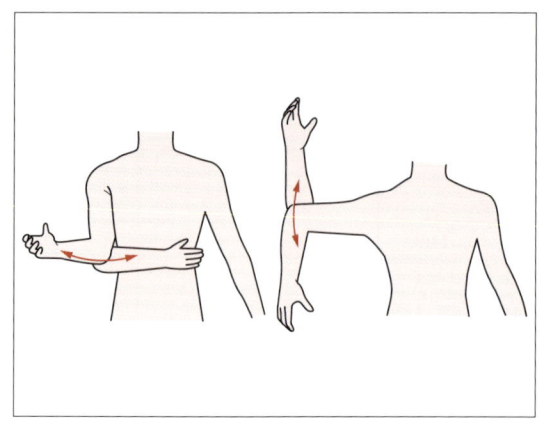

図3-14　first plane（左），second plane（右）

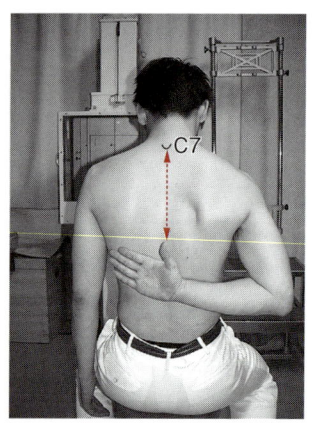

図3-15　第7頸椎棘突起と母指との距離

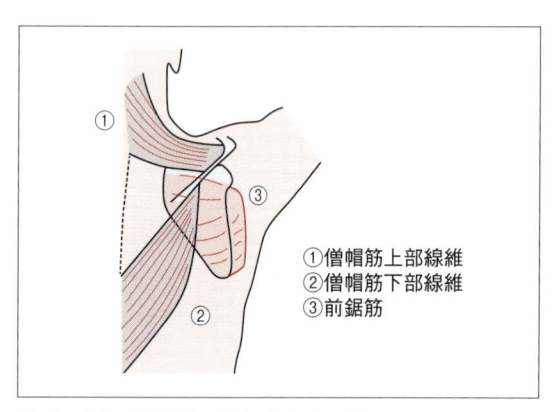

図3-16　肩甲骨の外転と上方回旋
①僧帽筋上部線維
②僧帽筋下部線維
③前鋸筋

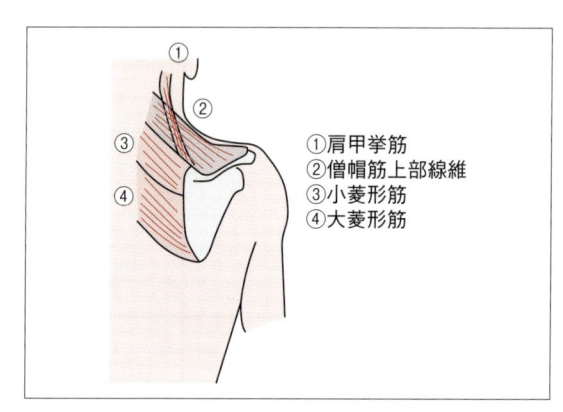

図3-17　肩甲骨の挙上
①肩甲挙筋
②僧帽筋上部線維
③小菱形筋
④大菱形筋

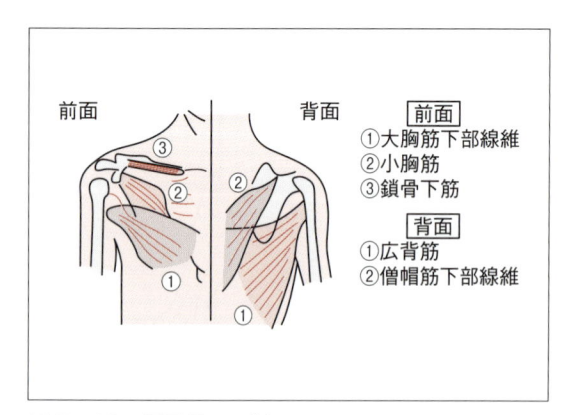

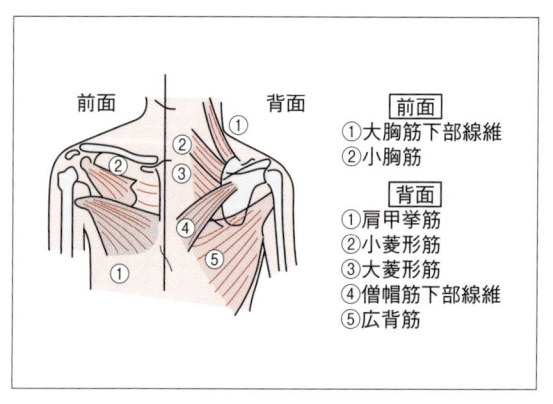

図3-18　肩甲骨の下制
前面
①大胸筋下部線維
②小胸筋
③鎖骨下筋
背面
①広背筋
②僧帽筋下部線維

図3-19　肩甲骨の下方回旋
前面
①大胸筋下部線維
②小胸筋
背面
①肩甲挙筋
②小菱形筋
③大菱形筋
④僧帽筋下部線維
⑤広背筋

(2)肩関節

前方挙上（図3-20）

主動筋：三角筋前部線維，烏口腕筋

患者の後方に立ち，肩峰を手掌で下方に押さえ，肩甲骨を固定します．三角筋前部線維を触診しながら検査します．肘関節近位を上腕二頭筋の前方を包むように持ちます．

後方挙上（図3-21）

主動筋：広背筋，大円筋，三角筋後部線維

手を肩峰におき後方から患者を支えます．三角筋後部線維を触診しながら肘関節近位後方に抵抗を加え検査します．肘関節は屈曲位にて行います．

外転

主動筋：三角筋中部線維，棘上筋

肘関節近位で抵抗を加え，肩関節を外転させていきます．

内転（図3-22）

主動筋：大胸筋　広背筋
補助筋：大円筋，三角筋後部線維

側方挙上（scaption）（図3-23）

主動筋：三角筋中部線維，棘上筋

屈曲，外転の間で行います．肩峰を押さえ，反対の手で肘関節近位内側を持ち，上腕骨に抵抗を加えます．

外旋

主動筋：棘下筋，小円筋

患者の横に立ち，肘関節を90°屈曲，前腕を中間位とします．腕を体に固定し，手関節部で抵抗を加えます．

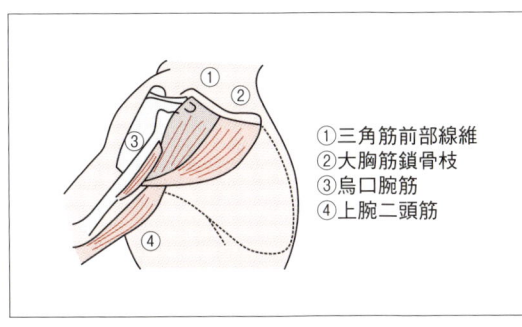

図3-20　肩関節の前方挙上
①三角筋前部線維
②大胸筋鎖骨枝
③烏口腕筋
④上腕二頭筋

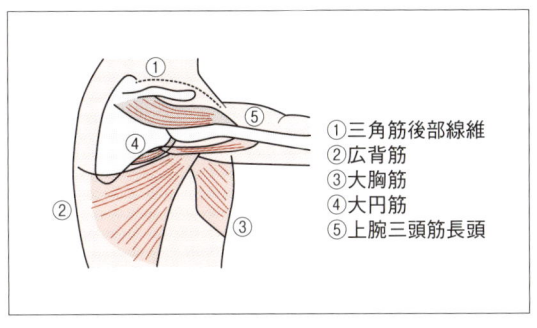

図3-21　肩関節の後方挙上
①三角筋後部線維
②広背筋
③大胸筋
④大円筋
⑤上腕三頭筋長頭

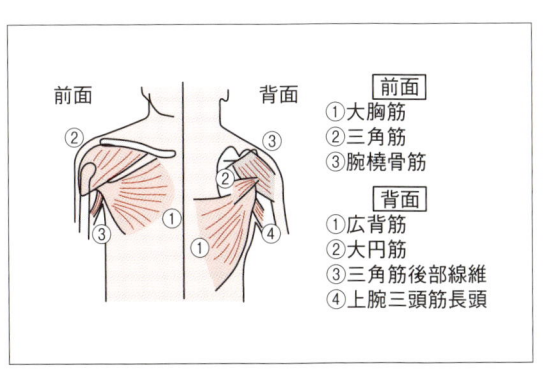

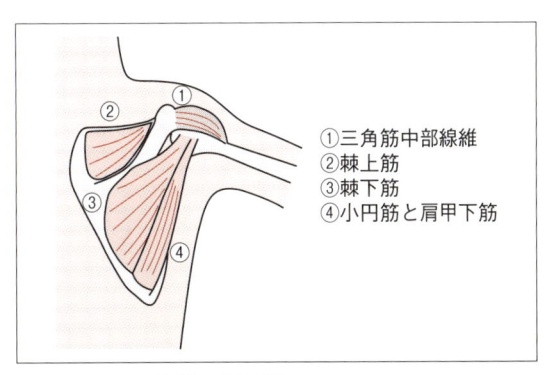

図3-22　肩関節の内転
[前面]
①大胸筋
②三角筋
③腕橈骨筋
[背面]
①広背筋
②大円筋
③三角筋後部線維
④上腕三頭筋長頭

図3-23　肩関節の側方挙上
①三角筋中部線維
②棘上筋
③棘下筋
④小円筋と肩甲下筋

内旋

主動筋：肩甲下筋，大胸筋，広背筋，大円筋

患者の横に立ち，肘関節を 90°屈曲，前腕を中間位とします．腕を体に固定し，手関節部で抵抗を加えます．

5. その他の徒手検査

さらに想定される疾患に対してより特異性のある徒手検査を行います．総じて健側との比較が重要です．

(1) Anterior apprehension test（図 3-24）

肩関節 90°外転外旋位にて後方より上腕骨骨頭を母指で押すと，脱臼感や疼痛を生じます．反復性肩関節脱臼や前方関節唇損傷などでみられます．

(2) Zero position test（図 3-6）

患者の上肢をゼロポジションに保持し，内・外旋しながら，上腕骨頭の安定性と疼痛をみる検査です．投球障害肩，腱板疎部損傷，関節唇損傷などのゼロポジションでの安定性や肩甲下滑液包の閉塞などを調べます．

(3) Clunk test（図 3-25）

患肢を肩甲骨面で最大挙上させ，肘は屈曲位とし，上腕骨軸に軸圧を加えながら，内・外旋を強制します．その際の疼痛やクリック音が出現すれば陽性とします．関節唇とくに上方関節唇損傷（SLAP lesion）で陽性率が高くなります．

(4) Pain provocation test（三森テスト）（図 3-26）

上方関節唇損傷を診断する検査で，肩関節 90〜100°の外転位で，肘を 90°屈曲し，肩関節を外旋させます．その際，前腕最大回内位と最大回外位の 2 つの肢位で行い，誘発される疼痛やその強さで判定します．前腕回内位のみで疼痛が誘発されるか，回内位のほうが回外位よりも疼痛が強い時に陽性とします．

(5) Relocation test（図 3-27）

肩関節を痛みが生じるまで外転外旋させる．そして上腕骨近位部前方で骨頭を後方に押し込むと，先ほどまで生じていた脱臼不安感や疼痛が消失します．不安定性の存在をみます．

(6) Yergason test

肘関節屈曲位で，前腕を回外させる際に検者が抵抗を加えると結節間溝部に疼痛が出現するものを陽性とします．上腕二頭筋長頭腱炎でみられま

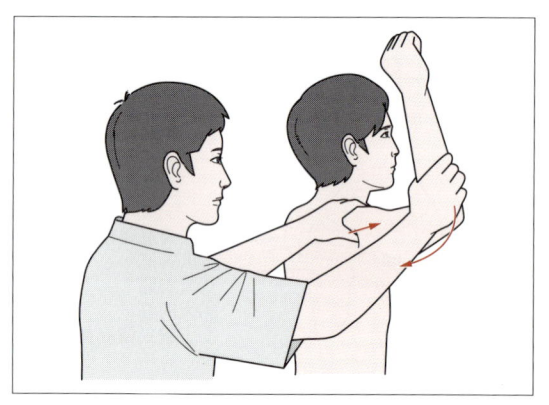

図 3-24　Anterior apprehension test

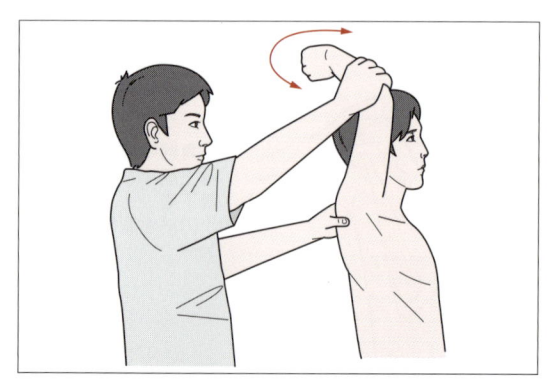

図 3-25　Clunk test

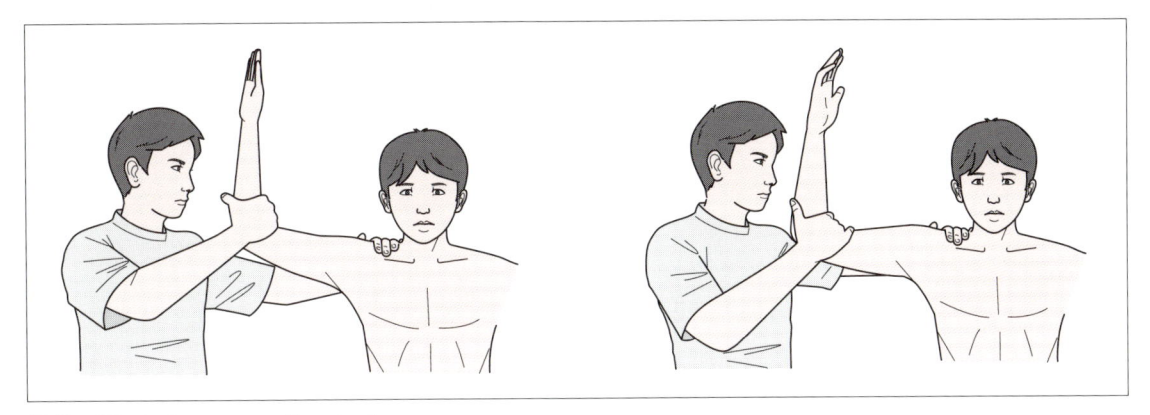

図 3-26　Pain provocation test

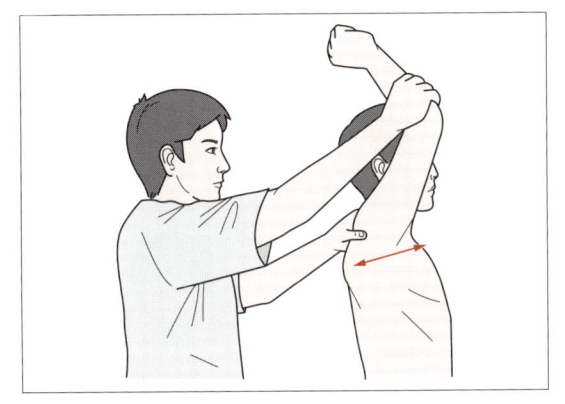

図 3-27　Relocation test

すが Speed test と同様，特異性は低くなっています．

(7) Speed test（図 3-28）
　前腕を回外，肘関節を伸展したまま上肢を前方挙上させ，検者が前腕に抵抗を加えると結節間溝部に疼痛が出現するものを陽性とします．上腕二頭筋長頭腱炎でみられるとされますが特異性は低いです．

(8) Sulcus sign
　肩関節中間位で上肢を下方に牽引すると，肩峰と上腕骨頭の間に陥凹ができるものを陽性とします．前下方への動揺性を表し，動揺性肩関節症などでみられます．

(9) Dimple sign（図 3-7）
　肩関節内旋位で上肢を下方に牽引すると，腱板疎部に一致して小指頭大の陥凹がみられ，外旋位では陥凹はみられません．腱板疎部損傷で陽性となります．

(10) Load and shift test（図 3-29）
　肩甲骨を保持した状態で，上腕骨頭を前後方向に押し偏位の程度をみます．動揺性肩関節症などで強陽性となりますが，腱板疎部損傷や関節唇損傷などでも中等度の偏位が出現します．

(11) Jerk test（図 3-30）
　肩関節 90°前方挙上で内旋位とし，検者が肘を持ち上腕骨に軸圧を加えながら水平内転させると骨頭が後方に亜脱臼，脱臼します．逆に水平外転すると整復されます．

(12) Drop arm sign
　上肢を挙上位から徐々に下垂させていく際に 90°付近で上肢が保持できずに落ちてしまう現象です．腱板断裂や腱板炎などでみられます．

(13) Supraspinatus test（図 3-31）
　肩関節内旋位で肘を伸展（thumb down）させ上腕に軽い抵抗を加えながら挙上させると疼痛が出現し，力が入らなくなります．棘上筋腱の障害の

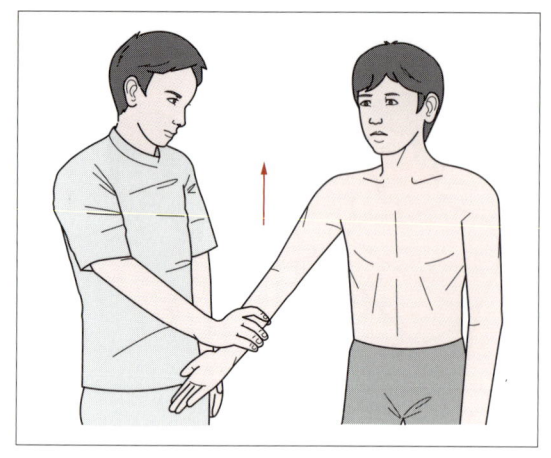

図3-28 Speed test

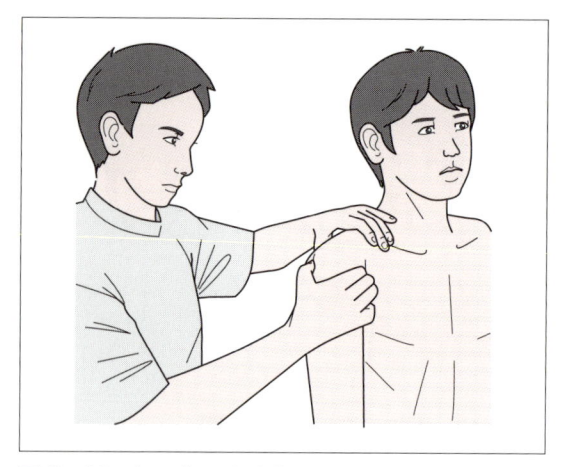

図3-29 Load and shift test

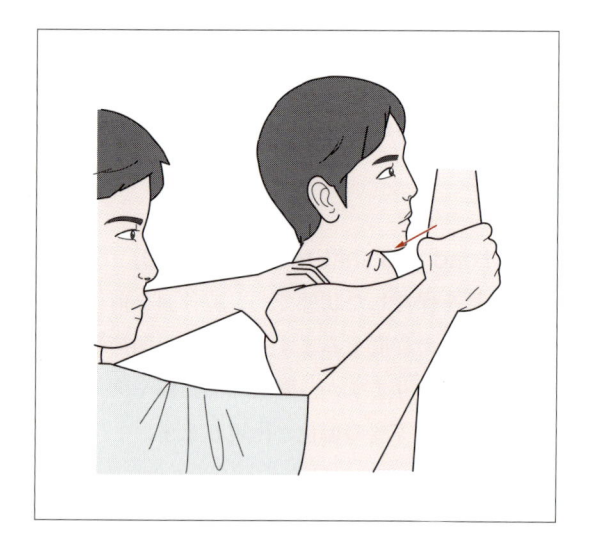

図3-30 Jerk test

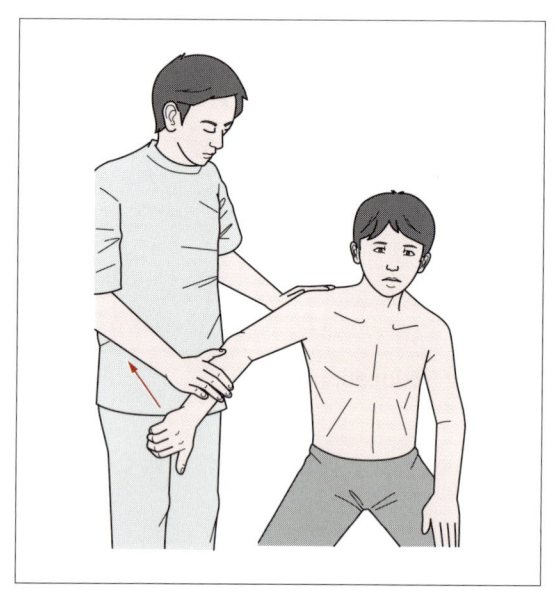

図3-31 Supraspinatus test

みならず，多くの腱板断裂や腱板炎でも認められます．

(14) Infraspinatus test（図3-32）
　肩関節の外旋筋力を調べる手技で，疼痛の有無をみる検査です．棘下筋腱断裂などで陽性となりますが，多くの肩関節疾患でみられ特異性は高くありません．

(15) Lift off test（図3-33）
　肩関節内旋位で手背を腰に当て，手掌に抵抗を加えながら，手を背中から離すように命じます．

肩甲下筋腱の筋力を調べる検査です．

(16) Belly-press test（Gerber）（図3-34）
　疼痛などよりLift off testができない場合には，患肢で腹部を押さえるように内旋させ，この時の筋力低下を調べます．

(17) Impingement test（Neer）（図3-4)
　肩甲骨を固定し，腕を前方挙上させ，疼痛の出現の有無を問う検査です．大結節と肩峰の衝突検

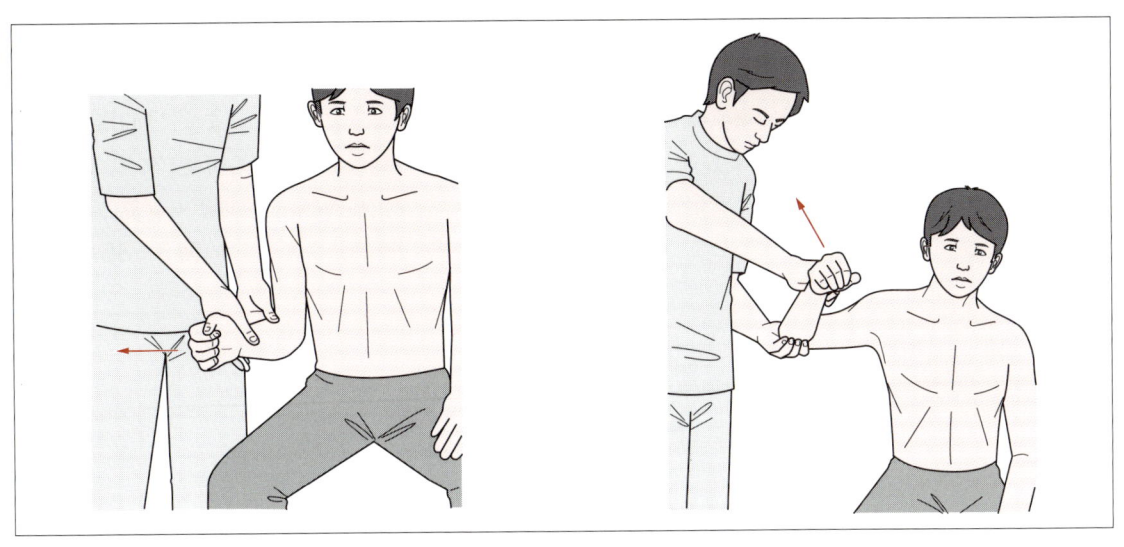

図 3-32　Infraspinatus test

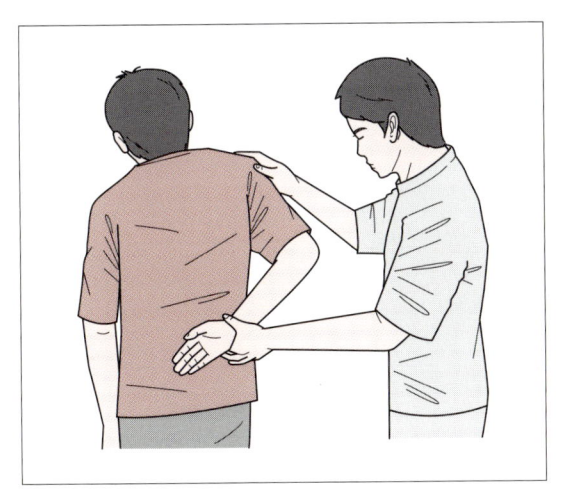

図 3-33　Lift off test

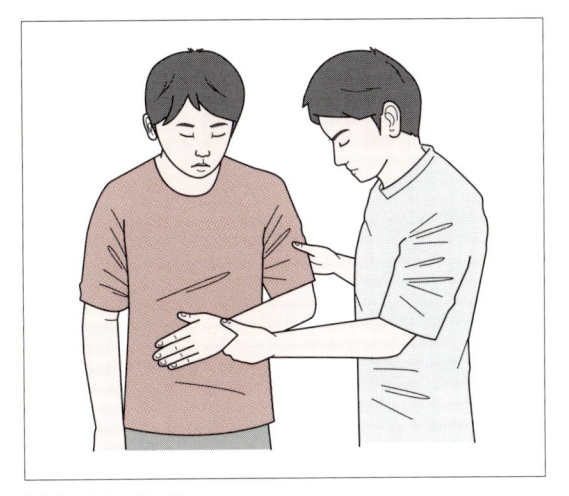

図 3-34　Belly-press test

査として広く知られています．

(18) Impingement test (Hawkins)（図 3-5）
　肘関節 90°屈曲で，腕を 90°挙上し，肩関節を内旋させていき，疼痛の有無を問う検査です．大結節と烏口肩峰靱帯の衝突検査として知られています．

(19) 水平内転検査
　水平内転を強制することにより，肩鎖関節に痛みを誘発させます．

6. 肩関節疾患治療成績判定基準

　日本整形外科学会肩関節疾患治療成績判定基準委員会により 1987 年に作成されました．疼痛，機能，可動域，X 線所見評価，関節安定性の評価項目があり，治療前後の結果を比較して良し悪しを判断できるようになっています．同じ評価方法を用いれば他施設との比較も可能になります．他に肩関節不安定症評価法，肩スポーツ能力評価法，肩鎖関節脱臼評価法があります（図 3 - 35 〜 37）．

番号：	患者名：	性別：男・女	歳
記載日：　　年　　月　　日	疾患名：		
左右別：	術　名：		
手術日：　　年　　月　　日	署　名：		

I．疼痛（30 点）
- なし ………………………………………………………………… 30
- 圧痛またはスポーツ，重労働時にわずかな痛み ………………… 25
- 作業時の軽い痛み ………………………………………………… 20
- 日常生活時の軽い痛み …………………………………………… 15
- 中等程度の耐えられる痛み（鎮痛剤使用，時々夜間痛）………… 10
- 高度な痛み（活動に強い制限あり，夜間痛頻回）………………… 5
- 痛みのために全く活動できない ……………………………………… 0

II．機能（20 点）

総合機能（10 点）

外転筋力の強さ（5 点）　　　　　　　　　　　　　　　耐久力（5 点）
*90°外転位にて測定　　　正常 ……… 5　　　*1 kg の鉄アレイを　　10 秒以上 ……… 5
同肢位のとれないときは　優 ………… 4　　　水平保持できる時間
可能な外転位にて測定　　良 ………… 3　　　肘伸展位・同内施位　　3 秒以上 ……… 3
（可能外転位角度）　　　　可 ………… 2　　　にて測定
　　　　　　　　　　　　不可 ……… 1　　　　　　　　　　　　　2 秒以下 ……… 1
　　　　　　　　　　　　ゼロ ……… 0　　　　　　　　　　　　　不可 ………… 0

日常生活動作群（10 点）
- 結髪動作 …………………………………… 1　　反対側の腋窩に手が届く ………… 1
- 結帯動作 …………………………………… 1　　引戸の開閉ができる ……………… 1
- 口に手が届く ……………………………… 1　　頭上の棚の物に手が届く ………… 1
- 患側を下に寝る …………………………… 1　　用便の始末ができる ……………… 1
- 上着のサイドポケットのものを取る …… 1　　上着を着る ………………………… 1

他に不能の動作あれば各 1 点減点する
1.　　　　　　　　　　2.　　　　　　　　　　3.

III．可動域（自動運動）（30 点）座位にて施行

a. 挙上（15 点）　　　　　　　　b. 外旋（9 点）　　　　　　　c. 内旋（6 点）
- 150°以上 ……… 15　　　　　60°以上 ……… 9　　　　　Th$_{12}$ 以上 ……… 6
- 120°以上 ……… 12　　　　　30°以上 ……… 6　　　　　L$_5$ 以上 ………… 4
- 90°以上 ………… 9　　　　　 0°以上 ……… 3　　　　　殿部 ……………… 2
- 60°以上 ………… 6　　　　－20°以上 ……… 1　　　　　それ以下 ………… 0
- 30°以上 ………… 3　　　　－20°以下 ……… 0
- 0° ……………… 0

IV．X 線所見評価（5 点）
- 正常 ………………………………………………………………… 5
- 中等度の変化または亜脱臼 ……………………………………… 3
- 高度の変化または脱臼 …………………………………………… 1

V．関節安定性（15 点）
- 正常 ………………………………………………………………… 15
- 軽度の instability または脱臼不安感 …………………………… 10
- 重度の instability または亜脱臼の既往，状態 …………………… 5
- 脱臼の既往または状態 …………………………………………… 0

備考：肘関節，手に障害がある場合は，可動域，痛みについて記載する

総合評価：　　　計（　　　）点
疼痛（　　）　　機能（　　）　　可動域（　　） X 線所見（　　）　　関節安定性（　　）
治療後評価 医　師　＋，0，－ 患　者　＋，0，－

図 3-35　肩関節疾患治療成績判定基準（日本整形外科学会）

登録番号：		患者名：		性別：男・女
生年月日： 年 月 日 歳		記載日： 年 月 日		
疾患名： 右左		利き手：右左	治療法：	
手術日： 年 月 日		治 療：前後	記載者：	

Ⅰ．疼痛（20点）
- なし ·· 20
- スポーツの際に痛み ·· 10
- 仕事または日常生活動作時に痛み ··· 5
- 安静時痛 ··· 0

Ⅱ．機能（20点）
(1) 仕事・スポーツの能力（10）
- 仕事：全く支障なし・スポーツ：全く支障なし ··· 10
- 仕事：全く支障なし・スポーツ：投球でやや制限あり ··· 7
- 仕事：頭上での仕事の支障あり・スポーツ：各種スポーツに支障あり ··· 4
- 仕事：頭上での仕事不可・スポーツ：各種スポーツ不可 ·· 0

(2) 能力（10）（肩関節の外転筋力または外旋筋力のどちらか低下しているほうで評価する）
評価筋：外転筋 外旋筋
- 徒手筋力テスト 5 ·· 10
- 徒手筋力テスト 4 ··· 5
- 徒手筋力テスト 3 以下 ·· 0

Ⅲ．可動域（20点）座位で計測（実測値：患側/健側 角度）

下垂位外旋（患側/健側 / ）
- 健側の 100% ··· 10
- 健側の 70%以上 ··· 7
- 健側の 50%以上 ··· 3
- 健側の 30%以上 ··· 1
- 健側の 29%以下 ··· 0

挙上（患側/健側 / ）
- 160°以上 ··· 5
- 130°以上 ··· 3
- 90°以上 ·· 1
- 89°以下 ·· 0

内旋（患側/健側 / ）
- 内旋 Th_8 以上 ·· 5
- 内旋 L_1 以上 ··· 3
- 内旋殿部以上 ··· 1
- 内旋大腿 ··· 0

Ⅳ．X線所見評価（10点）
- 正常 ·· 10
- 軽度の変形性関節症変化 ·· 5
- 重度の変形性関節症変化 ·· 0

Ⅴ．安定性（30点）
- 正常 ·· 30
- 患者の自覚的不安感 ·· 25
- 軽度の不安定性，sulcus sign 陽性または apprehension test 陽性 ··· 20
- 重度の不安定性 ·· 10
- 脱臼の既往または状態 ··· 0

Ⅵ．総合評価

Ⅰ疼痛 （ ）	Ⅱ機能 （ ）	Ⅲ可動域 （ ）	Ⅳ X線所見評価 （ ）	Ⅴ安定性 （ ）	計 （ ）

Ⅶ．医師・患者の評価
医師の評価　満足　やや満足　不満
患者の評価　満足　やや満足　不満

補足 1）肩関節だけに適用
2）外旋可動域については健側に対する百分率で表す．対側が障害肩である場合は一律に分母を 60°として計算する
3）不安定性の評価は前方，後方，下方の最も不安定性の強い方向で行う
　　安定性の軽度，重度の判断は肩関節疾患治療成績判定基準記載のための手引書に準ずる
4）5 年間再脱臼しなかった場合には減点の対象とはしない

図 3-36　肩関節不安定症評価法（日本整形外科学会）

登録番号：					患者名：				性別：男・女
生年月日：	年	月	日	歳	記載日：	年	月	日	
競技項目：					競技レベル：				
疾患名：				右左	利き手：右左		治療法：		
手術日：	年	月	日		治　療：前後		記載者：		

Ⅰ．選手としての能力（50点）
　　障害前（自己ベスト）と同じ……………………………………………………………… 50
　　障害前（自己ベスト）と同じだが，100%とはいえない ……………………………… 40
　　障害前（自己ベスト）の75%程度である ……………………………………………… 30
　　障害前（自己ベスト）の50%以上 ……………………………………………………… 20
　　障害前（自己ベスト）の50%未満 ……………………………………………………… 10
　　スポーツ活動ができない …………………………………………………………………… 0
　　　　＊数回の障害を持つ人は自己ベストで尋ね，1回の障害歴の人には障害前で尋ねる

Ⅱ．疼痛（30点）
　　痛みがない ………………………………………………………………………………… 30
　　スポーツ時には痛まないが，スポーツ後にときどき痛みがある ……………………… 25
　　スポーツ時には痛まないが，スポーツ後に常に痛みがある …………………………… 20
　　スポーツ時にときどき痛みがある ………………………………………………………… 15
　　スポーツは可能だが，常に痛みがある …………………………………………………… 10
　　痛みのためスポーツを続けることができない …………………………………………… 0
　　　　＊疼痛の生じる phase：
　　　　　　wind-up phase, cocking phase, accelerating phase, follow-through phase

Ⅲ．筋力（10点）（肩関節の外転筋力または外旋筋力のどちらか低下しているほうで評価する）
　　評価筋：外転筋　外旋筋
　　徒手筋力テスト　　5 ……………………………………………………………………… 10
　　徒手筋力テスト　　4（+）………………………………………………………………… 5
　　徒手筋力テスト　　4 ……………………………………………………………………… 3
　　徒手筋力テスト　　3以下 ………………………………………………………………… 0

Ⅳ．可動域（10点）坐位で計測（実測値：患側/健側　角度）
　　（健側と比較して最も障害を受けている運動のいずれか一つで評価する）

挙上（患側/健側　　／　　）	下垂位外旋（患側/健側　　／　　）	内旋（患側/健側　　／　　）
160°以上 …………………… 10	60°以上 ……………………… 10	Th_8 以上 ………………… 10
140°以上 …………………… 8	50°以上 ……………………… 8	Th_{12} 以上 ……………… 8
120°以上 …………………… 6	40°以上 ……………………… 6	L_3 以上 …………………… 6
90°以上 …………………… 4	30°以上 ……………………… 4	L_5 以上 …………………… 4
60°以上 …………………… 2	20°以上 ……………………… 2	仙骨部 ……………………… 2
59°以下 …………………… 0	19°以下 ……………………… 0	殿部以下 …………………… 0

Ⅴ．総合評価

Ⅰ選手としての能力	Ⅱ疼痛	Ⅲ筋力	Ⅳ可動域	計
(　　)	(　　)	(　　)	(　　)	(　　)

Ⅵ．医師・患者の評価
　　医師の評価　　　満足　　やや満足　　不満
　　患者の評価　　　満足　　やや満足　　不満

図 3-37　肩スポーツ能力評価法（日本整形外科学会）

第4章 画像評価

はじめに

患者の評価をしていく上で画像はあくまで補助的なものにすぎません．とはいえ，情報は多いに越したことはなく，手術所見と術前MRIを見比べるなどして，画像を見る目を養っていくことは必要です．

1. X線像

1 肩関節

(1) 必須の正面3方向

骨折，形態異常を正確にとらえるためにポジションを変えて複数枚撮影することが強調されますが，せっかくなので機能的な評価にも役立たせましょう．当院では，下垂内・外旋位，挙上位の計3枚の前後X線写真を撮影しています（Codmanのpivotal paradoxの3肢位を連想してみてください）（図4-1～7）．

一般的には関節裂隙に平行になるように撮影しますが，肩甲骨は自由に位置が変化しますので，それにこだわるよりも体幹に垂直に撮影するな

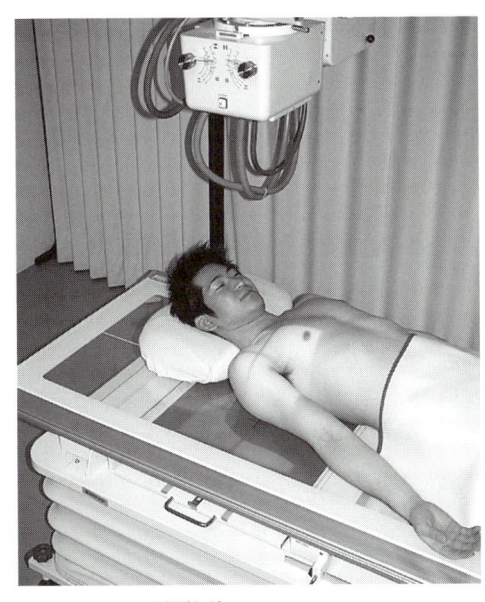

図4-1　下垂外旋位

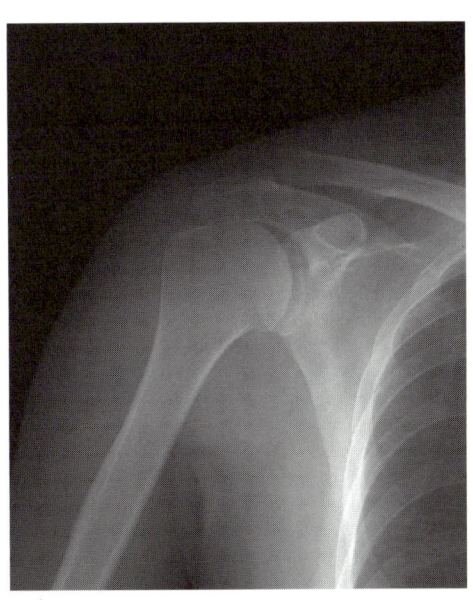

図4-2　下垂外旋位X線像

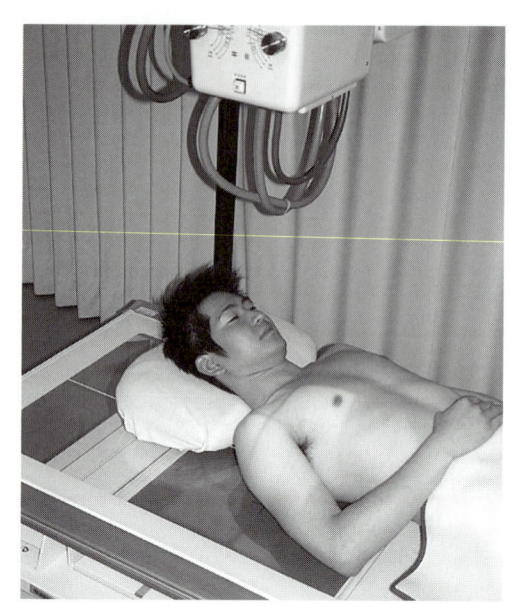

図4-3　下垂内旋位

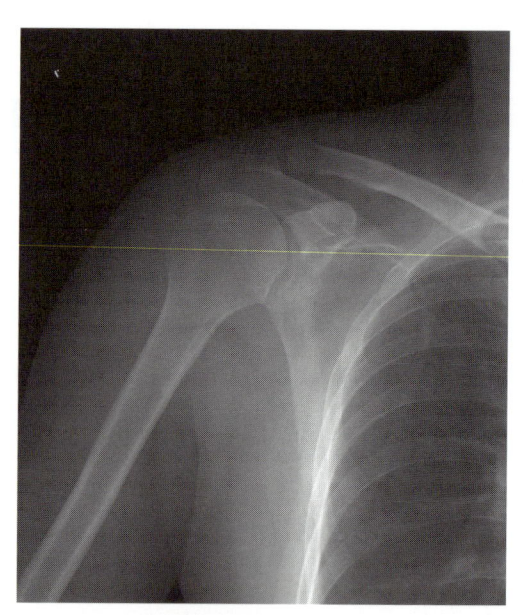

図4-4　下垂内旋位X線像

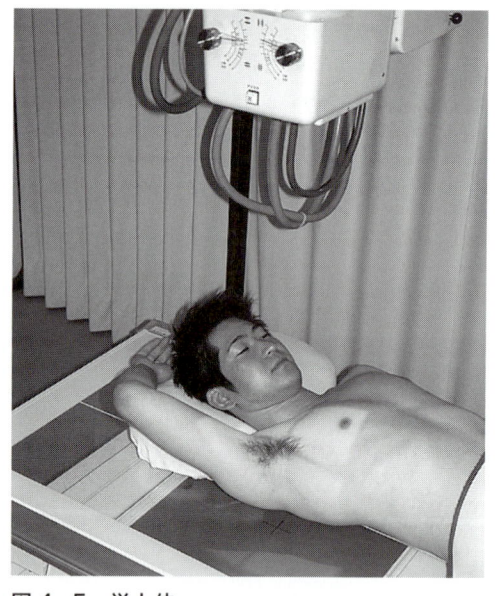

図4-5　挙上位

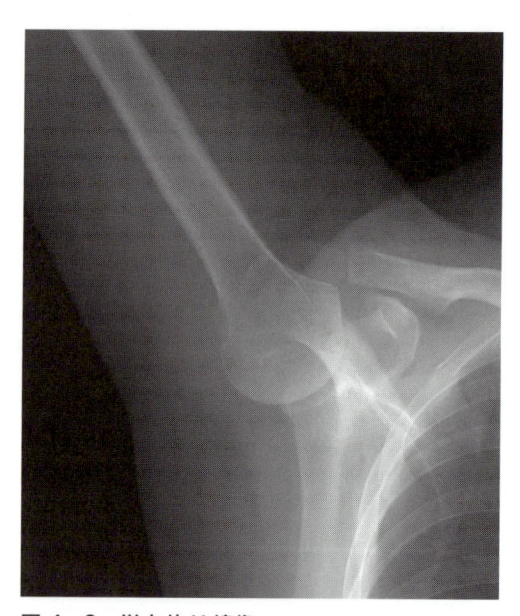

図4-6　挙上位X線像

ど，体幹に対する角度で統一性を持たせるほうが便利です．なかでも挙上位X線像は，大結節が烏口肩峰アーチをくぐり抜けpost R.G.の位置に達することができるかどうか（**図4-8**），つまり拘縮の程度を判断できるのみならず，反対に不安定肩では上腕骨頭のslipping現象（**図4-9**）が認められるなど，たくさんの有用な情報がつまっています．挙上制限のある肩では保持しうる挙上位を撮影しますが，とくに制限のない症例では，実質的な最終肢位であるゼロポジションまで挙上させれば十分でしょう．これらの3枚により，骨形態の異常の観察は十分に行えます（**図4-10～**

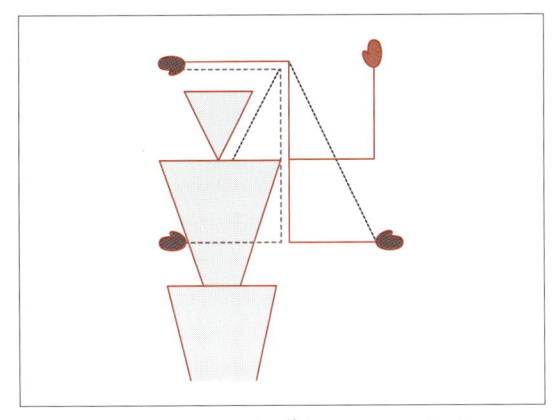

図 4-7　pivotal paradox[1]（Codman, 1934）

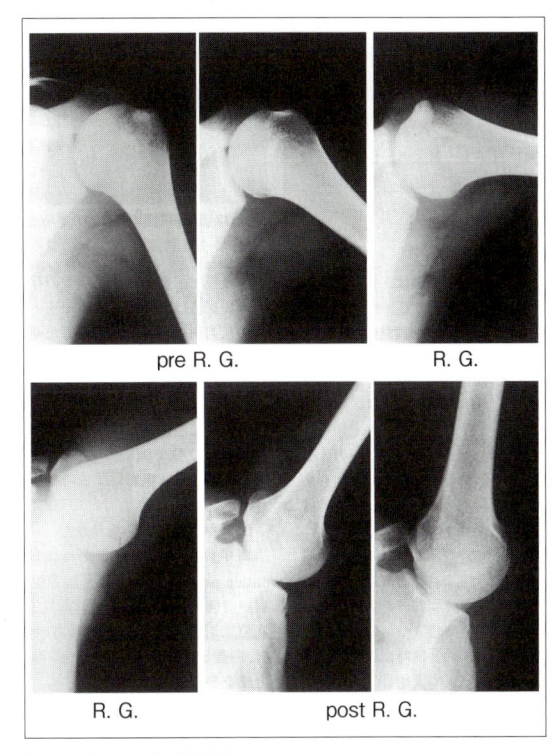

図 4-8　拘縮の評価

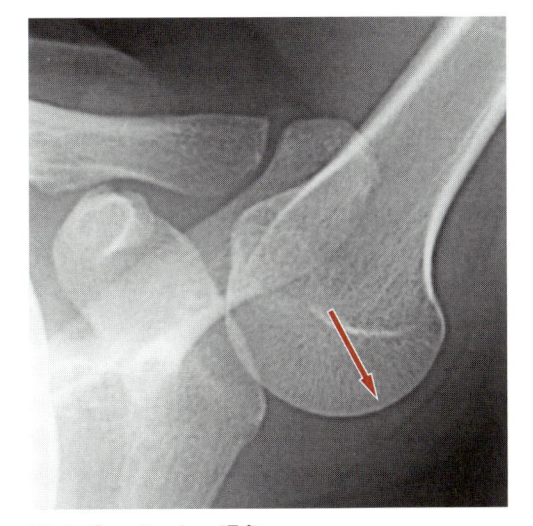

図 4-9　slipping 現象

12）．一般に外傷のルーチン3方向は，正面（下垂位），軸射，scapular Y とされますが，この3方向で骨折の観察も網羅します（**図 4-13**）．

(2) 軸射撮影

臼蓋，上腕骨，上腕骨頭，肩峰，烏口突起，鎖骨端の形態およびこれらの位置関係を知るのに有効です．具体的には，後方脱臼を疑う時や，臼蓋の傾きや前後方向の欠損を知りたい時に行います．カセットを患側の肩にのせて，上肢は90°外転，中間位とし，頚部を少し健側へ傾けた位置で，腋窩より撮影を行っています．

上腕の回旋は自由に変更できますが，臼蓋の形態を上腕骨頭との適合性も含めて評価する時には，上腕外旋位とすると上腕骨頭関節面がほとんど前方に位置してしまうため，関節面が向き合う内旋位とします（90°程度の挙上位では，内旋動作により臼蓋は上腕骨頭機能軸上にきて，関節面が向き合っています（**図 4-14 ～ 16**）（第2章参照）．

(3) scapular Y 撮影

肩甲骨の側面像で，Y字型にみえるためこう呼ばれます．肩甲骨骨折や腫瘍，肩関節脱臼，肩甲骨軋音症などに用いられます．上腕骨近位端骨折でも，痛みにより上腕の位置を変えることが難しい時には，肩正面とは別の角度で評価できますので重宝します．カセットを肩の前外側におき，肩甲骨体部に平行に斜め後方から撮影します（**図 4-17, 18**）．

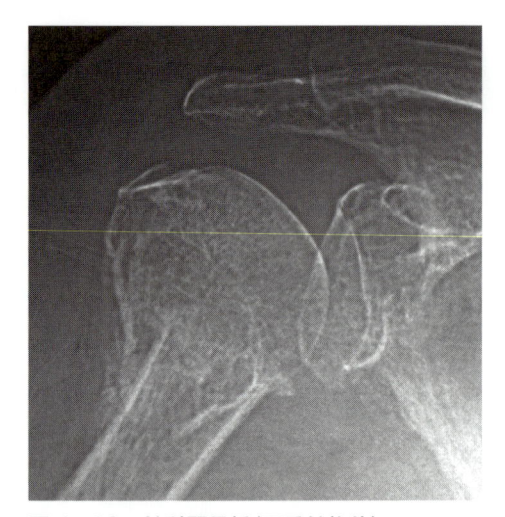

図 4-10　外科頸骨折（下垂外旋位）

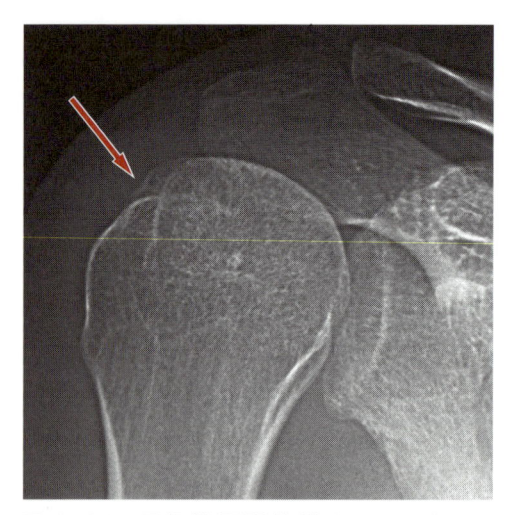

図 4-11　反復性肩関節脱臼の Hill-Sachs lesion（下垂内旋位）

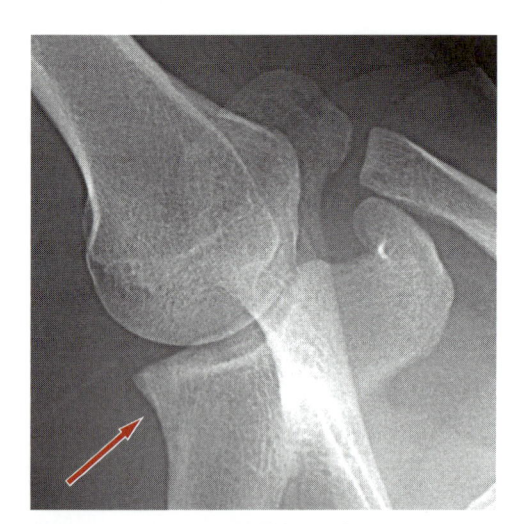

図 4-12　Bennett 骨棘（挙上位）

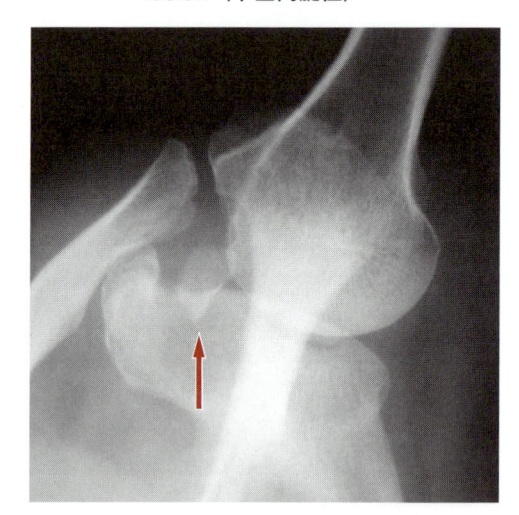

図 4-13　挙上位で検出される小結節骨折

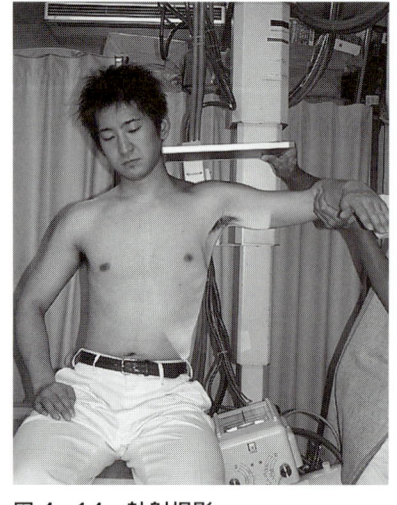

図 4-14　軸射撮影

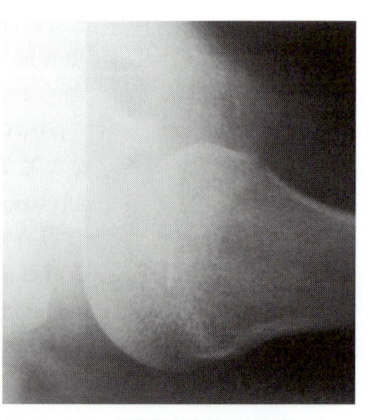

図 4-15　軸射外旋位 X 線像

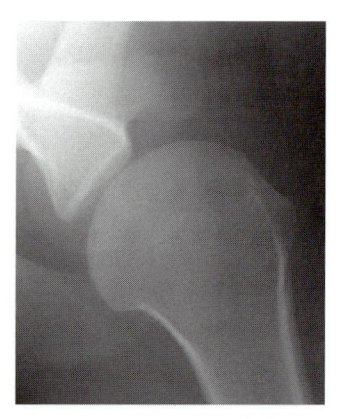

図 4-16　軸射内旋位 X 線像

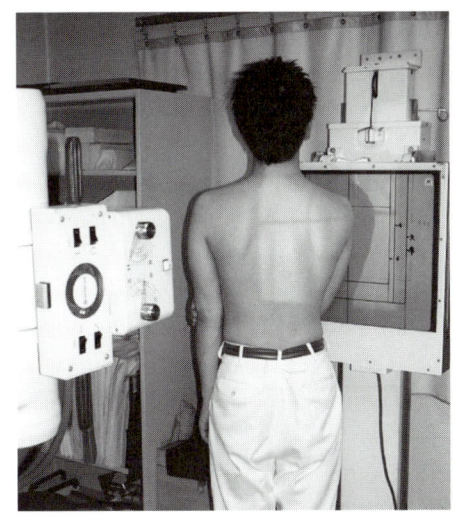

図4-17　scapular Y撮影

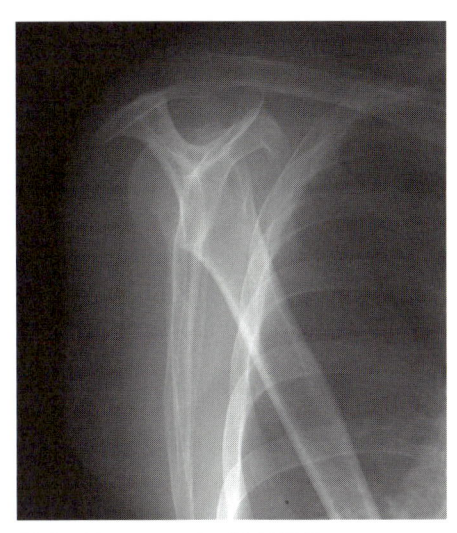

図4-18　scapular Y X線像

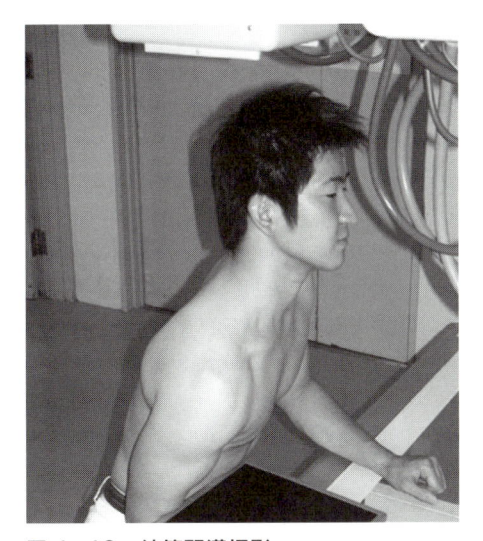

図4-19　結節間溝撮影

図4-20　結節間溝X線像

(4) 結節間溝撮影

上腕二頭筋長頭腱の断裂や炎症時などに撮影します．最近ではCTで代用され，あまり使いません．患者の前腕部にカセットを持たせ，肘を屈曲して体幹を前傾し，真上から撮影します（図4-19，20）．

(5) 下方ストレス撮影

前後撮影時に3〜5kgの重錘を手関節に吊るして正面から前後撮影を行います．関節弛緩の程度を知る上で用います（図4-21，22）．

2 肩鎖関節

カセットは体幹の矢状面に垂直とし，正面より肩鎖関節に向けて撮影を行います．肩鎖関節脱臼が疑われる場合には，立位にて両側の手関節に4〜5kgの重錘を吊るす，あるいは臥位では下方に牽引を加えて撮影しています．

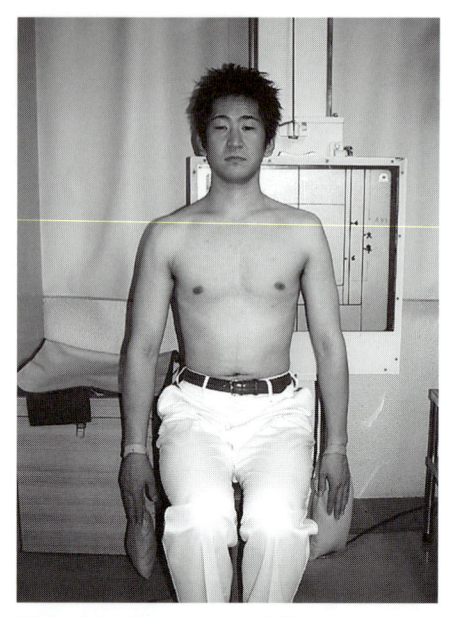

図4-21　下方ストレス撮影

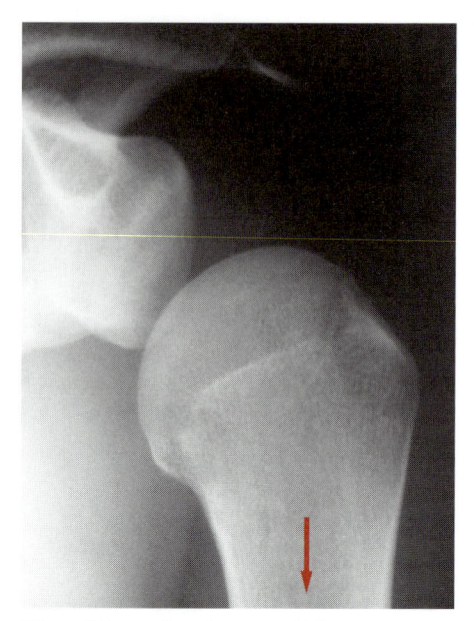

図4-22　下方ストレスX線像

3 鎖骨

　肩鎖関節と同様に，カセットは体幹の矢状面に垂直とし，正面と尾側から30°上方へ向ける，頭側から30°下方に向ける，の計3方向から撮影を行います（図4-23）．

4 胸鎖関節

　両側胸鎖関節の正面と尾側から40°上方へ向けて撮影を行いますが，簡単に胸部正面X線写真のほうが関節の描出は良好です．

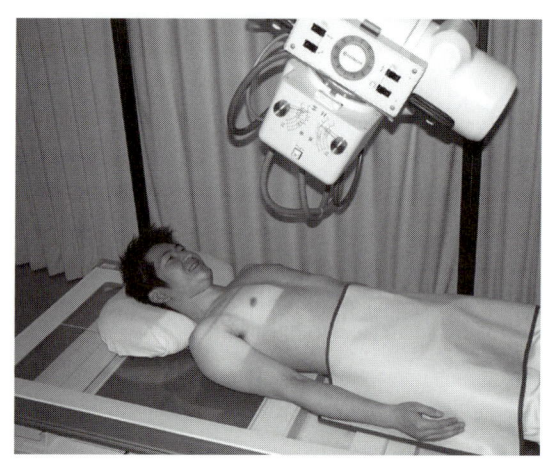

図4-23　鎖骨撮影

2. 正常単純X線像

1 肩甲骨（図4-24）

　烏口突起には2～3つの骨核があります．時に思春期まで肩甲骨体部を癒合せずに，骨折と見間違うこともあり，注意が必要です．また成長期には烏口突起先端に副骨化（accessory ossification）がみられることもあります．

　肩峰にも2～3つの骨核があり，20歳までに癒合します．骨核は先端から pre, meso, meta, basi と分けられており，これらの癒合不全が臨床的に os acromiale と呼ばれ，meso と meta の間

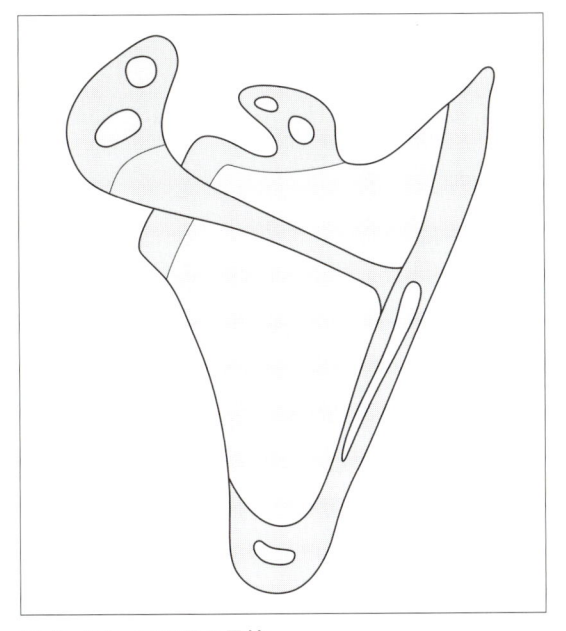

図4-24　肩甲骨の骨核

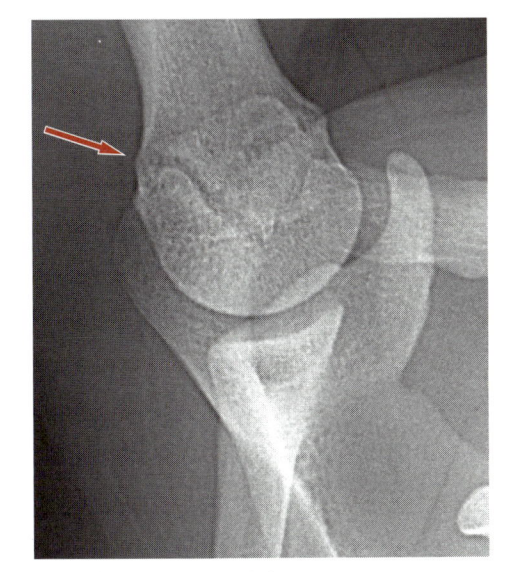

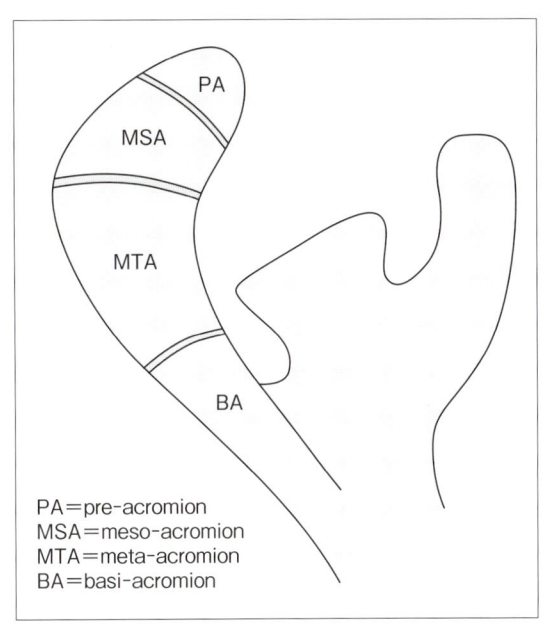

図4-25　肩峰の骨核
PA=pre-acromion
MSA=meso-acromion
MTA=meta-acromion
BA=basi-acromion

図4-26　os acromiale

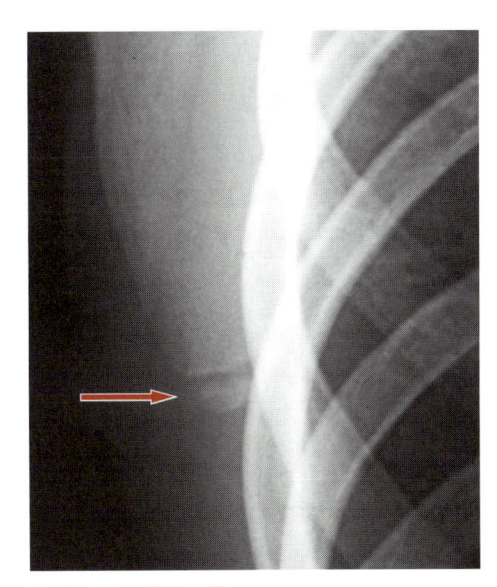

図4-27　肩甲下骨

に生じ，肩鎖関節の中央に一致して起こることが最も多いとされています（図4-25）．Liberson（1937）によれば2.7％の患者にみられ，両側性は60％です．同部に疼痛があるとpainful os acromialeと呼ばれ，骨端炎や偽関節を起こしている可能性があり，スポーツ障害肩でもしばしばみられ（図4-26），腱板断裂との関連もいわれています．

内上角にもさまざまな形態があり，鋭く突出しているものや2つに分かれているものなどがあります．下角にも骨核があり16〜19歳までに癒合します．残存する場合は肩甲下骨（infrascapular bone）と呼ばれます（図4-27）．

2 鎖骨

　鎖骨胸骨端の骨端線は16〜20歳頃まで認められ注意が必要です（**図4-28**）．また鎖骨の中央よりやや外側に小卵形の孔がみられることがあります．これは鎖骨上神経が鎖骨を貫通している穴であり，正常像と考えられます．Kohlerによれば2〜6％の発生率とされています．鎖骨外側下面の円錐結節が大きくなり，円錐突起を形成し，烏口突起との間に関節（coracoclavicular articulation）がみられることがあります（**図4-29**）．Wertheimerによると277例中2例（0.7％），Nutterは4.2％と報告しています．外傷説を唱えているものもありますが，ほとんど臨床的には問題はありません．

3 上腕骨

　上腕骨近位端には3つの骨端核があります（**図4-30**）．上腕骨頭骨端核は生後4〜6か月，大結節の骨端核は1〜3歳，小結節の骨端核は4〜5歳でそれぞれ出現します（**図4-31**）．まず大・小結節間が5歳頃に癒合し，次にこれらが上腕骨

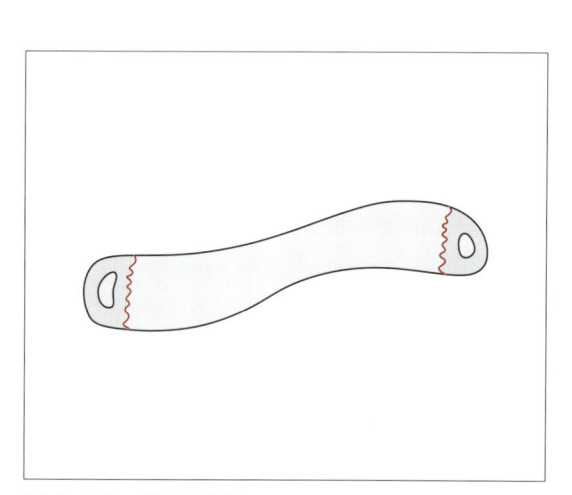

図4-28　鎖骨の骨核

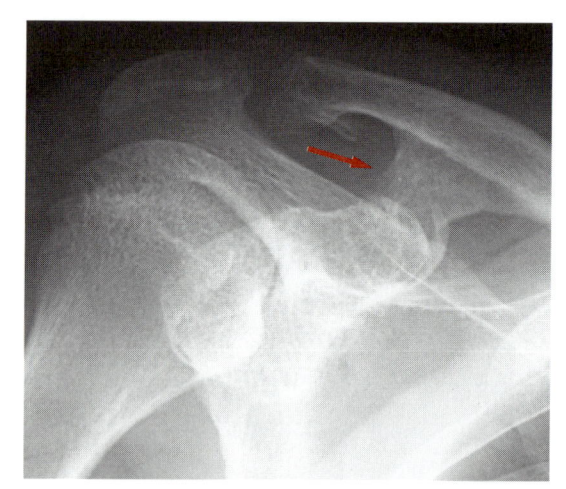

図4-29　烏口鎖骨靱帯の骨化

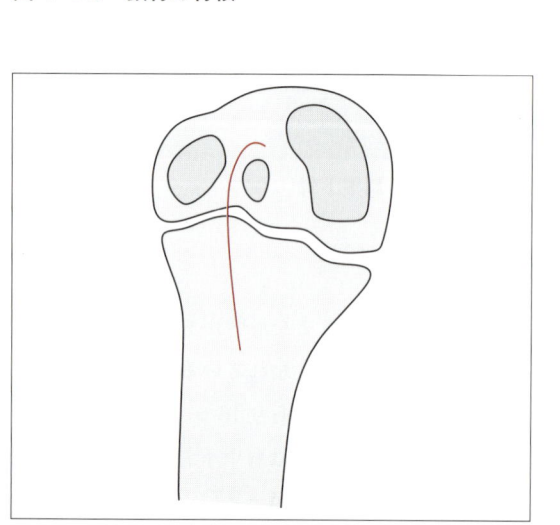

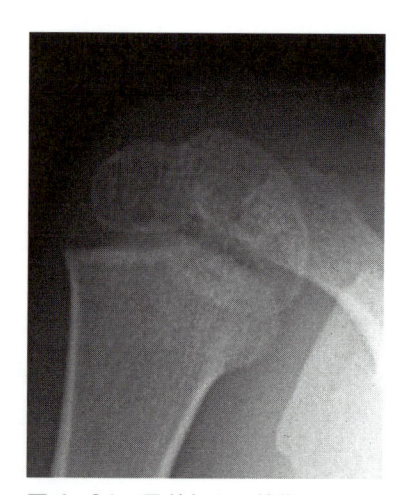

図4-30　上腕骨近位端の骨化

図4-31　子どものX線像

頭の骨端核と7歳頃に癒合します．最後にこの上部3つの骨端核と上腕骨の骨幹端との癒合が完成するのは20歳前後です．これら骨端線と骨折や骨端線離開との鑑別は，左右を見比べる，経過を追って仮骨形成の有無を調べるなどして対応します．また成人の頚体角は130〜150°で，100°以下であれば内反上腕骨と呼ばれます．

3. 関節造影

関節造影は，動態を直接観察できるという優れた利点がある上にjoint distensionやマニピュレーションといった治療も同時に行うことができます．世間一般ではMRIに隠れてしまいましたが，まさに「秘密兵器」といったところです．

1 肩関節造影の実際

あらかじめ問診を含めヨード過敏性の検査を行っておきます．

まずは透視下に関節の動きを観察します．下垂内・外旋，挙上方向の動き，上腕骨頭の位置などリアルタイムで何度でも観察できます．動きはもちろんのこと，石灰巣や形態異常についてもポジションを変えながら連続して観察すれば，数枚の単純写真に比べ，より詳細に把握することができます．

上肢を体幹につけ外旋させた肢位（手掌を上に向かせる）をとります．殺菌消毒剤で消毒した後，烏口突起の一横指外側から21Gスパイナル針〔局所麻酔剤（0.5％リドカイン）10mlの入った注射器につけます〕を随時浸潤麻酔しながら関節裂隙上部に刺入します（図4-32, 33）．次いで造影剤（ウログラフィン）10mlと局所麻酔剤（0.5％リドカイン）10mlの混和した造影剤の入った延長チューブつき注射器に交換し，注入を開始します．注入量は先の局所麻酔剤との合計で約25ml（チューブ内に5ml程度残ります）ですが，拘縮の強い患者では関節内圧の上昇に伴い，非常に強い疼痛を訴えるため，注入量は少なくなります．造影剤の流入形態や広がり具合を透視下にて観察し，針を除去した後に動態をみます．拘縮や癒着のために，病変が被覆され正しく描出されないこともあるので，最大挙上位や外転・内旋位を強制し，関節内圧を上げ，造影剤を隅々にまで行きわたらせます．透視下では不鮮明な腱板不全断裂でも，造影の数

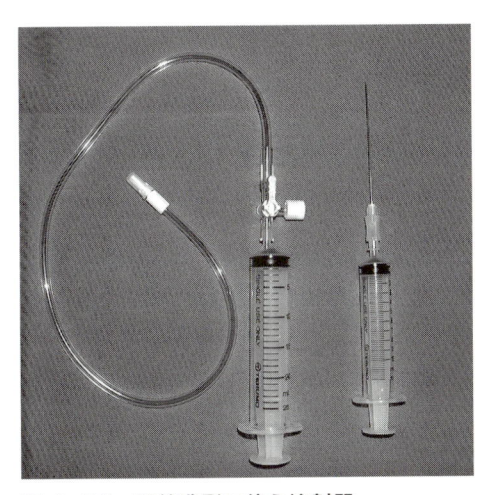

図4-32　関節造影に使う注射器

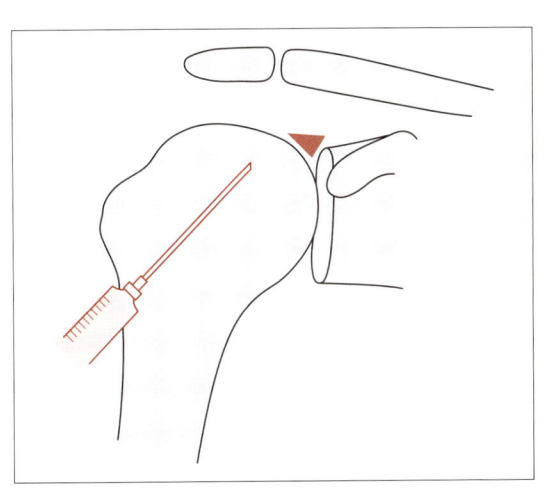

図4-33　関節造影時の注射部位

分後にX線写真撮影を行うと腱板内に流入した微量の造影剤が描出され診断がつくこともあります．

2 正常像

　内旋位では，前方の関節包が弛緩し，全体的に左右に広がった像を示します（図4-34）．Weitbrecht孔を通じて肩甲下滑液包も造影されます．上腕二頭筋長頭腱は上腕骨頭内側に直線的にみえることがあります．外旋位では，前方の関節包は緊張し，肩甲下滑液包も縮小あるいは消退するため，上下方向に広がってみえます（図4-35）．dependent pouchも内旋位より縦に延びてより明瞭になります．上腕二頭筋長頭腱も上腕骨頭外側に屈曲してみえやすくなります（tear drop像）．挙上位では，関節包の下方部分が緊張するため造影剤は上方へ移動し，腱板疎部なども観察されます（図4-36）．軸射像では，前後の関節唇が三角形状に描出されます．通常前方の関節唇は後方のそれに比べて大きく，先鋭です．また前後の関節包のたるみや肩甲下滑液包も観察されます（図4-37）．

3 代表的な疾患の関節造影所見

(1) 腱板断裂

　断裂が腱板の全層にわたる完全断裂では造影剤は肩峰下滑液包に流出します．診断率は99％で，ほとんどが診断できます．また断裂が腱板の一部

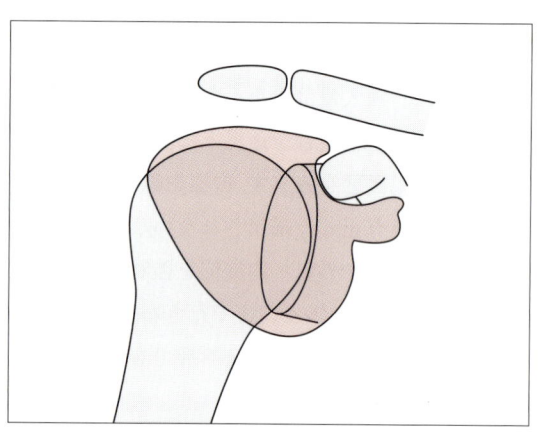

図4-34　正常関節造影像（内旋位）

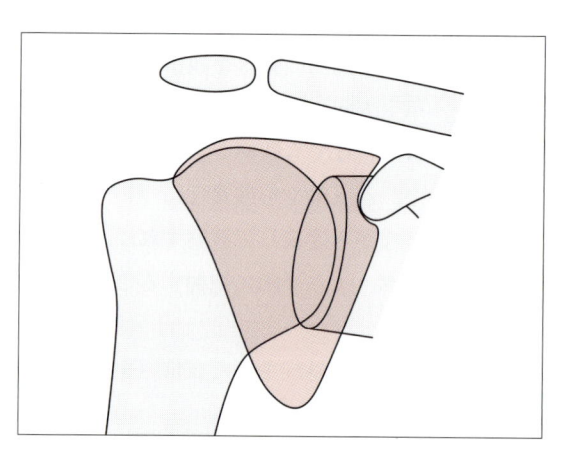

図4-35　正常関節造影像（外旋位）

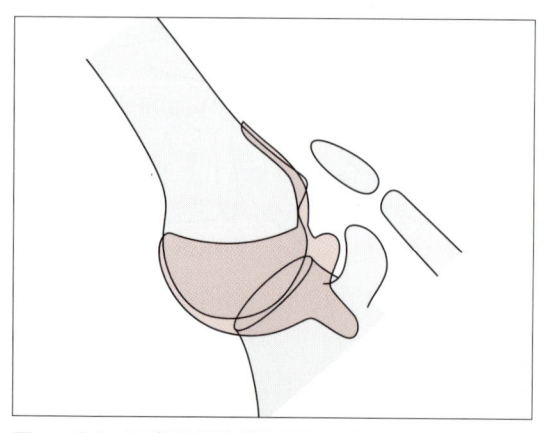

図4-36　正常関節造影像（挙上位）

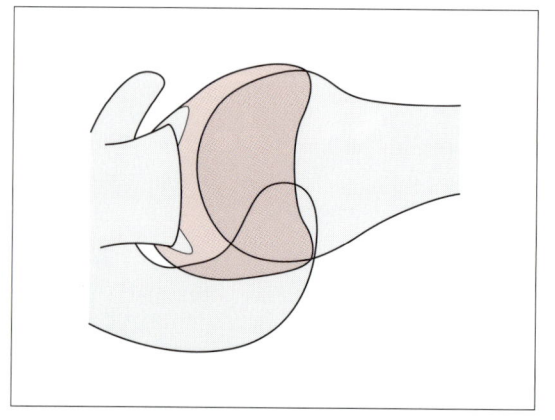

図4-37　正常関節造影像（軸射像）

のみの不全断裂でも診断率は70%と，腱板断裂の存在診断には大変有用です．造影剤が肩峰下滑液包へ流出すれば診断は確定しますが，滑液包が肥厚し断裂部で癒着していれば，造影剤は流出しないために不全断裂と区別しづらいことがあります．その場合には注入量を多くし，さまざまな肢位を強制し関節内圧を上昇させることで対処します．逆に造影剤の量が少なかったり関節を十分動かせていないと判断を誤ることがあり注意が必要です．内旋位にて腱板陰影がみられ，外旋位にて消失していれば，棘上筋腱単独の断裂であり（図4-38），内旋位，外旋位いずれも腱板陰影が消失していれば，棘上・棘下筋腱におよぶ大きな断裂と判断できます．さらに広範囲断裂の症例では，挙上位にて大きな"halo"がみられるのが特徴です（図4-39）．また外旋位では通常前方関節包は緊張してその陰影は消失しますが，肩甲下筋腱断裂では，外旋位としても前方に多量の造影剤の貯留が認められます．腱板不全断裂のうち，関節面断裂や腱内断裂はほぼ確実に診断できます（図4-40）．ただし不全断裂は病変が小さいため，慎重に検索することが必要で，一方向のみの観察ではなく，上腕の位置を変え，動態として観察します．われわれの経験では，滑液包面断裂を含め

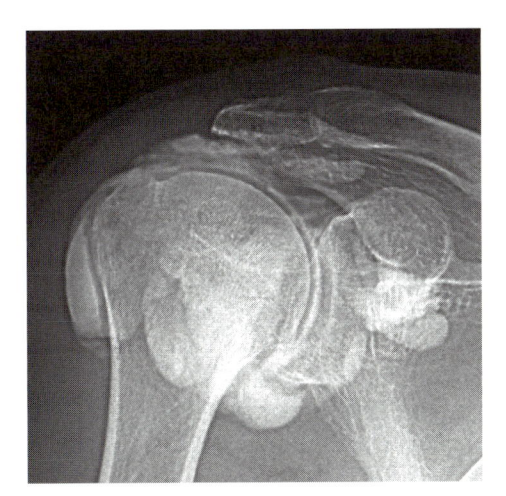

図4-38　腱板断裂の関節造影像

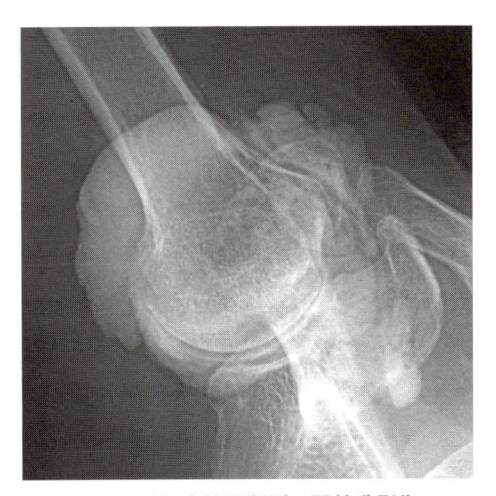

図4-39　腱板広範囲断裂の関節造影像

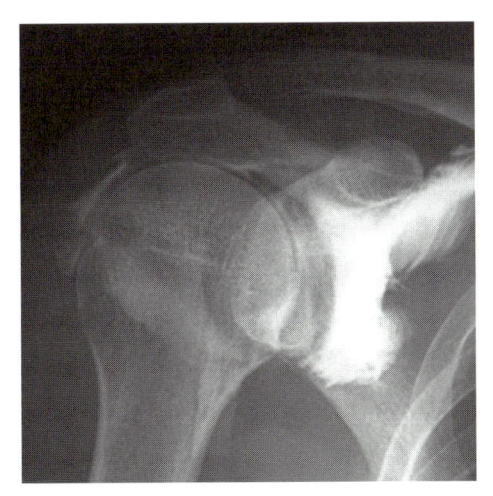

図4-40　腱板不全断裂の関節造影像

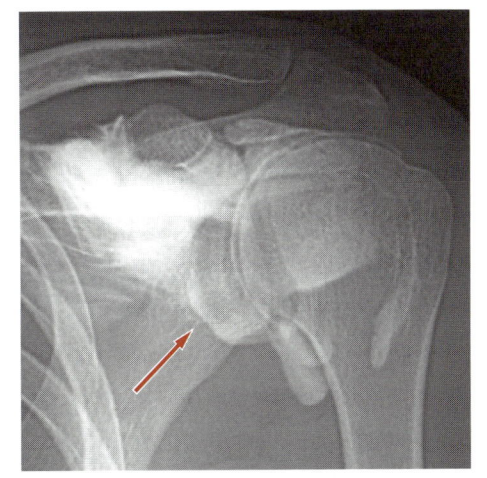

図4-41　反復性肩関節脱臼例での関節包前下方の弛緩

65

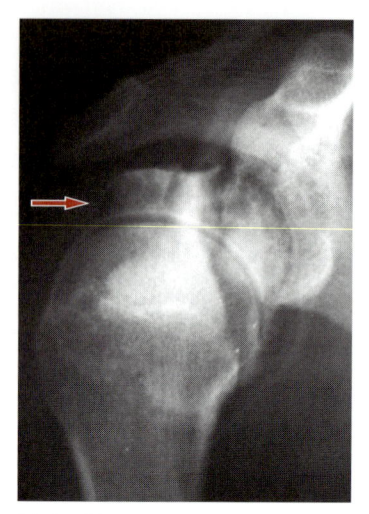

図4-42　snow cap shadow

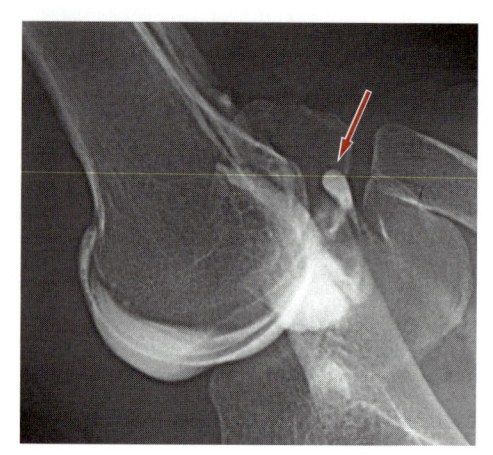

図4-43　腱板疎部損傷の関節造影像

多くの腱板不全断裂はピンホール状の小さな穴が関節面まで通じており，高い圧力をかけると造影剤が流出してきます．

(2) 反復性肩関節脱臼

外旋位にて通常は消失するはずの前下方の関節包に造影剤が貯留し，Bankart lesion と前下方の関節包の弛緩が観察されます（図4-41）．内旋位では上腕骨頭の後外側の骨欠損部に造影剤が貯留することがあります(Hill-Sachs lesion)．また，腱板疎部に造影剤の突出，陥凹像がみられることも多々あります．

(3) 動揺性肩関節症

全体的な関節包の拡大と肩甲下滑液包の閉塞がよくみられます．とくに dependent pouch の弛緩と引き下げによるスキー帽状陰影（snow cap shadow）は特徴的です（図4-42）．肩甲下滑液包の閉塞は，joint distension の手技にても開放することができない場合があり，関節包の弛緩のために通常の造影剤の注入量では関節内圧が上昇しきらないためか，あるいは，動揺肩ではそもそも肩甲下滑液包との交通が存在しないために joint distension が達成できないものと推測されます．

(4) 腱板疎部損傷

動態観察にてその存在が最も明確になる疾患です．挙上に従い，腱板疎部での造影剤の突出が烏口突起のすぐ外側に認められ，回旋を加えるとその突出と陥凹の変化がより明瞭となります．下垂位では関節包の造影剤と重なり観察が難しくなります．挙上位で1枚X線写真を撮影しても腱板疎部へ造影剤の還流がとらえられていないこともあり，動態により腱板疎部の変化を観察することが重要です（図4-43）．

(5) 上腕二頭筋長頭腱炎，断裂

上腕二頭筋長頭腱炎では上腕二頭筋長頭腱筒状滑膜部の拡大や閉塞がみられることがあります．断裂では急性期には結節間溝から関節外へと造影剤が流出し上腕二頭筋筋腹が造影されます（図4-44）．受傷より時間が経過した症例では，同部は癒着し造影剤の流出がみられないこともあります．

(6) 肩関節周囲炎

関節包の縮小や肩甲下滑液包の消失がみられます．拘縮の強い例では，造影剤はほとんど上腕骨頭の周囲にしか入らず，注入時に激しい疼痛を伴います（図4-45）．造影剤が肩甲下滑液包ある

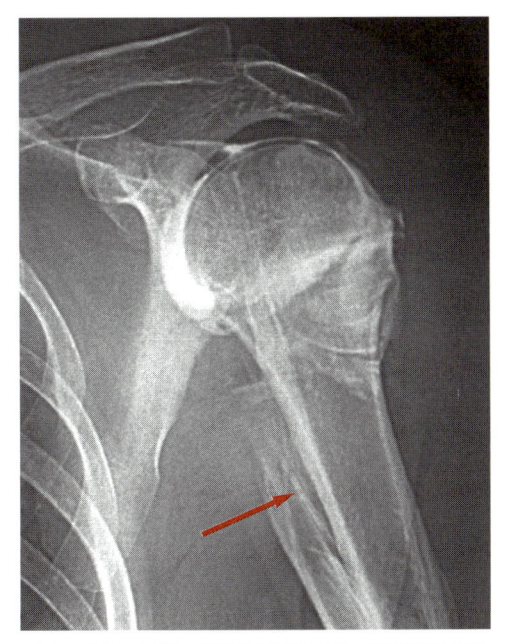

図4-44 上腕二頭筋長頭腱断裂の関節造影像

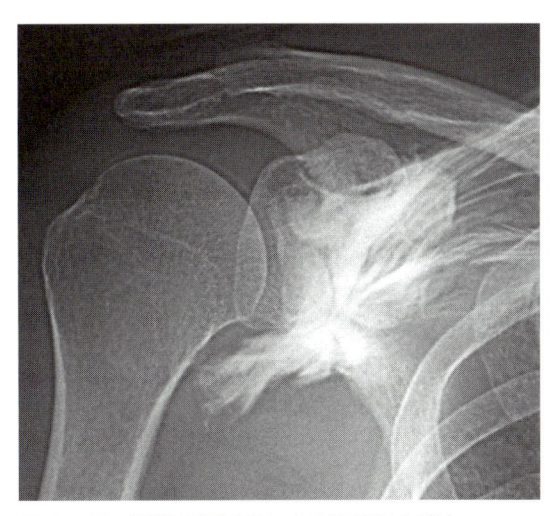

図4-45 肩関節周囲炎による関節包の縮小

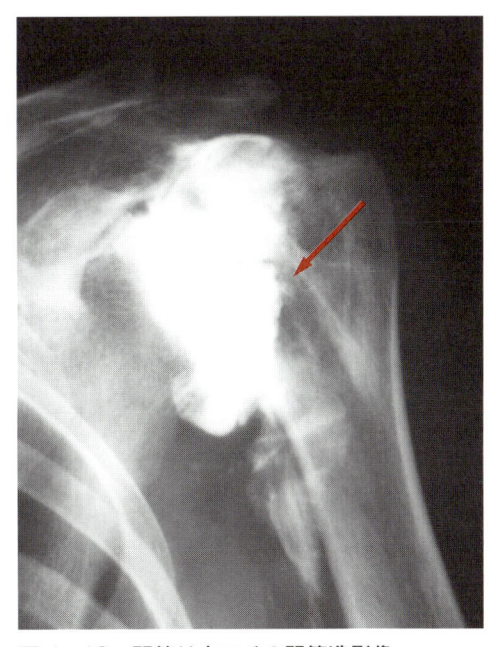

図4-46 関節リウマチの関節造影像

いは上腕二頭筋長頭腱に沿って流出したり，下方の関節包が破れることや，小円筋が造影されることもあります．

(7) 関節リウマチ

関節腔内に小さな円形の粒状や泡状の陰影がみられ，滑膜増殖が認められます（**図4-46**）．時に腱板断裂と同様に肩峰下滑液包への造影剤の流出像も認められますが，これは腱板の断裂（tear）というよりも，滑膜進入部分で造影剤が漏出したものと考えられます．実際，関節リウマチの手術時に腱板を観察すると，大結節などの腱付着部の滑膜炎と骨の侵食像（erosion）を認めることは多いのですが，明らかな腱板断裂を認める頻度は少ないです．

4 関節造影時に行う治療

(1) joint distension（図4-47〜49）

造影剤を行きわたらせるために，最大挙上位，外転内旋位により関節内圧を上げると述べましたが，この手技により，造影剤の大部分は関節内から肩甲下滑液包のある内側に移動します．するとゼロポジション（あるいはそれより低い挙上位でも水平外転を強めた肢位）で回旋すると誘発されていた痛みは消失，軽快します．これらの肢位で外旋すると肩甲下筋あるいは腱が臼蓋頭側レベルで肩甲骨に押しつけられ，引き伸ばされる格好に

図4-47　joint distension 手技

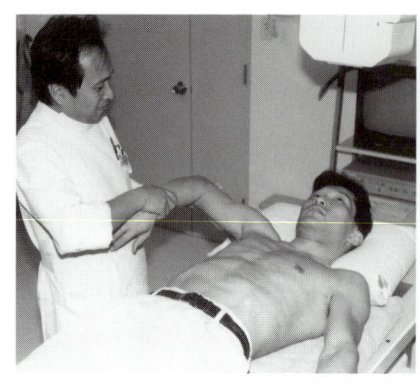

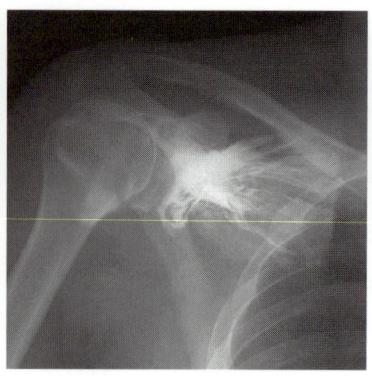

図4-48　joint distension 後の正面X線像

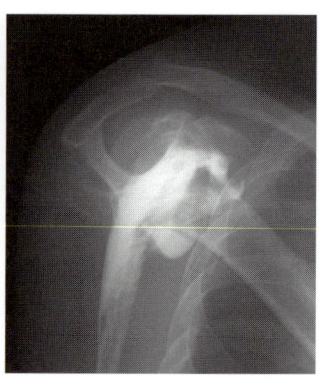

図4-49　joint distension 後の scapular Y X線像

なり，肩甲下滑液包に問題があると痛みが生じていたものが，造影剤が滑液包に流入することにより，症状が改善してしまうのです．

われわれはこれを joint distension 手技として治療と位置づけていますが，腱板断裂など器質的異常がはっきりしない患者（つまり大部分の有痛性肩疾患！）の症状の改善が期待できます．滑液包において炎症が広がらないように局所に閉じ込めるべく癒着が起こるわけで，ここに液体を注入することがはたして，長い目でみて自然経過を変えうるかについては疑問も残りますが（肩峰下滑液包への注射も同じです），少なくとも投球障害肩などでは joint distension 後，劇的に症状が改善し，日常診療の場では大変喜ばれます．

(2) 肩峰下滑液包造影

肩峰下腔を腱板および上腕骨の大・小結節が通過し，あたかも関節のごとき構造になっています（第2肩関節）．したがって腱板断裂，インピンジメント症候群，拘縮肩，肩峰下滑液包炎，石灰沈着性腱板炎，大結節骨折後などの疾患による第2肩関節の障害をとらえるべく行われます．局所麻酔剤も併用すれば，症状が軽快するかどうかをみることで同部の障害をとらえることができ，診断価値が高まります．

肩峰下滑液包への注射の実際の方法は，前方，側方，後方刺入法があり，臥位では前方から，座位では側方や後方から行われます．局所麻酔剤と造影剤を混和したものを5〜15ml程度注入します．仰臥位にて内旋位，中間位，外旋位および挙上位を撮影します．直接滑液包の状態をとらえるというよりも，前述のごとく責任病巣を調べるために行うことが多くなっています．

4. MRI

機種にはクローズドタイプの超伝導装置とオープンタイプの永久磁石型と常伝導型があり，クローズドタイプが主流です．確かにオープンタイプは低い磁場強度であることが欠点として挙げられるものの，さまざまな肢位を撮影できることが強みです（図4-50）．

近年では，撮影されたデータを三次元化し，立体的把握や任意の断面による評価も可能となり，関節外科における有用性はさらに高くなっています（図4-51，52）．

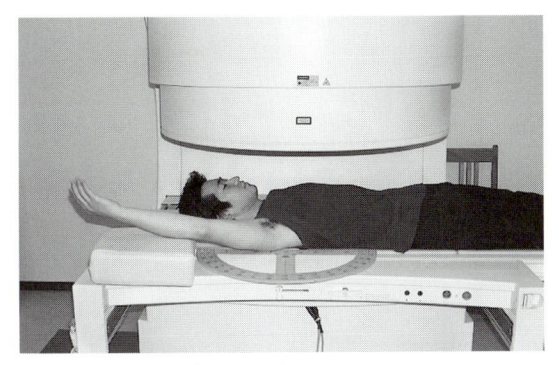

図 4-50　オープンタイプの MRI

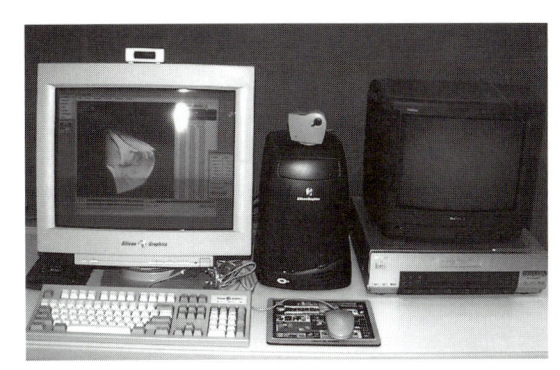

図 4-51　三次元 MRI を構築するシステム

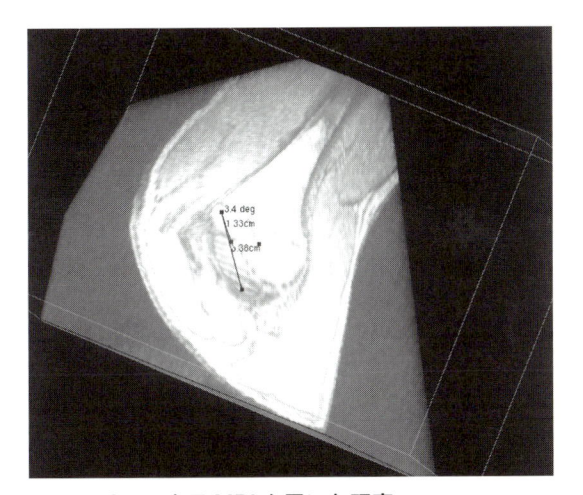

図 4-52　三次元 MRI を用いた研究

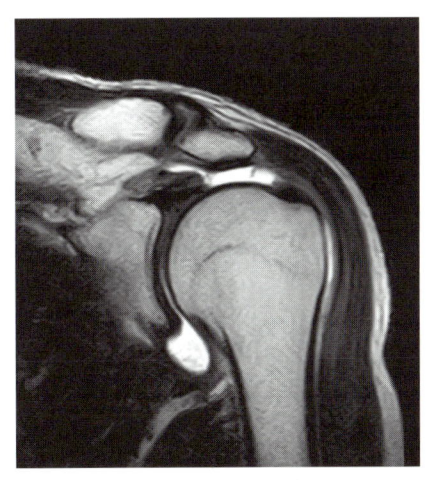

図 4-53　腱板断裂斜位冠状断

(1) 腱板断裂

　腱板断裂で最も多い棘上筋腱に対しては，棘上筋腱の走行に平行な斜位冠状断面が最も有用です．T2 強調画像において連続した低信号域の帯として観察されるべき腱板が途絶し，高信号域となり，低信号域の腱端は中枢へ牽引させている像がみられます（図 4-53）．また斜位矢状断面や斜位冠状断面では，上腕骨頭の後下方へ転位した棘下筋腱や小円筋腱なども観察されます（図 4-54, 55）．関節内や肩峰下滑液包には高信号の関節水腫が存在することが多く，上腕二頭筋長頭腱の断裂や結節間溝からの脱臼もみられることがあります（図 4-56）．肩甲下筋腱断裂では，断裂し中枢へ偏位した腱組織と代償性に肥厚した滑液包が横断面で認められます．

(2) 腱板不全断裂

　腱板断裂と同様，T2 強調画像において腱板内に低信号域中の高信号域として描出されます．ただしこの高信号域は腱組織に全層にはおよばず，関節面，腱板内，滑液包面あるいはこれらの組み合わせで存在します．T2 強調画像で脂肪抑制したものが有用です（図 4-57, 58）．完全断裂に比べ輝度変化のある範囲が限局されてきますが，症例によっては，完全断裂と見間違えることもあります（図 4-59）．

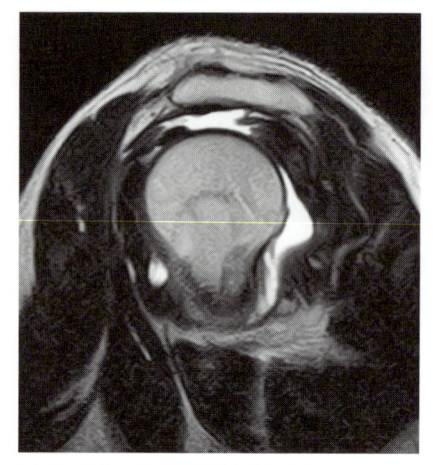

図4-54 腱板断裂斜位矢状断

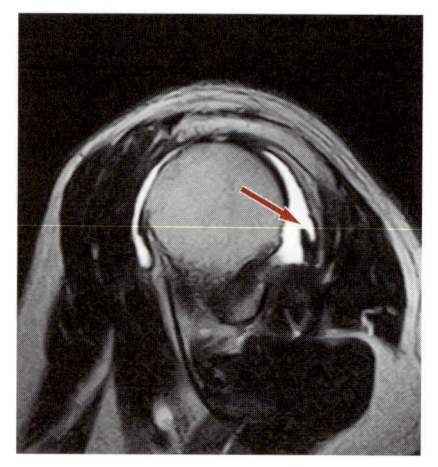

図4-55 下方へずれ落ちた後方腱板斜位矢状断

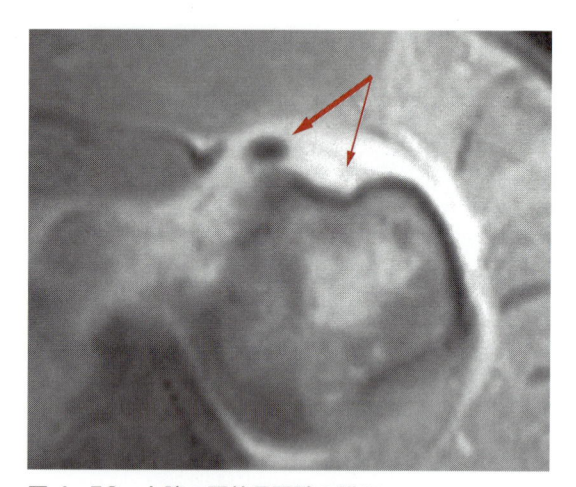

図4-56 上腕二頭筋長頭腱の脱臼

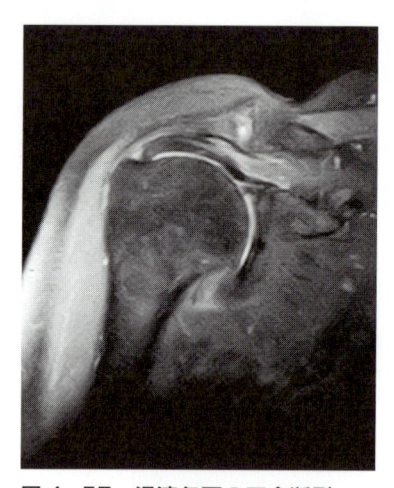

図4-57 滑液包面の不全断裂

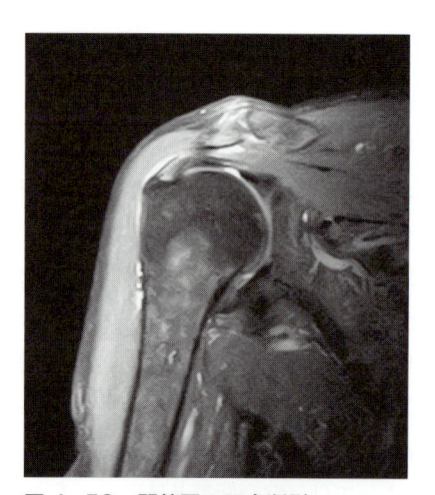

図4-58 関節面の不全断裂

(3) 反復性肩関節脱臼

関節唇や関節靱帯（MGHLやIGHLなど）はT1，T2強調画像ともに低信号域として描出されます．これらが臼蓋縁から剝離し（Bankart lesion），前下方の関節包の拡大像とともに認められます（**図4-60**）．肩甲下筋腱が薄くなり，弛緩している場合もあります．脱臼骨折や繰り返す脱臼のために臼蓋縁より生じた小骨片や小軟骨片はMRIでは無信号や低信号域に描出されることが多く，CTや単純X線像に比べて明瞭ではありません．上腕骨頭後外側の骨欠損像（Hill-Sachs lesion）もMRIで分かりますが，欠損部周囲の骨

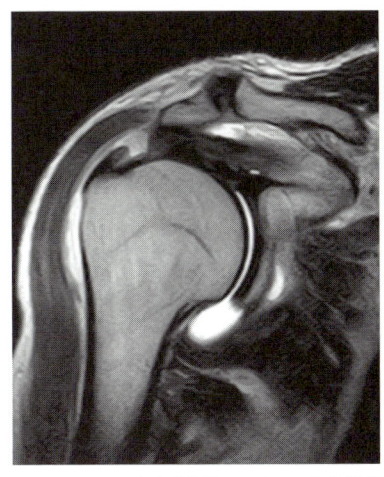

図4-59　完全断裂にみえる不全断裂

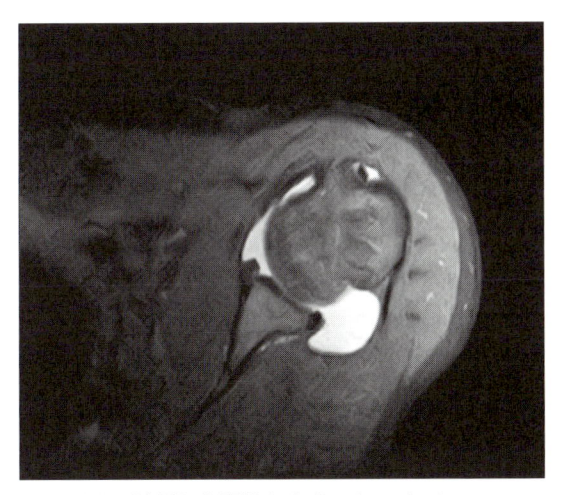

図4-60　弛緩した関節包とBankart lesion

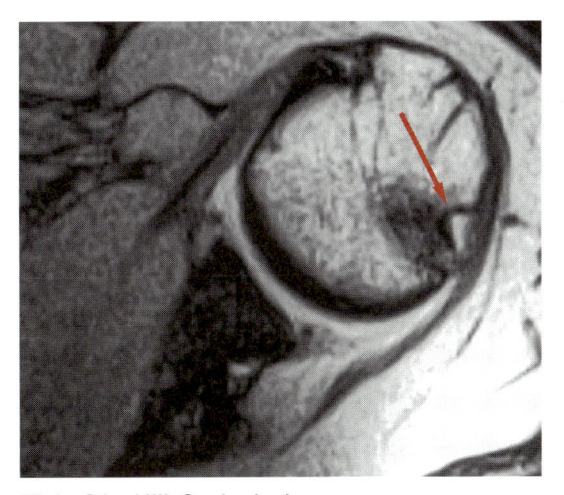

図4-61　Hill-Sachs lesion

髄組織にも異常像が出現し，実際の大きさの評価は難しくなります（図4-61）．

(4) 腱板疎部損傷

MRIでは腱板疎部損傷は，T2強調画像でtype 1では高信号域の丸い球状に描出されることがあり，ball signと名づけました．これは烏口突起外側の同部の滑膜炎や液貯留を反映していると想像しますが，症例によっては，もっと限局した輝度変化を示すものもあり（図4-62），特異的な所見とは必ずしもいえません．さらに拘縮肩であるtype 1では低信号域となるため，肩甲下筋腱などと区別が難しくなります．

(5) 上腕二頭筋長頭腱炎

上腕二頭筋長頭腱の周囲に炎症や浮腫，液貯留と思われる高信号域が認められます（図4-63）．

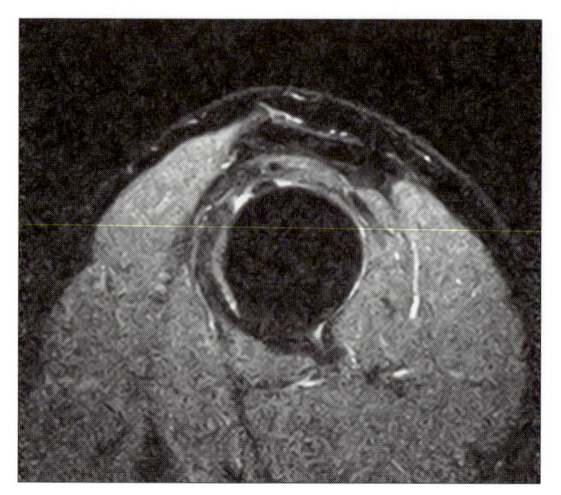

図4-62　上腕二頭筋長頭腱前方の高輝度変化

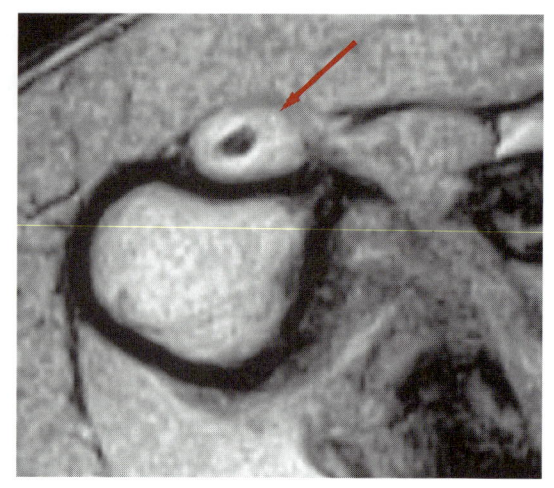

図4-63　上腕二頭筋長頭腱周囲の液貯留

第5章 肩関節疾患

1. 肩関節周囲炎

> **ポイント**
> - 中年以降に生じる肩関節痛と拘縮を示す.
> - 疼痛が軽減した後も拘縮を残す.
> - 圧痛は急性期には前方に, 慢性期には後方に多い.
> - 夜間痛が強く, 時に頸部, 上肢へ放散する.
>
> 関節に何らかの異常が生じると, 関節を固定しようと防御機構が働きます. 原因はともかく, 炎症のおよぶ滑液包の状態あるいはその後の癒着の程度によって, 病期や機能障害の程度が決まるようです.

1 歴史, 定義

江戸時代から「五十肩」「五十腕」「長命病」などと呼ばれ, 年齢, 疼痛, 運動制限, 自然回復を特徴とする病態として認識されてきました. 欧米では, 1872年Duplayがperiarthritis scapulo-humeralと報告したのが最初であり, 以来frozen shoulder, adhesive capsulitisなどの呼び名があります.

一般的には, 50歳前後に生じる有痛性の肩関節制動症ですが, 五十肩の定義, 分類はさまざまになされ, 疾患としての概念は未だ確立されていません. わが国では1947年三木が, 明らかな起因を証明しにくい初老期の疼痛性肩関節制動症として, その病態を, ①腱板およびその通路の変化, ②肩鎖関節症, ③上腕二頭筋長頭腱炎, ④烏口突起炎, ⑤筋硬結に分けました. 1971年安達は, 中年以降の退行性変化を基盤とする有痛性の肩関節制動という状態に与えられた症候群として定義し, 病態を, ① bicipital tendon sheath mechanismの障害, ② suprahumeral gliding mechanismの障害, ③ frozen shoulder に分け, ③を①②の終末状態と idiopathic type に分類しています. 1978年信原は, 肩関節周囲炎を病変部位により, ①烏口突起炎, ②上腕二頭筋長頭腱炎, ③肩峰下滑液包炎, ④変性性腱板炎(腱板炎, 腱板不全断裂), ⑤石灰沈着性腱板炎, ⑥臼蓋上腕靱帯障害, ⑦疼痛性関節制動症(いわゆる五十肩), ⑧肩関節拘縮とし, 五十肩を広義(肩関節周囲炎)と狭義(いわゆる五十肩)に分類しました. 欧米ではDepalmaがfrozen shoulderを病期によりthawing phase, freezing phase, frozen phaseの3つに分類しています. また, 1980年三笠は, 肩峰下

滑液包造影を行い，その癒着の有無により五十肩を"freezing type"と"frozen type"に分類しています．

2 病因，病態

疾患の定義や分類と同様にさまざまな説があります．肩峰下滑液包炎（Duplay 1872, Bosworth 1941, 三笠 1980），石灰沈着性肩峰下滑液包炎（Baer 1907, Stieda 1908），腱板炎および腱板変性断裂（Fowler 1932, Codman 1934, Pfuhl 1937），石灰沈着性腱板炎（Painter 1907），癒着性関節包炎（Neviaser 1945），上腕二頭筋長頭腱炎（Bera 1910, Meyer 1921, Lippmann 1943, DePalma 1950），烏口上腕靱帯および腱板疎部の障害（信原 1978, 尾崎 1987），その他，筋過労による限局性疼痛性硬結（Lange）や結合織炎，あるいは頸椎病変の関与（Coventry 1953）などがあります．三森らは，五十肩と頸椎の関係を調べ，第5～7椎体レベルでの脊柱管前後径が狭かったとし，頸椎病変との関連を示唆しました．山本（1980）は，骨髄静脈造影を行い，血流との関係を述べています．1961年McLaughlinは，「閉塞性滑液包炎」や「上腕二頭筋長頭腱炎」「癒着性関節包炎」などはすべて結果であり，五十肩の本質は内因性の膠原線維の変化であるかもしれないと述べています．また1995年Bunkerは，免疫染色の手法で烏口上腕靱帯の結節性瘢痕組織を調査し，その病理変化はDupuytren拘縮と類似し，myofibroblastへの変化を含む線維芽細胞の活発な増殖であると報告しました．

病期の異なる状態で病変としてとらえられるものは，原因か結果かがはっきりせず，これをもとに述べられる病態も，混沌としたものになっています．

3 患者背景

当院にて肩関節周囲炎とされたものは外来患者総数の約8％で，50歳代に最も多く（40％），次いで60歳代（30％），40歳代（20％）の順でした．40～60歳代で全体の約90％を占めています．

4 症状と診断

多くの患者は三角筋を押さえ痛みを訴えます．運動時痛と夜間痛が特徴的で，昼間の安静時には比較的疼痛は少なくなっています．初期に圧痛は，烏口突起周辺，結節間溝，腱板疎部など前方にみられ，最終的には後方四角腔や棘下筋など後方に移動していきます．その他，肩甲挙筋，広背筋，上腕三頭筋など筋の緊張に応じて認めます．回旋制限とその動作で強い疼痛の再現を認め，拘縮が進むとすべての方向に運動制限が出現します．池田らは，五十肩の症例590例について肩関節拘縮の方向と運動制限について調べ，1st planeでの外旋が不可能となると理論的には前方挙上は30％，側方挙上は50％制限され，2nd planeでの外旋が不可能となると前方挙上は40％，側方挙上は60％制限されると報告しています．

前述のように関節に異常が生じた場合，関節を動かさないようにいわば防御機構が働きます．症状に関連した三角筋の攣縮も防御の一部ですが（筋を緊張させ関節を動かないようにします），なんといってもその主役は肩峰下滑液包や肩甲下滑液包でしょう．いったんそこに生じた炎症をできる限り収拾しようとしますが，癒着が残るとその後の機能障害につながります．とすると，freezing phase, frozen phase, thawing phaseの3つの病期に分類されることや，自然に軽快していくもののなかに機能障害が残存するものがあるのもうなずけます．このような経過や機能制限の程度は肩関節の持つ遊び（関節の特性）にも影響されるでしょう．

triggerとして，①烏口突起炎，②上腕二頭筋長頭腱炎，③腱板炎，腱板疎部損傷などが挙げられます．これらは負担のかかりやすい部位で

あり，烏口突起は多くの筋や靱帯が付着する肩関節のターミナルの一つで，さまざまな力が加わりますし，上腕骨頭が回転しながら動きのよりどころにしている長頭腱周囲で炎症を起こしやすいことも容易に想像されます．また腱板付着部や，2つの腱の境にあたる腱板疎部にも負担はかかります．これらを別々に区別してもよいですが，実際のところ明確な線引きは難しいでしょう．さらに腱板炎，石灰沈着性腱板炎や腱板不全断裂にしても，肩峰下滑液包の炎症が鎮静化する間にそのもとの部分が解決してしまうのであれば，この肩関節周囲炎に似た経過をたどる症例もあります．

(1) 単純X線像

とくに異常所見は認められません．時に肩峰下での骨棘形成や上腕骨大結節部での骨硬化像，囊胞形成がみられ，拘縮や疼痛が強く経過が長い例では骨萎縮が認められます．挙上位前後像では，大結節の位置により pre-rotational glide（大結節が肩峰の外にあるもの）と post-rotational glide（大結節が肩峰の内にあるもの）に分けられ，機能的に評価することが可能です．

(2) 関節造影所見

安達らは，100肩の五十肩症例に対して関節造影を行い，その90％の症例に異常所見を認めたとしています．つまり，①肩甲下滑液包の異常（縮小，閉塞，流出像）：約60％，②上腕二頭筋長頭腱腱鞘の異常（不規則，欠損，流出像）：約50％，③腱板断裂像（肩峰下滑液包への流出像）：約9％，④関節包の癒着，縮小像（**図5-1**）（とくに inferior pouch）：約90％に認めたとされ，そのうち最も重要な所見は関節包の癒着であり，「関節包の遊びの消失」が五十肩の特徴であると述べています．片桐らもほぼ同様の分類を行い，①12％，②13％，③11％，④80％にみられたと報告しています．

造影時に関節内圧を測定してみると，挙上に伴い関節内圧は著明に上昇し，上肢をもとに戻しても高圧が持続しています．上尾は，五十肩では肩甲下滑液包の閉塞や前下方の関節包の縮小により内圧の上昇が強く，とくに関節の前方コンパートメントの縮小が後方より著明であるとしています．

(3) 肩峰下滑液包造影

三笠の報告によると，正常例では12ml注入後に subacromial bursa から subdeltoid bursa や subcoracoid bursa へ流出するのが多いのに対し，freezing type では8〜12ml，frozen type では4mlで流出するものが多いとし，subacromial portion の容量の縮小があると述べています．

(4) MRI

岡村，尾崎は，35例の五十肩に対してMRIを施行し，T2強調画像で肩甲上腕関節腔内液貯留が71％，上腕二頭筋長頭腱周囲の液貯留が86％（**図5-2**），肩峰下滑液包内の液貯留が29％であったとしています．また玉井は，25例の五十肩に対し gadorinium で造影した dynamic MRI を撮影し，前額面では肩峰下滑液包より肩甲上腕関節で，関節内では腱板下面より腋窩陥凹で滑膜の異常が顕著であり，矢状面では腱板疎部に腋窩陥凹と同程度の滑膜病変があると報告しています．

(5) 関節鏡検査

1987年 Neviaser は，関節鏡は病期の分類には有効であるが，診断や治療には使用すべきではないと述べています．その一方で，関節鏡を用いた熊谷，市川らの報告によると，関節腔は狭く，滑膜の絨毛増生と上腕二頭筋長頭腱や前方関節唇の充血像などが認められるとされています．さらに森澤，緑川らにより，鏡視下授動術が報告されています．

(6) 肩甲上腕リズム

五十肩では肩甲骨の動きは保たれるものの，肩

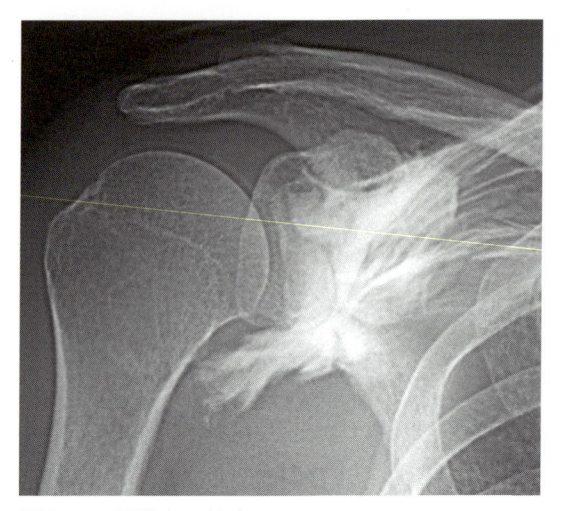

図5-1　関節包の縮小

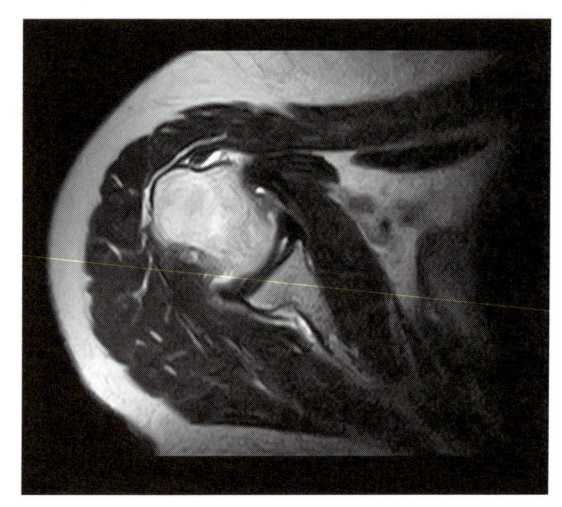

図5-2　上腕二頭筋長頭腱周囲の液貯留

甲上腕関節がほとんど動いておらず，著明に挙上が制限されています．実際，LEDを肩甲骨と上肢に貼り，赤外線カメラで撮影した肩甲上腕関節の挙上運動を分析すると，そのことが分かります．衛藤らによれば，肩甲上腕関節の可動域制限の強いものでは肩甲骨の回旋の割合が正常人よりもむしろ大きくなっていました（第7章参照）．

5 治療

(1) 保存的治療

初期の freezing phase では，疼痛の軽減，除去と拘縮の予防を，それ以降は拘縮の改善を行います．

肩峰下滑液包の他，圧痛が強い烏口突起，腱板疎部，結節間溝，外側四角腔，棘下筋などへのステロイド剤入り局所麻酔剤の注入が有効です．肩峰下滑液包へは前方から烏口肩峰靱帯下面への局注が効果的です（大結節が同靱帯をくぐり抜けやすくなります）．肩峰下滑液包へはヒアルロン酸注入も行います．注射のみならず，運動療法を中心としたリハビリテーションも同時に行います．

拘縮があればまず肩甲下滑液包の閉塞は起きており，ここでも関節造影時に行う joint distension は治療として有用です．ただこのような拘縮の強い症例に対する効果は肩甲下滑液包の開放によるというよりもマニピュレーション，パンピングによるものと思われます．

joint distension，マニピュレーション，パンピングはいずれも関節内に局所麻酔剤，造影剤などの液体を注入する点では同じですが，その狙いは若干異なることもあるので，ここで解説しておきます．

マニピュレーション，パンピングといった際には，渡邊の膝関節に対する報告がはじまりで，各関節にも応用された手技を指します．いろいろな方向に動きを強制させ，関節周囲の癒着をはずしていくイメージです．造影検査では関節内へ液が注入されることにより関節包内部の癒着が剥離され関節容量が拡大し，同時に内圧が変化して循環動態に変化がみられることで症状が改善すると考えられます．もちろん肩拘縮のマニピュレーションに対する懐疑論もあり，腱板断裂を含む軟部組織の損傷，骨折や脱臼の危険性，施行後再癒着により悪化することが心配されています．また癒着の場が関節外にあれば，関節内の操作では効果が限局されることも考えられます．三笠ら(1987)は，線溶系を活性化し五十肩の拘縮を改善する試みと

して，ウロキナーゼを肩峰下腔へ注入する方法を報告しています．ウロキナーゼは plasminogen activator であり，線溶系を介して fibrin を溶かし癒着を除去しようとするもので，ステロイド剤の注射より治療期間が約5週間短縮されたとしています．肩関節周囲炎の場合，病変の主体は第2肩関節（つまり肩峰下滑液包）にあり，いたずらに注入する液量を増やすことは無意味でしょう．動きの強制についても，下記のように joint distension される程度に行えば，それ以上の強い操作は不要（骨折などのリスクを高めるだけ）と考えています．

　滑液包は，関節周囲に存在し，関節の動きがスムーズに行われる上で大事な組織ですが，筋腱が互いに織りなす格好をしている肩関節ではとくに重要です．なかでも肩峰下滑液包に比べ肩甲下滑液包は一般的にはあまり注目されませんが，挙上動作により肩甲下筋腱が肩甲骨上を大きく動き，その位置が変化することや，本来ならこの滑液包が関節と交通し関節液が出入りし，いわば常に注油された状態にあることを考えると，その重要性に目が向くことになります．関節造影時に造影剤，局所麻酔剤を20～30 ml 注入した状態で，最大挙上や外転・内旋の肢位を強制すると，もともと交通があった同滑液包に液が流れ，滑液包内の癒着がはがれたり，再注油される格好になり疼痛の軽減，機能の改善がみられるわけです．もちろん，肩甲下滑液包の閉塞が症状に関係していれば効果があり，他の原因が主たるものであれば，それ程効果は期待できません．投球障害肩で得られるような劇的な効果は，肩関節周囲炎では腱板疎部を中心に癒着が強く，烏口上腕靱帯が短縮し，関節包全体が縮小してしまっているため，効果が限られます．

(2) 観血的治療

　保存的治療に反応しない場合には観血的治療を選択します．実際には肩峰下滑液包の癒着の剥離と烏口肩峰靱帯の切離，肩峰形成術（あわせて第2肩関節形成術と呼んでいます）を行います．とくに腱板疎部周辺に癒着が強く，この癒着剥離と時に短縮した烏口上腕靱帯の切離が必要となります．角度の矯正は100％回復することに越したことはありませんが，とりあえず大結節が烏口肩峰アーチを越えた post-rotational glide 位を目指します．尾崎は，難治性の肩関節拘縮の原因は瘢痕化した烏口上腕靱帯と腱板疎部に介在した瘢痕組織にあるとし，これら瘢痕組織の切除を行っています．術後成績は良好で，夜間痛を主とする自発痛は術後数日から3週以内に寛解し，可動域も術後1～3か月の間に著明な改善を得たとしています．ちなみに，glenoid osteotomy は動揺肩に対する手術として有名ですが，当院の第1例目は拘縮肩で大結節が pre-rotational glide に留まっていた症例に対して rotational glide を通過させようとする目的で行われました．

6 予後

　1934年 Codman は，例え重篤な症例でも治療するしないにかかわらず，ほぼ2年以内に回復すると記し，Grey（1978）も同様に全く治療を行わなくても2年後には正常に帰すとしています．これに対し Shaffer（1993）は，50％のものは痛みか拘縮のいずれかを有し，43％のものは少なくとも1運動面での制限を残していたとしており，Binder（1984，1986）も45％のものに疼痛が持続し，40％のものに拘縮がみられたとしています．肩甲上腕関節の拘縮があっても肩甲胸郭関節の動きは残されるため，ADL 上はあまり問題にならず，患者の自覚やそれをもとにしたわれわれの評価も変わってくるのかもしれません．

2. 腱板炎

> **ポイント**
> ・肩関節痛と運動制限がある．
> ・痛みをとると可動域は改善する．
> ・腱板不全断裂や肩峰下滑液包炎と区別が難しいこともある．
>
> 　痛みを主訴とするもののうち，拘縮はなく腱板断裂を証明できないものは，「腱板炎」のカテゴリーに含めます．

1　患者背景

　50歳代に最も多く，腱板断裂患者と比べると若年者にも多くみられます．参考までに腱板炎，肩関節周囲炎，石灰沈着性腱板炎，腱板断裂の患者背景を比較しておきます（図5-3～6）．

2　症状と診断

　肩関節の疼痛とこれによる運動制限を主訴とします．他動的には拘縮はみられないため，局所麻酔剤の注射により，劇的に症状の軽減がみられます．筋の攣縮により，とくに棘下筋や小円筋の筋腹に圧痛を認めます．

　拘縮を主徴とする五十肩とは区別されますが，

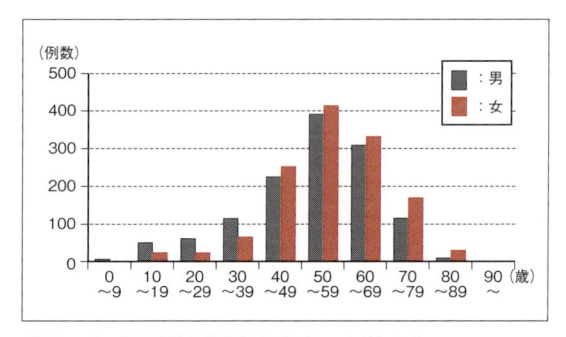

図5-4　肩関節周囲炎の患者　年齢分布

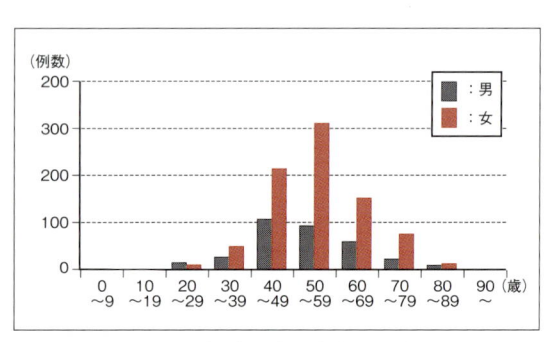

図5-5　石灰沈着性腱板炎の患者　年齢分布

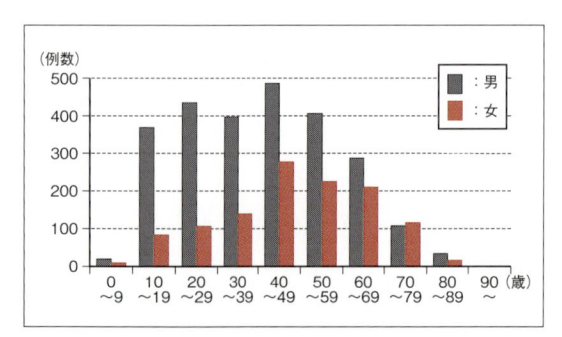

図5-3　腱板炎の患者　年齢分布

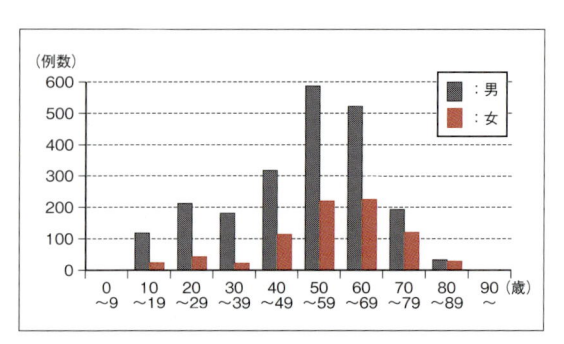

図5-6　腱板断裂の患者　年齢分布

実際には重複するものもあります．その他，腱板の不全断裂があっても，それを証明できないものなど境界域の症例は多数あると考えられます．Neer の impingement lesions の stage Ⅱ に相当しますが，この状態から腱板断裂につながっていくかは不明です．通常は変性を基盤にしたものを連想しますが，動揺肩など不安定性があるために，腱付着部に負担がかかり腱板炎を発症するものもあります．

3 治療

安静，消炎鎮痛剤や湿布などの投与を行います．ステロイド剤と局所麻酔剤の注射が行われます．肩甲下滑液包の閉塞による症状の増幅があるものでは，joint distension の効き目があります．動揺肩の場合には，肩甲骨内上角や烏口突起にも圧痛が強く，同部への局注も有効です．

3. 石灰沈着性腱板炎

ポイント

- 中年の女性に好発する．
- 急性に発症し，激痛がある．
- 単純 X 線像で石灰沈着がみられる．
- 肩峰下滑液包へのステロイド剤投与が有効である．

中年女性で外傷なく急に激痛が生じた場合には，まずこれを考えます．単純 X 線像で上腕骨頭周辺に石灰沈着がみられれば確診しますが，消失して分からないものもあります．逆に無症状な石灰沈着像もあるため臨床症状とあわせて考えます．

1 患者背景

50 歳代に最も多く，次いで 40 歳代に多くみられ，40〜60 歳代で全体の約 80% を占めます．女性に多く，1:2 で右肩の罹患が多くなっています．

2 症状と診断

多くは夜間に急激な疼痛で発症します．肩峰下滑液包は腫脹し，熱感がみられ，石灰沈着部位に一致して圧痛がみられます．急性期には自動運動はほとんど不可能です．

石灰沈着は棘上筋腱にみられることが多く（図 5-7），続いて棘下筋腱です．痛みは腱板内の石灰が滑液包に破れた時に発生するとされます．病

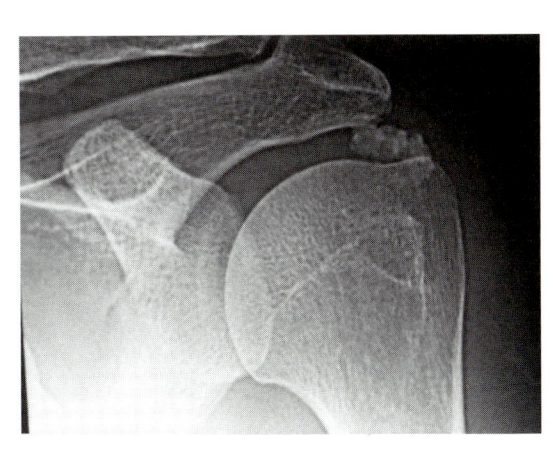

図 5-7　石灰沈着の単純 X 線像

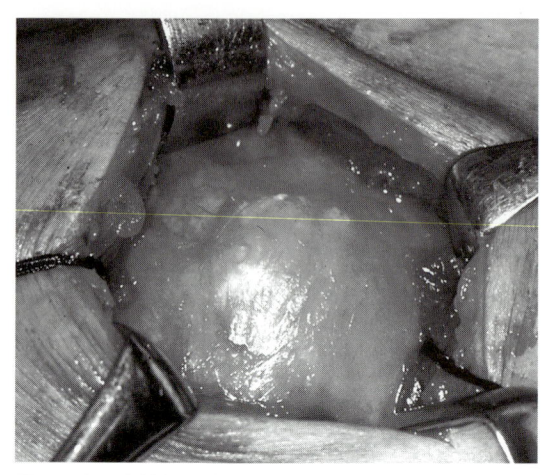

図5-8　沈着部の膨隆

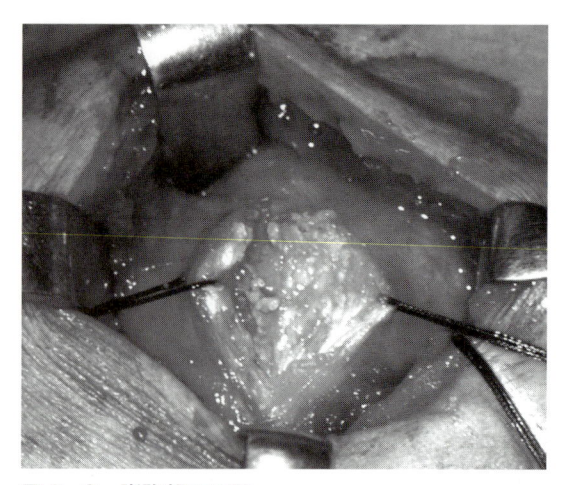

図5-9　膨隆部の切開

期を石灰沈着とその前後の3つに分けたUhthoffによれば，石灰沈着期の後半の吸収期に疼痛を強く訴えます．急性炎症を示すものとは別に，X線像上石灰沈着がみられても先の激しい症状を示さずに，挙上時痛やimpingement signを呈するものもあります．

3 治療

急性炎症症状を呈している場合には，局所冷却，安静，消炎鎮痛剤の投与を行います．一般に肩峰下滑液包へのステロイド剤と局所麻酔剤の投与を行いますが，局所麻酔剤を注入しながら，沈着物質を吸引する方法もあります．保存的治療に抵抗する場合や再発を繰り返す症例では手術を考慮します．

(1)観血的治療(図5-8, 9)

石灰沈着部位を切開するとおからのようにぱさぱさしたものからmilkyなものまで，病期が変わることを示すものなのか，見た目の性状も異なります．可及的に沈着物質を搔爬しますが，自然な吸収も期待できるため，正常線維を傷めてまで完全に除去することにこだわる必要はありません．

4. 上腕二頭筋長頭腱炎

> **ポイント**
> - 上腕二頭筋長頭腱の結節間溝付近で炎症がある．
> - 結節間溝や腱板疎部に圧痛がある．
> - 他に疾患により，二次的に炎症が波及したと考えられる．
>
> 　上腕二頭筋長頭腱は，多くの力学的なストレスを受けており，加えて周囲に腱板疎部，烏口上腕靱帯，肩甲下筋腱および広背筋や大胸筋などが存在して，非常に血管に富む場所を走行します．このため炎症を抑えるといった単純な治療も，時として困難になります．

1　患者背景

　上腕二頭筋長頭腱炎と診断された252人について調査すると，平均年齢は41歳で肩関節周囲炎と比べると年齢層が若く，ばらつきが大きくなっています．年齢別には，10～20歳代（若年者群）と40～50歳代（壮年者群）の2つのグループが多くなっています．約30％の症例は他の疾患の合併がありました．若年者群では動揺肩，腱板疎部損傷，亜脱臼障害などの肩関節の不安定性を有する疾患を合併するものが多く，壮年者群では肩関節周囲炎や肩関節拘縮を合併するものが多くなっています．また上腕をすばやく回旋させる投球動作を繰り返せば上腕二頭筋長頭腱炎を引き起こすと考えられ，実際スポーツ選手において多く認められます．Andrewsは，投球動作において上腕二頭筋長頭腱は重要な支持機能を担う上に，follow throughでは特に，長頭腱とその付着する関節唇により多くのストレスが加わると述べています．

2　病態

　上腕二頭筋長頭腱は，上腕の前挙，側挙，後挙に伴い，一見移動しているようにみえますが，実際には上腕骨頭が上腕二頭筋長頭腱に対して上下に滑動しているのみで，長頭腱自体の動きはあまりありません．結節間溝部の翻転した滑膜部分で腱がスライディングするわけですが，この部分に癒着が起こってスライディングが障害されることは少ないようです．実際，三谷らは，関節造影にて上腕二頭筋長頭腱炎の結節間溝部の造影所見を観察し，正常像44％，造影剤の流出をみるもの33％，teardropの陰影の淡いもの12％，teardropの陰影の長いもの10％，teardropの陰影のみられないもの2％とし，結節間溝部の滑膜腔の閉塞はかなり少ないことを報告しています．福沢らの報告では，関節の動きが制限される肩関節周囲炎であっても結節間溝の閉塞は20％程度であることから，多くの場合スライディングメカニズムは比較的保たれていると考えられます．機能制限は主として腱周囲の滑膜炎によるもので，投球動作などにより極端にストレスのかかる症例を除けば，上腕二頭筋長頭腱炎とされる多くのものは二次的なものと考えられます．

3　症状と診断

　病期で分けると，急性炎症期（急性期）と慢性炎

症期(慢性期)，そして末期の癒着・拘縮期に分けられます．急性期は，結節間溝部に強い圧痛や腫脹，熱感があり，疼痛誘発テストを行うまでもなく，肩を少し動かすだけで痛みを訴えます．慢性炎症期には，痛みの範囲や程度は軽くなりますが，結節間溝部の圧痛は存在し，肘伸展位で前腕を回外し，抵抗を加えながら上肢を前挙させると結節間溝部に疼痛を訴えるSpeed test，肘屈曲位で前腕を回外させ抵抗を加えると結節間溝部に疼痛を訴えるYergason testは陽性となります．組織学的には，急性期は毛細血管の拡張，腱鞘や滑膜への細胞浸潤を伴った腱の浮腫がみられ，次第に腱と腱鞘の癒着がみられるようになります．慢性期には滑膜増殖，線維化を伴う腱の摩耗と細小化がみられます．

4 治療

保存的治療が基本です．前述したように上腕二頭筋長頭腱炎は症例により，発生基盤や原因は異なり，さまざまな病期がみられます．したがって，個々の症例の病態を正確に判断した上で，それに応じた保存的療法を行うことが重要です．保存的治療を駆使しても症状が持続する場合には，観血的治療の適応となります．欧米の報告では，3～6か月の保存的治療が無効であれば，腱移行術や腱固定術の適応であるとされています．

(1) 保存的治療

急性期では，局所の安静を促し，痛みが強い場合には三角巾で固定し安静を保ちます．スポーツ選手の場合などでは完全な安静は保てず，運動を行いながら上腕二頭筋長頭腱への負担を減らすことが必要になります．テニスエルボーストラップに似た上腕二頭筋用ストラップを水泳選手に装着したところ数日以内に効果があったと報告もあります．

急性期で腫脹，熱感が結節間溝周囲に認められた場合には，アイシングや湿布などを貼付し冷却を行います．慢性期では，ホットパックや超短波などの温熱療法を行います．理学療法の前に行うのが効果的であり，上腕二頭筋の筋膜や肘関節または肩甲骨の周囲筋にもあてるとよいでしょう．

投薬については非ステロイド性消炎鎮痛剤を中心に投与し，周囲筋の攣縮がみられる場合には筋弛緩剤も追加します．注射は関節内投与と結節間溝に直接注入する方法があります．ステロイド剤と局所麻酔剤（当院ではリンデロン2mgと1％リドカインを混注）を使用しますが，結節間溝に直接注入する場合，針先が筒状滑膜部に刺入されるとは限らず，長頭腱や肩甲下筋の付着部に入り，出血や腱の断裂をきたす可能性もあり，注意が必要です．関節造影所見でも分かるように，結節間溝の閉塞は少なく，ほとんどの症例で関節腔との交通は良好であることを考え合わせると，関節内投与も有効であると思われます．

上腕二頭筋長頭腱炎が二次的なもので，多くの有痛性肩疾患で肩甲下滑液包の閉塞がみられることから，joint distensionにより疼痛の軽減が期待できます．筒状滑膜包の閉塞や，腫れがあればその部分に直接働いて，開放や減圧されることも考えられます．

運動療法としては関節拘縮を予防し，上腕二頭筋長頭腱に強い負荷を加えないように肩関節の理学療法，運動療法を行います．

(2) 観血的治療

疼痛が4～6か月持続し，慢性化したものに対しては，上腕二頭筋長頭腱の結節間溝への固定や小結節や烏口突起への移行術を行います（図5-10，11）．

5 断裂との関連

炎症の持続により上腕二頭筋長頭腱が断裂することも指摘されますが，信原は，長頭腱断裂の症

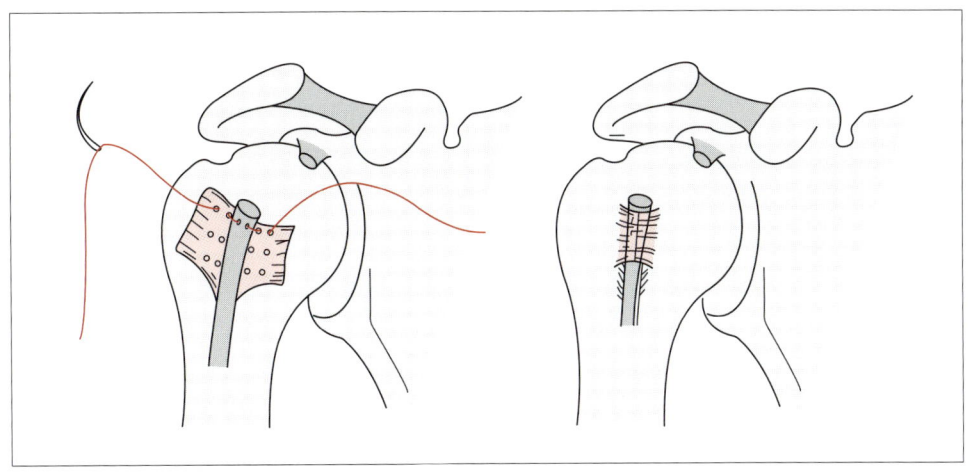

図 5-10　Cozen 法

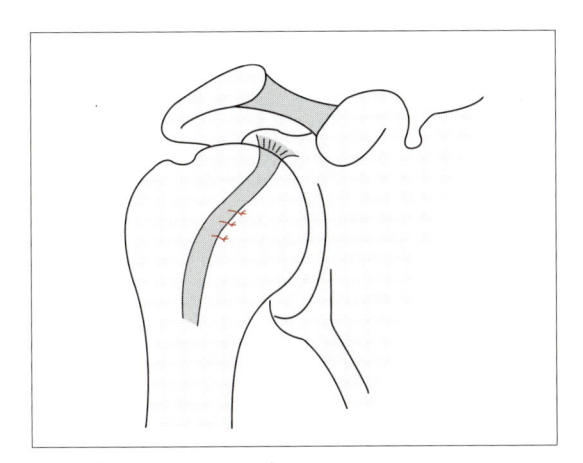

図 5-11　Lippmann 法

例で以前に結節間溝に痛みのあったものは皆無であったと述べており，長頭腱炎と断裂との直接の関係を否定しています．一般に関節リウマチ，関節結核，梅毒感染以外で臨床的に上腕二頭筋長頭腱炎が断裂まで進行することはほとんどないといわれています．

5. 上腕二頭筋長頭腱断裂

ポイント

- 上腕二頭筋の筋腹の下垂がみられる．
- 物を持ち上げたり，引っ張ったりした外傷が原因となるが，明らかな外傷歴のない断裂や無症候性の断裂もある．
- 腱板断裂の合併が多い．
- MRI が有用である．

上腕二頭筋長頭腱断裂自体よりも，腱板断裂の合併がないかが気になります．

1 患者背景

男性に多くみられ，重量物を持ち上げる，物を引っ張るなど，外傷によるものが多くなっています．ただし，明らかな外傷のないものや両側断裂例など変性を基盤にした断裂もあります．発生は60歳代が最も多く，次に50歳代が続きます．

2 症状と診断

受傷時には，結節間溝付近の疼痛や腫脹，上腕前面の皮下出血が時にみられます．上肢の脱力感，肩関節部の雑音などを訴えることもあります．上腕二頭筋筋腹は，力こぶをつくる動作でより明らかとなります（図5-12）．肘関節屈曲筋力は低下しているものから左右差がほとんどないものまでさまざまです．

関節造影では，造影剤は急速に結節間溝より上腕二頭筋筋腹に向かって流出します（図5-13）．部分断裂や陳旧例では明らかでない場合もありますが，腱板断裂の合併を確認するためにも検査を行います．最も診断しやすいのはMRIで，横断面で結節間溝内に上腕二頭筋長頭腱が描出されなければ断裂か脱臼を疑います．

3 治療

臨床症状に乏しい場合，しばしば放置されることもありますが，若年者，とくに肉体労働者などに対しては手術を選択します．腱板断裂を合併している時はまず腱板へのアプローチを用います．完全断裂の場合，横靱帯を切開しても結節間溝内に上腕二頭筋長頭腱は見当たりません．断端部は通常，筋腹のやや中枢にとぐろを巻いたように存在するので，上腕上部に皮切を加え，長頭腱の断端を捜します．大胸筋下を通して引き上げ，結節

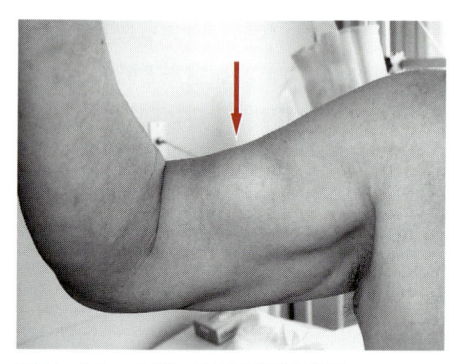

図5-12 上腕二頭筋長頭腱断裂

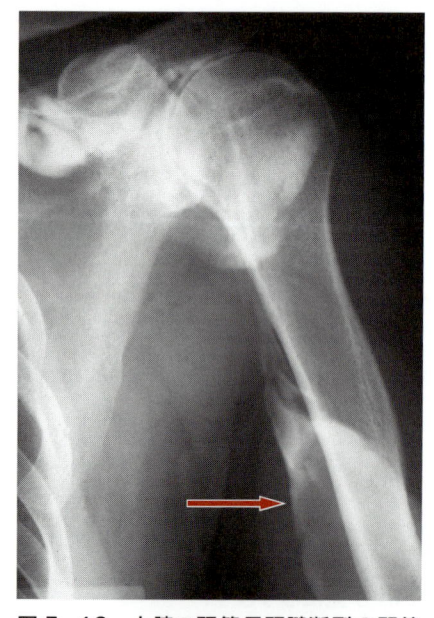

図5-13 上腕二頭筋長頭腱断裂の関節造影像

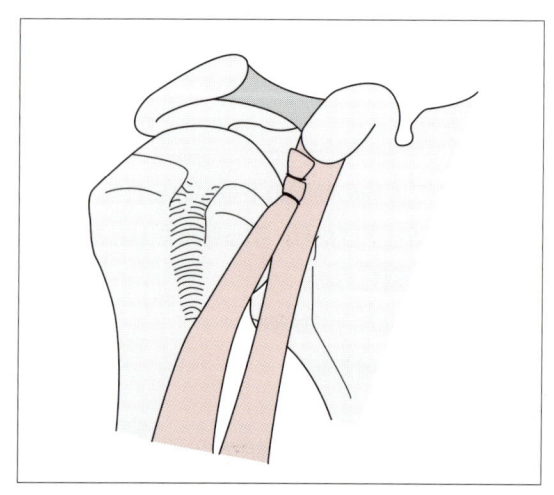

図5-14 上腕二頭筋短頭に縫合

間溝に固定します．上腕二頭筋短頭に縫合する方法もあります（図 5 - 14）．

6. 上腕二頭筋長頭腱脱臼・亜脱臼

> **ポイント**
> ・上腕二頭筋長頭腱が結節間溝から逸脱する．
> ・腱板断裂に合併してみられることがある．
> ・MRI が有用である．
>
> 非常に痛がるものから，弾発肩としてとらえられるものまで訴えはさまざまです．

1 症状と診断

単独で発生することは少なく，肩甲下筋腱あるいは棘上筋腱断裂の際に合併して生じます．脱臼とともに著明な疼痛をきたし上肢運動は制限され，反対に整復されると疼痛は軽快し，再び運動が可能となります．脱臼，整復位を繰り返すことにより，時に弾発肩としてとらえられます．

関節造影でも横靱帯断裂による造影剤の上腕二頭筋筋腹への流出がみられます．しかし最も診断に有用なのは MRI や造影 CT で，脱臼した上腕二頭筋長頭腱が肩甲下筋腱の前方や内側に認められます（図 5 - 15，16）．

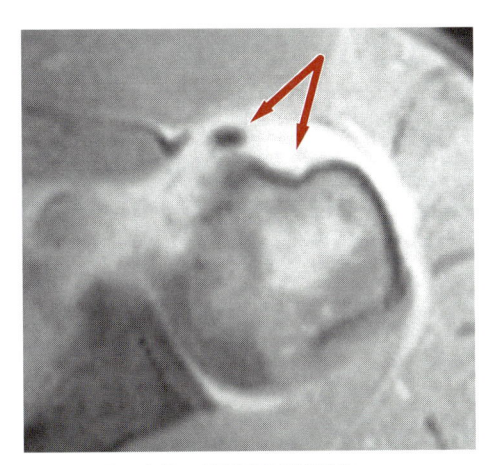

図 5 - 15　上腕二頭筋長頭腱脱臼

2 治療

手術的に上腕二頭筋長頭腱を結節間溝に固定し，腱板断裂があれば同時に修復します．整復が困難な症例には上腕二頭筋長頭腱を付着部で切離し，結節間溝に固定するか，烏口突起や上腕二頭筋短頭に縫着します．

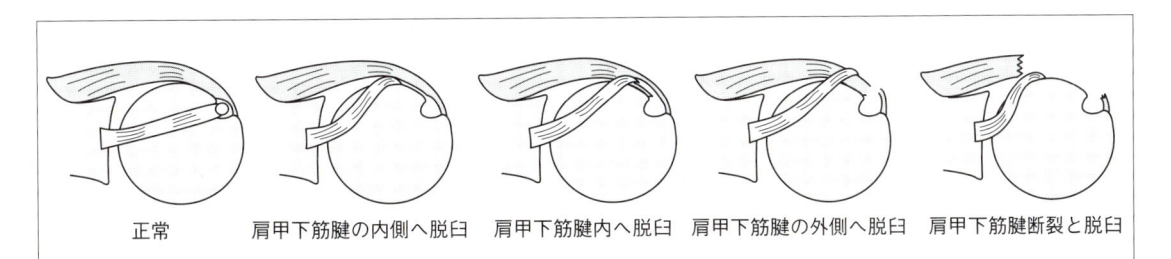

正常　　肩甲下筋腱の内側へ脱臼　　肩甲下筋腱内へ脱臼　　肩甲下筋腱の外側へ脱臼　　肩甲下筋腱断裂と脱臼

図 5 - 16　上腕二頭筋腱脱臼の形態

7. 腱板断裂

> **ポイント**
> - 腱板の変性を基盤に，外傷が加わり生じることが多い．
> - 棘上筋腱の断裂が最も多い．
> - 完全断裂と不全断裂があり，後者は関節面断裂，腱内断裂，滑液包面断裂がある．
> - 観血的治療の成績は良好である．
>
> 腱板は肩峰と上腕骨頭の間にはさまれる格好をしており，メカニカルなストレスを受けやすいことや腱終末部が変性をきたすことが発症の原因と考えられます．手術の際には断裂形態の把握と腱骨結合部の固着が大事です．今や鏡視下手術全盛ですが，この大事にすべきことがおろそかになっている気がします．

1 患者背景

当院で手術された症例でみると，年齢は12〜87歳，平均年齢は57歳で，60歳代，次いで50歳代がそれぞれ30％強を占めています．1：2で右側の罹患が多く，両側罹患は全体の8％に認められました．

2 病因

Codmanは，棘上筋腱が大結節に付着する部位を"the critical portion"と呼び，腱板完全断裂の好発部位であるとしています（**図5-17**）．正確にはthe critical portionは，棘上筋腱の付着する柵状構造（the palisades）の近位から半インチの部位にあり，組織学的にはこの部位の腱内では関節包や腱成分，滑液包などが一つに合わさり区別できなくなっています．腱板の血行について多くの研究がなされました．Lindblom（1939）は，棘上筋腱の付着部の近くに無血管領域があるとしましたが，Moseley（1963）らは，同部において腱と骨からの血管の吻合がみられたとして，この部を"the critical zone"と呼びました．またRothman（1965）は，the critical zoneは腱の安静時に血行が低下し，変性に陥りやすい部位であるとし，Rathbun（1970）は，肩内転位や中間位での安静時には上腕骨頭の圧力により腱板内の血管が圧迫され無血管領域となると述べています．

Neer（1983）は，腱板断裂の95％は肩峰の形態異常によるimpingementによって生じるとしま

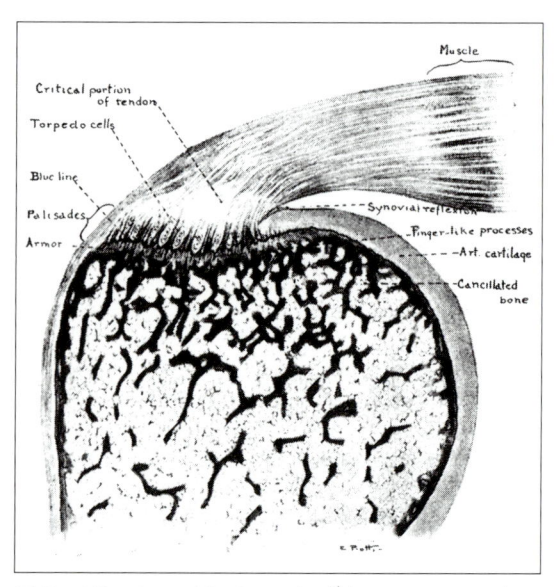

図5-17　the critical portion[3]（Codman，1934）

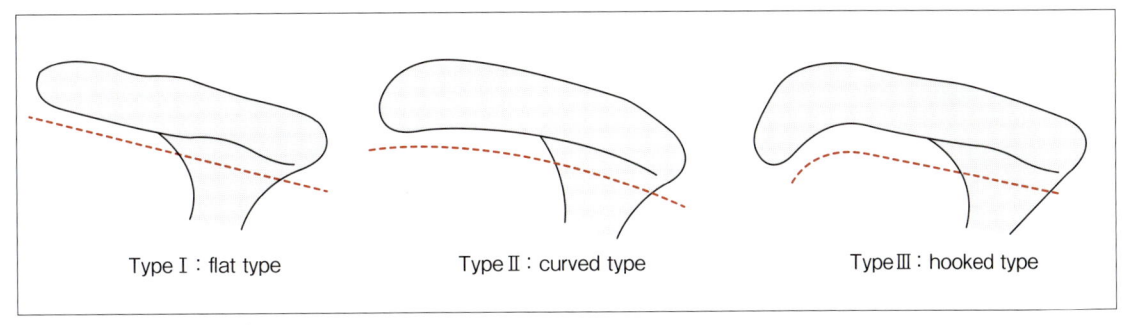

図 5-18　肩峰の形態[1]（Bigliani，1986）

した．さらに Bigliani（1986）は，肩峰の形態と腱板断裂の関係を調査し，フック型に腱板断裂が多いと報告しました（図 5-18）．そもそも腱板は肩峰と上腕骨頭の間にあって圧迫を受けやすく，骨棘によりストレスは増加し，腱板断裂が引き起こされるとするこの外因説は圧倒的に支持されました．

しかしながら不全断裂は滑液包面で発生することは少なく（1 ～ 12％），橋本らによると，組織学的にも不全断裂や rim rent（辺縁断裂）でも腱板の関節面側の変性断裂が主病変であることが述べられています．また骨棘や肩峰の形態と断裂の関係が調査されるにつれ，必ずしも impingement が腱板断裂の原因にならないことが明らかになっています．

当院の資料によれば，受傷原因は転倒など明らかな外傷によるものが 63％で，明らかな外傷のないものが 18％，使いすぎによると思われるものが 11％でした．職業別には肩に負担をかける仕事の多い「いわゆる労働者群」が 64％で圧倒的に多いものの，肩にあまり負担のない「事務，管理職群」，その他主婦などの「無職群」にもそれぞれ 14％，22％に認められました．このような背景や年齢層からは，腱板断裂の原因は腱板の変性を基盤にしてさまざまな程度の外傷が加わって発症することが考えられます．

3　症状と診断

自発痛は，主に三角筋やその付着部に訴え，健側の手で三角筋を押さえる Levin's sign がみられます（図 5-19）．夜間痛としては同じ姿勢を続けると痛むものや肩を下にして眠れない，逆に患側を上にすると痛むなどの訴えがあります．痛みの程度別に分けると，激しく痛むものが 30％に対して，軽い痛みのものが 60％強と必ずしも疼痛が主症状とは限らず，筋力低下により日常生活動作の制限を強く訴える症例もあります．とくに高齢者では，急に疼痛の自覚がなく，自動挙上ができなくなる極端な例もあり，注意が必要です．もう少し程度の軽い筋力低下の訴えとして「脇を閉めていると結構な重さの物でも持てるが，腕を体幹より離すと力が入らない」「ハンドルを握って長く運転はできない」「後ろの物をとれない」「下の物は持てるが，物を上へ上げられない」などがあります．受傷後 2 ～ 3 週を経過したものでは棘上筋，棘下筋の筋萎縮がすでに出現してきます．報告によれば，棘上筋の萎縮は 38％にみられ（伊藤），棘下筋の萎縮は 57.1％（川島），49.6％（三笠）でした．さらに木戸らは，三角筋と腱板構成筋について筋萎縮を調査し，腱板完全断裂群の三角筋中部線維には約 29％の筋萎縮を認め，完全断裂では正常群や腱板不全断裂よりも筋萎縮が強かったと報告しています．実際に挙上筋力を評価

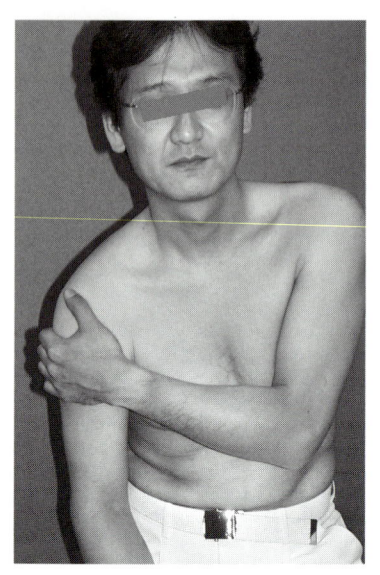

図5-19　Levin's sign

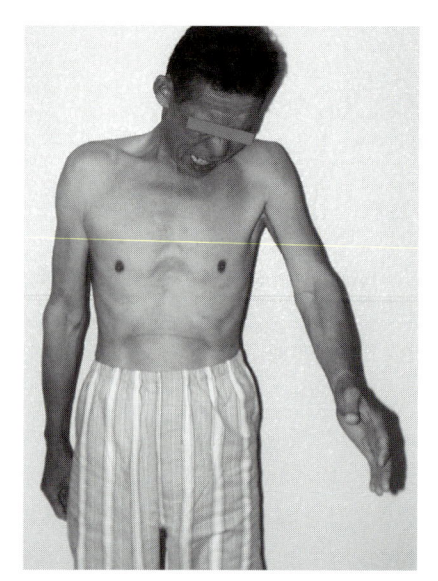

図5-20　自動挙上ができない

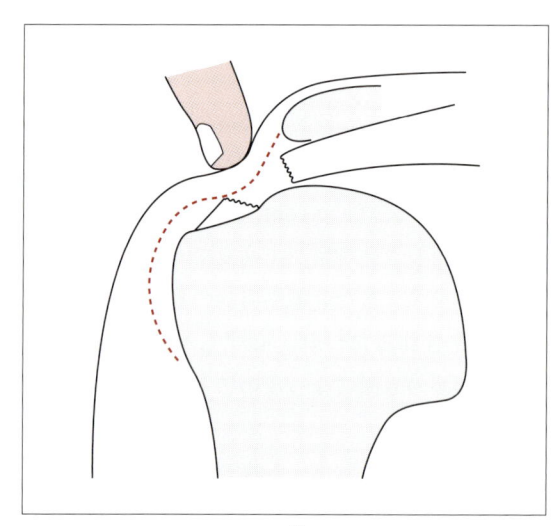

図5-21　腱板断端の触知[3] (Codman, 1934)

した資料では，やや弱いものが46％，弱いものが28％とかなりの割合で筋力低下がみられる反面，ほぼ正常なものも26％に認めました．棘上筋テスト（SSPテスト），棘下筋テスト（ISPテスト），Lift off test，小円筋テストなどが筋力検査と疼痛誘発テストとして用いられますが，断裂腱の隣接腱も偏位したり弛緩したりするため，筋力検査としての特異性はさほど高くなく，棘下筋腱断裂例でも棘上筋テストが陽性に出ることが多くなっています．

　一般に腱板断裂では，関節腔と肩峰下滑液包が交通して関節液が滑液包内に流入し，癒着を阻止するため拘縮を生じにくいといわれています．これに対して不全断裂には拘縮例が多く，確かに関節液の影響も一因と考えられます．経過からみれば，受傷直後では疼痛や出血などのために関節可動域は強く制限されます．とくに外傷性のものでは疼痛が強く，自動運動はほとんど不可能です（図5-20）．この急性期を過ぎると広範囲断裂で筋力も十分発揮されない重症例を除けば約1週間〜1か月程度で関節可動域は徐々に改善し，正常の50〜90％程度の回復をみます．そして放置し慢性期となると，肩関節や肩甲帯に癒着や拘縮を生じ，関節可動域もさまざまとなります．

　大結節付着部に圧痛がみられ，肩の上に手を置き回旋させると，肩峰下滑液包に「グチュグチュ」感が触知されます．これは腱板断裂による肩峰下滑液包炎や滑膜の肥厚，滑液包や関節の水腫，滑膜炎などのためで，時に断裂した腱板の腱端を触れることも可能です（図5-21）．

　診察の場で実際に挙上させてみると，とくに大結節や断裂した腱端が烏口肩峰アーチをくぐりぬ

ける動きが障害され，とくに挙上 90 〜 120°位で疼痛を訴えます（Painful arc sign）．もちろんこれは滑液包の障害でも起こりうるため特異的な検査ではありません．自動挙上できない症例でも他動的にその範囲を超えさせてしまうと挙上位保持可能になる場合もあります．前述の棘上筋テスト，棘下筋テスト，Lift off test の他，以下のような誘発検査があります．

(1) One finger resistance test

患肢を 90°外転位とし，指一本で抵抗を加えながら外転させて筋力低下を調べる検査です．

(2) Drop arm sign

他動的に挙上させた上肢の支持をなくすと，急に落下する現象です．

(3) キシロカインテスト

挙上困難な症例に対して，局所麻酔剤（0.5% リドカインなど）を 5 〜 10 ml 肩峰下滑液包に注入して，挙上できるか否かを調べる検査です．挙上制限が疼痛によるものか，腱板断裂などの器質的なものかを判断します．

(4) ダウバーン症候

Dawbarn が報告した方法です．患者の上肢をできるだけ挙上して，検者の肩の上に肘をのせる．その位置で受動的に外転すると滑液包は肩峰下で圧迫されて炎症のあるときは痛みを生じ，それを通り越すと痛みが消失するというものです．

上肢を挙上下降させて肩甲上腕リズム（scapulohumeral rhythm）を後方から観察すると，とくに下降時にリズムが乱れていることが分かります．肩甲骨の位置は腱板断裂のために上腕骨との繋留が弱くなり，拘縮の少ない腱板断裂では，肩甲骨は下降，上方回旋しますが，拘縮があると挙上，外転，下方回旋します．慢性期では多くが何らかの拘縮を伴うために肩甲骨の内上角は健側に比して外側，上方に位置します．腱板断裂の肩甲上腕リズムはさまざまですが，典型的な完全断裂例では，肩甲上腕関節は三角筋による 30°程度の動きがあるものの，肩甲骨はほとんど動きません．これに対し肩関節周囲炎では，肩甲上腕関節には拘縮がみられるものの肩甲骨の動きは良好である点が腱板断裂とは異なっています．

ちなみに三笠らは，腱板断裂の診断項目について統計学的解析を行い，有力なものとして Subacromial effusion sign，肩峰骨頭間距離（acromio-humeral interval：AHI）6 mm 以下，関節雑音，外傷の既往，棘下筋の萎縮，Drop arm sign を挙げています．

(5) 単純 X 線像

陳旧性の大断裂や広範囲断裂では AHI が狭小化し，骨棘形成や硬化像または肩峰の関節面化（肩峰が上腕骨頭に対して陥凹し，あたかも関節を形成しているようにみえる）などがみられます．さらに臼蓋にも骨棘がみられ，大結節の硬化像や嚢胞形成，骨増殖などがみられます．また肩鎖関節にも骨棘などの関節症性変化が生じています．AHI（**図 5 - 22**）については多くの報告があり，Golding は 7 mm 以下，Cotton や宮沢は 6 mm 以下，Weiner は 5 mm 以下を異常とし，浜田らは広範囲断裂の 26% が 7 mm 以上の AHI を示したとしています．Peterson らによれば，正常 AHI は 9 〜 10 mm（男性 6.6 〜 13.8 mm，女性 7.1 〜 11.9 mm）であるとしており，当院での腱板断裂例の計測値は，AHI 平均 8.7 ± 2.6 mm（6.1 〜 11.4 mm）で，男性では 6.3 〜 11.4 mm（平均 8.8 mm），女性では 5.7 〜 11.1 mm（平均 8.4 mm）でした．このように安静時の AHI はばらつきが大きいため，計測値から腱板断裂を診断するのは難しくなっています．そこで山口らは，三角筋を収縮させた状態での AHI を計測し（**図 5 - 23**），正常群の収縮時 AHI が 10.3 ± 1.04 mm に対して，腱板断裂群では収縮時 AHI は 6.9 ± 3.22 mm で

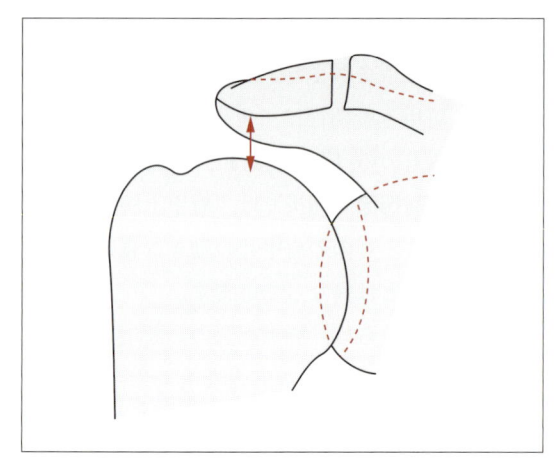

図 5-22　肩峰骨頭間距離（AHI）

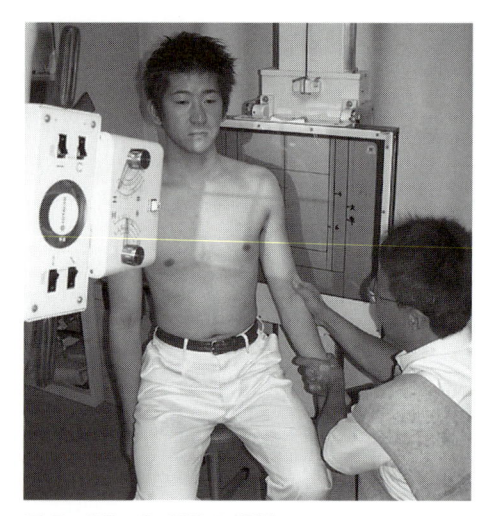

図 5-23　S-AHI の撮影

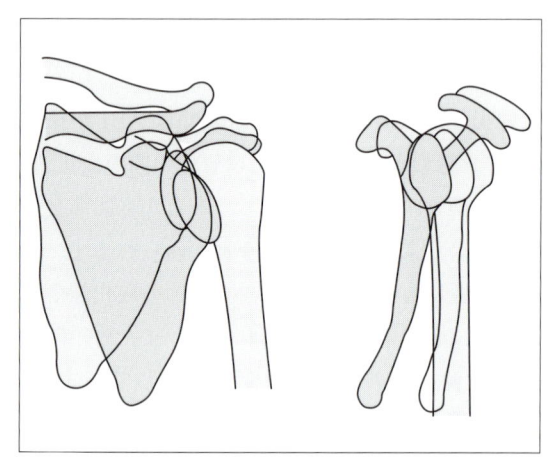

図 5-24　骨頭上方移動

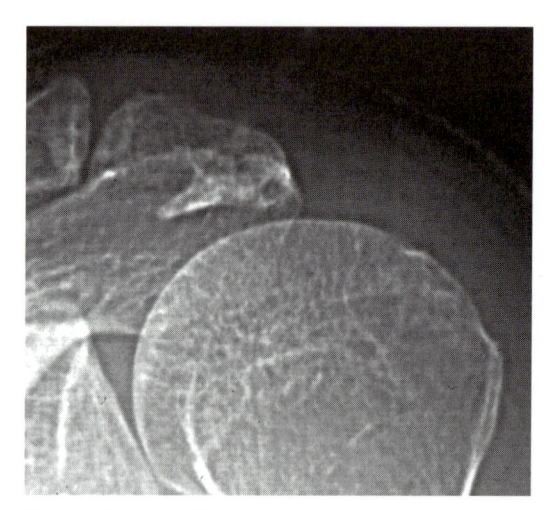

図 5-25　巨大な骨棘

有意に狭かったとしています．そして収縮時 AHI が 7 mm 以下であれば腱板断裂と診断でき，4 mm 以下であれば広範囲断裂であるといえると報告しています．MRI が簡単に撮影できる状況で断裂やその大きさの把握のためだけに，こうしたストレス撮影を行う意味は薄れていますが，筋腱のバランスがどのように破綻して上腕骨頭が上昇していくのか，自動挙上で上腕骨頭の位置がどう変化するかなどについて考えるきっかけになります（図 5-24）．

張ら（当院）の 1,068 例を対象にした調査によれば，肩峰に生じる骨棘の発生は，腱板断裂症例の約 50％にみられ，内訳は肩峰下型 17％，肩峰外側型 3％，烏口肩峰靱帯付着部型 12％，肩鎖関節の骨棘型 20％，フック型 18％でした（重複あり）．しかしながら大きさが 5 mm 以上の骨棘は全体の 10.7％にすぎず，臨床上問題となるような骨棘形成は多くないようです（図 5-25）．また 50 歳以上のグループには骨棘形成が有意に多く，Nicholson らも同様の結果であり，骨棘形成には腱板断裂のみならず加齢による因子も関与すると思われます．

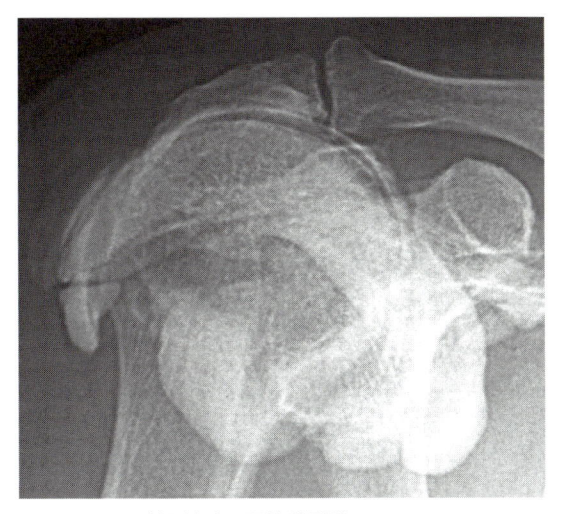

図5-26　腱板断裂の関節造影像

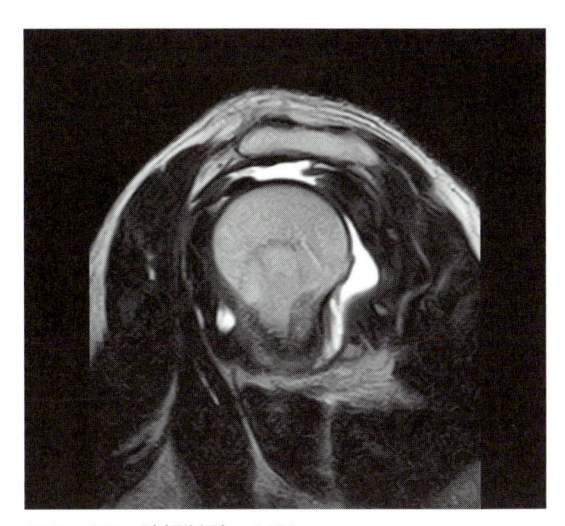

図5-27　腱板断裂のMRI

(6) 関節造影, MRI

　関節造影はMRIに比べて筋, 腱の性状を知る上では劣りますが, 関節面側の不全断裂や小さな断裂は, 造影剤のもれの有無で判断できるので簡単です. さらには断裂形態の把握も動態で何度も回旋しながら観察できるので重宝します. とはいえMRIの有用性を今さら否定するつもりはなく, 断裂形態や残存筋腱の把握は手術所見と絶えず比較していくことで各々が精度を上げていくべきでしょう (図5-26, 27).

　その他, 超音波による診断も手軽で無侵襲なため, 多くの施設で行われています.

(7) 断裂腱, 形状の把握

　形状の把握は治療計画や実際の手術方法に直結します. もちろん, 術前に分かるに越したことはありませんが, 実際には手術時に分かります. むしろ, 癒着や断裂腱の短縮, 引き込みやずり落ち, 上腕骨頭の突き上げなどもあって, 手術中に正確に把握するのも一筋縄にはいきません.

　当院のデータでは, 単独腱の損傷は30％のみで, 2腱以上の複数腱断裂が70％でした. 単独腱損傷のうち, 棘上筋腱断裂は90％, 棘下筋腱断裂は6％, 肩甲下筋腱断裂は3％であり, 複数腱断裂でも棘上筋腱を含むものが全体の97％を占めます.

　断裂形態 (図5-28) と主な形態の頻度を示します.

①大断裂 (massive tear)

　2腱以上の断裂で, 腱付着部の断裂部分の長さと腱端の奥行きを掛けた面積が$5.6cm^2$以上, または上腕骨頭露呈部分の径が3cm以上, 断裂部周囲径が9cm以上などの条件を満たすもの (25％).

②広範囲断裂 (global tear)

　手術時に腱端がみえず上腕骨頭が広く露出し, 一般的に一次修復が不可能と考えられているもの (12％).

③辺縁断裂, 不全断裂 (rim tear, concealed tear)

　付着部の小さい断裂, 肉眼的に断裂が腱の全層におよばず, 一部に連続性がみられるもの. 被覆あるいは深層断裂, 腱内断裂, 表層断裂の他後方縦断裂があるもの (21％).

④横断裂 (transverse tear)

　腱の走行と垂直な方向に断裂しているもの (6％).

⑤前方断裂, 縦断裂

　(anterior tear, longitudinal tear)

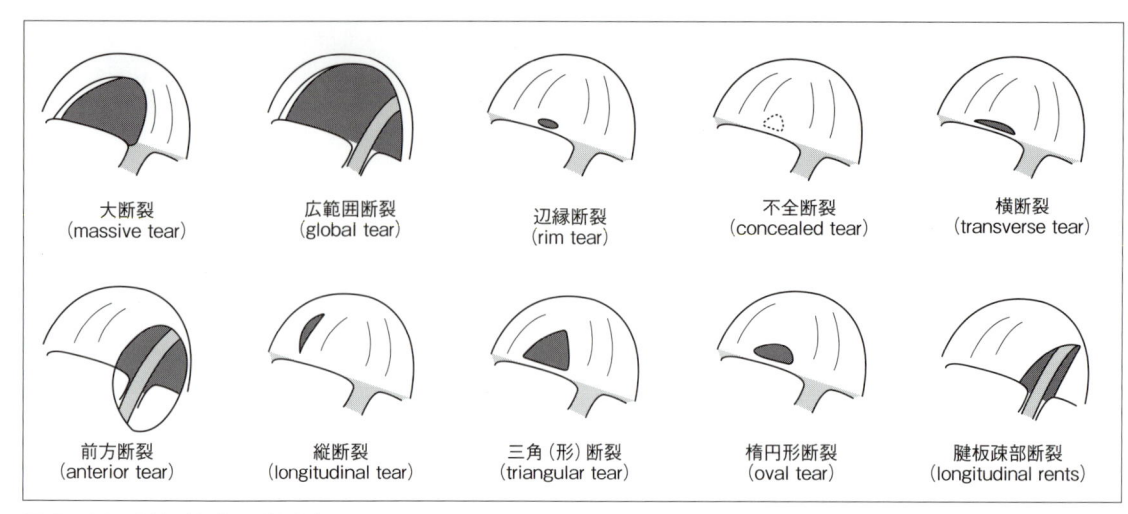

図5-28 腱板断裂の形態分類

肩甲下筋腱，腱板疎部あるいは棘上筋腱―棘下筋腱間に生じた縦方向に断裂しているもの（11%）．
⑥三角（形）断裂（triangular tear）
横断裂の腱端が拡大して，形が三角形，半月状，卵形を呈するもの（25%）．

4 病理

橋本らの報告によると，断裂腱には，①膠原線維径の細小化および不整走行，②粘液変性，③硝子化変性，④軟骨化生，⑤石灰化，⑥血管増生，⑦脂肪浸潤などがみられたとし，このうち①～③は全例に認められ，④，⑤は罹病期間の長い症例に，⑥は外傷例に多く，そして⑦は腱の断端よりも近位部の腱実質にみられたとしています．また①～⑤の変性所見は腱板の中間層から深層に多く出現していたと述べています．中川らも電子顕微鏡を用いて膠原線維の小径化を報告しています．また熊谷らは，断裂の大きさは，組織像に大きな影響を与えなかったとしています．

5 治療

(1) 保存的治療

腱板断裂が診断されても疼痛や機能障害が少ない場合には保存的治療を選択します．完全な腱板の修復は期待できないため，除痛や代償機能を獲得することが目標になります．投薬しながら，局注は肩峰下滑液包にステロイド剤，局所麻酔剤，ヒアルロン酸あるいはこれらを混和したものを注入します．理学療法は，とくに初期の段階ではゆるやかなものから始めます．上肢の重みを逃がしながら行える振り子運動やテーブル磨き，スリングを使った運動がよいでしょう．

(2) 観血的治療

疼痛，機能障害の強いものは迷わず手術を勧めます．

全身麻酔下に半座位をとり，上方進入，肩峰前縁から腋窩に向う経肩峰皮切（transacromial approach）を利用します．肩峰より前方の皮切で対応可能ですが，広範囲断裂などで展開を広げる場合にはこれを頭側から後方へ伸ばし，三角筋を肩峰より切離することもあります．一般的には上腕

骨骨幹部の展開に優れている前方進入（deltopectoral approach）が肩関節の展開に用いられることが多いようですが，この transacromial approach にて骨折も含めほとんど対応可能です．橈側皮静脈の処置が不要で，外側に寄らない限り腋窩神経の損傷も心配いりません（図 5 - 29）．

三角筋を鈍的に分け，肩峰下滑液包を切開します．上方には烏口肩峰靱帯が存在しこれを電気メスで切離しますが，胸肩峰動静脈が走行し，よく出血するため注意します．烏口肩峰靱帯に沿った骨棘を含めて肩峰の前外側部分と下面を十分に切除し，肩峰形成を行います．

腱板と周囲との癒着を剥離します．まず内側の肩甲下筋，次いで棘上筋，後方腱板周囲の順に癒着を用手的あるいはガーゼを使って剥離します．この剥離操作を丁寧に行うことではじめて先に示した断裂形態の観察が可能になります．

実際の腱の縫合は少々慣れも必要ですが，可能な限り上腕骨頭を被覆することを目標にするのが近道でしょう．とくに断裂が大きいものでは中枢側から側々縫合していきます．これにより前方，後方にずれ落ちた腱板を引き上げることになります（反対に上方に突き上げられた上腕骨頭を押し下げることになります）．最終的に大結節近くにきた腱端を骨に錨着します．この部分にはあらかじめ骨溝を作成し，腱端は埋没するようにします．これは腱骨結合部の表面積を広くし，骨髄からの血流が修復に有利に働くことを期待して行っています．

一見修復不能にみえる広範囲断裂でも，まずは腱板周囲の徹底的な癒着剥離を行います．もし上腕二頭筋長頭腱が残存していればこれを使わない手はありません．前方にずれ落ちた腱板を長頭腱にアンカーしながら上方に引き出していき，後方の腱板と縫合し，徐々に上腕骨頭を被覆し，前述のごとく腱端を骨溝へ錨着します．縫合時には，必ず上肢を挙上し，助手が上腕骨頭を前方から押さえ込むことも大切です（図 5 - 30 ～ 34）．どうしても腱端を引き寄せてくることができない場合には，通常より近位の骨頭軟骨に骨溝を掘る，それもできない場合は，三角筋深層を移行します（図 5 - 35）．

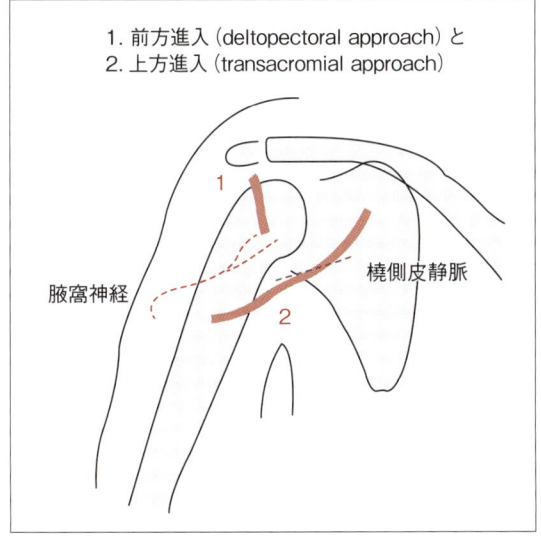

図 5 - 29　腱板手術のアプローチ

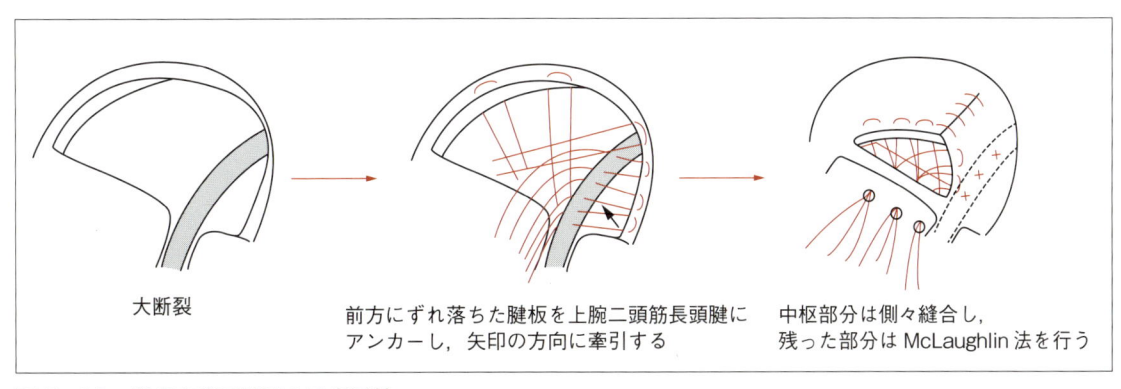

図 5 - 30　腱板広範囲断裂の手術手技

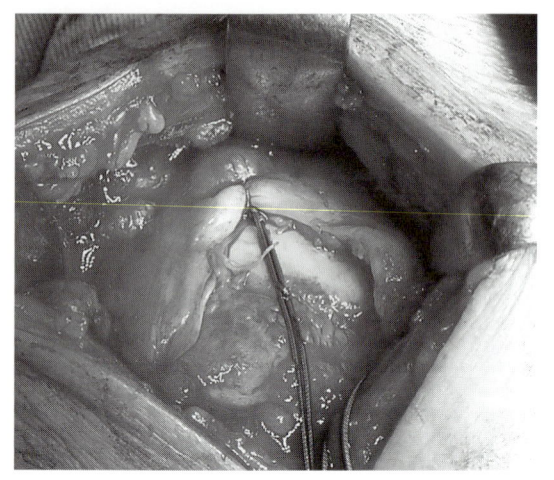

図5-31 中枢より側々縫合を行い骨頭を引き下げる

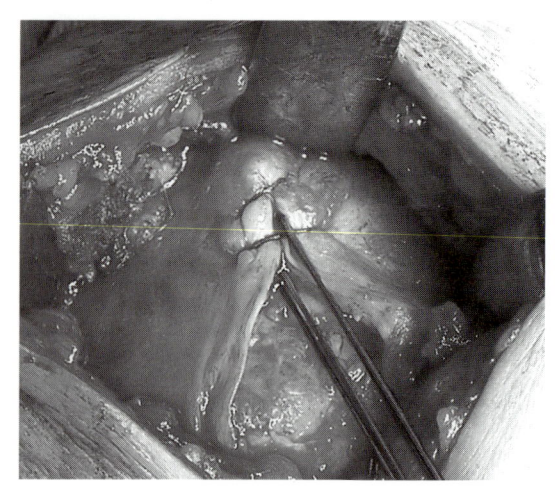

図5-32 三角断裂の形態にする

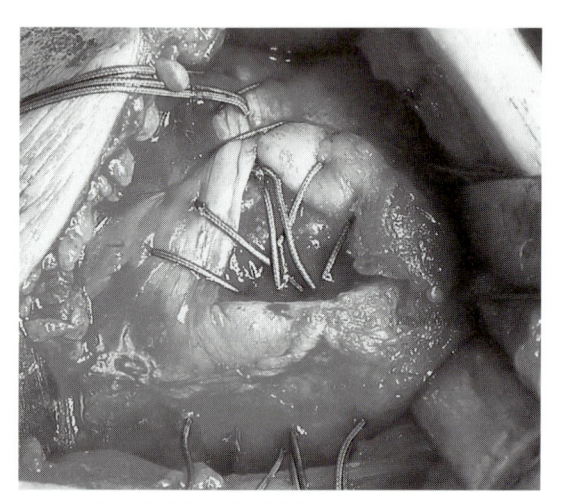

図5-33 腱端を骨溝に錨着する

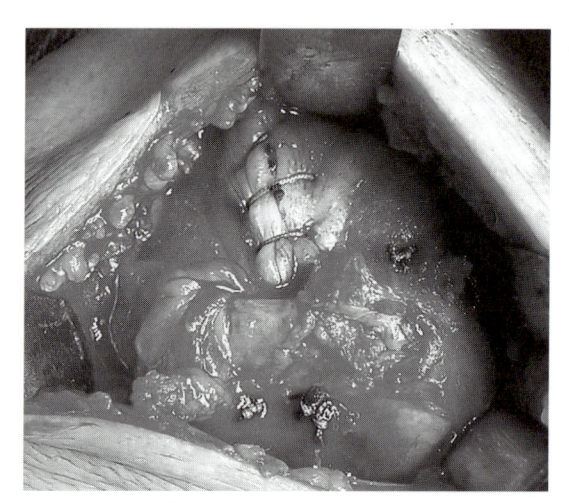

図5-34 縫合完了

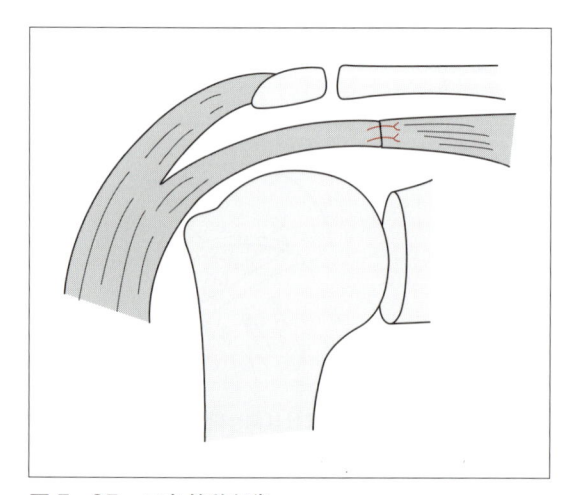

図5-35 三角筋移行術

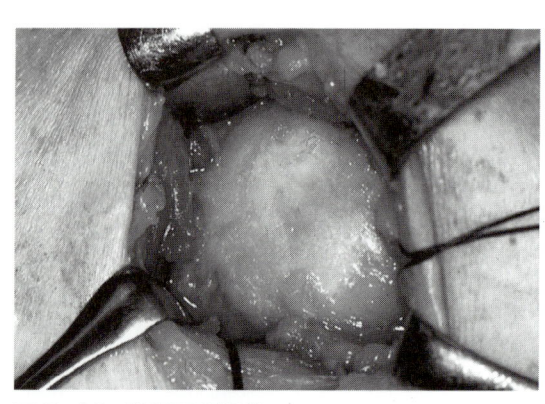

図5-36 腱板不全断裂

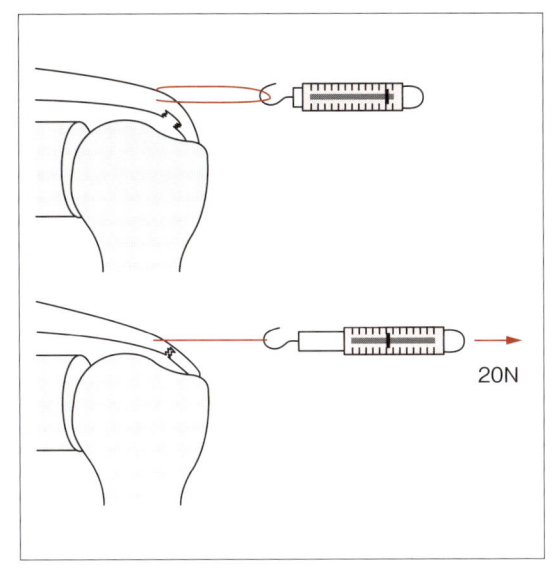

図5-37　腱板牽引試験のシェーマ

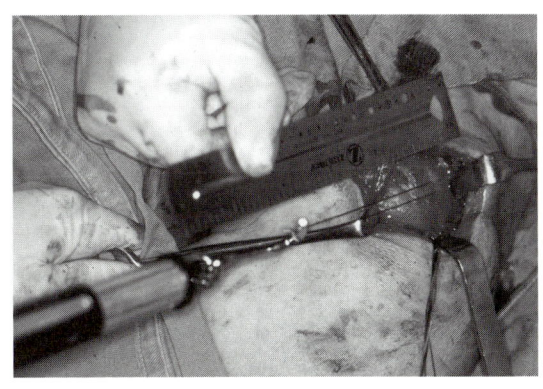

図5-38　腱板牽引試験

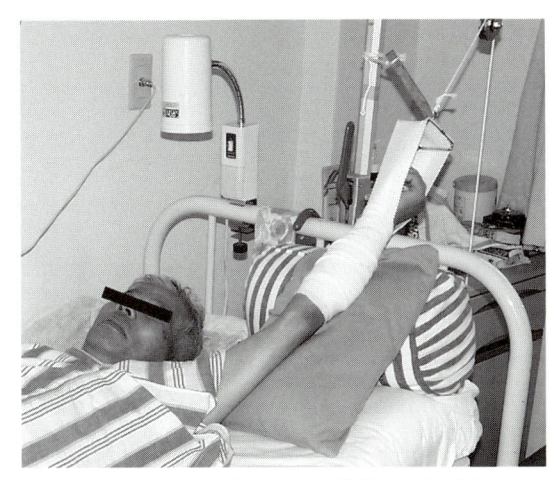

図5-39　術後ゼロポジション肢位での介達牽引

逆に一見明らかな断裂を認めないような不全断裂においても，その病巣の広がりの観察や，処置には注意が必要です（図5-36）．腱板の色調の変化や艶，平滑さがなくなり，より明らかな場合には表面から陥凹が触れます．

確認が難しい時には，腱板に縫合糸をかけ，一定の力で牽引してみるのも一つの方法です（図5-37，38）．不全断裂を生じている部位は腱板が弛緩し，腱としての弾性が低下していると考えられるため，少ない力で引っ張ることができます．傷んでいる部を中心に切開を加えて深層を観察します．断裂や変性が中枢や前後に広がっていればそれに応じて切開を追加し，断裂部を切除し，腱端を骨溝に縫着します．

三角筋を肩峰から切離した，あるいは肩峰形成術により三角筋が弛緩した際にはこれを上方へ引き上げながら肩峰へ再縫着します．筋線維間の側々縫合も行い，閉創します．

(3) 後療法

術後数日はベッド上でゼロポジション肢位での介達牽引を行います（図5-39）．その後，同肢位でギプス固定を行い（図5-40），ここからリハビリテーションをスタートします．利点として，筋の捻れがない安定したポジションから，重力を利用して下降運動ができることが挙げられます．つまり解剖学的な屈曲のほうが伸展よりも易しいのです．それはテントの支柱を倒してしまうほうが，立てつけるよりも簡単なのと同じことです．さらに手術部位についても修復した腱板に過度の緊張を与えず，修復部分が肩峰の下になり癒着が起きにくい利点が考えられます．

ギプスは2～3週間で除去し，下垂に応じてアームレストを使用します（図5-41）．最近は長期間のギプスの固定を嫌って，帽子に把手をつけたヘッドギア（図5-42）で代用することもあります．術後1か月～1か月半で上肢の挙上下降のスムーズな運動を目標に，徐々に回旋運動を開始し，

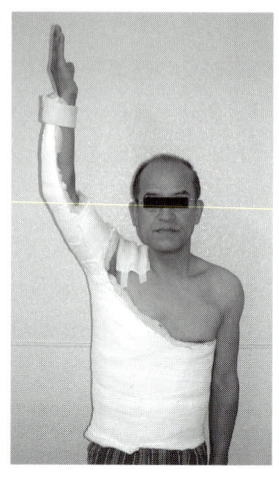

図5-40 ゼロポジションギプス 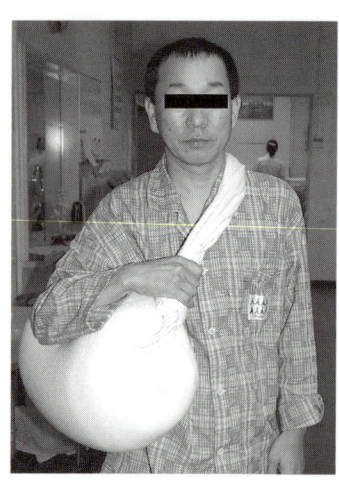　　図5-41 アームレストの装着 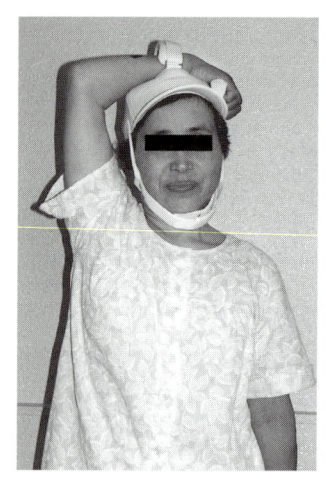　　図5-42 ヘッドギアの装着

とくに内旋伸展の矯正は2～3か月以降に行います．当院で使用している腱板断裂手術例のクリティカルパスを示します（図5-43）．ただしこのような方法は手間ひまがかかる上，入院期間も長くなるため，下垂位（小さいアームレスト）で患者に通院してもらう施設も多いようです．

腱板の修復にはさまざまな方法があります．前述した以外にも，棘上筋を前進させるDebeyre法，腱移行術では肩甲下筋腱，小円筋，上腕二頭筋長頭腱，広背筋，三角筋，僧帽筋などを移行する方法，移植術として大腿筋膜を利用したり，同種移植（allograft）や人工素材などを用いた修復術などが，大断裂や広範囲断裂に対する方法として報告されています．

① Debeyre法

棘上窩より棘上筋の剝離を行い，筋を前進させて，腱板断端を大結節の骨溝に錨着します（図5-44）．原法では肩峰の骨切りを行いますが，行わない方法もあります．

② 肩甲下筋腱移行術

肩甲下筋の上部1/2～2/3の部分を切離して，棘上筋腱の断端と骨溝に縫合します（Cofield）（図5-45）．

③ 上腕二頭筋長頭腱移行術

上腕二頭筋腱長頭を結節間溝から新しく作製された骨溝へ移行させ，この移行した長頭腱に両側から腱端を縫合します（Bush）（図5-46）．

④ 小円筋移行術

小円筋の付着する大結節をキューブ状に骨切りし，前方の大結節に移行させます（Paavolainen）（図5-47）．

⑤ 広背筋移行術

広背筋腱を上腕骨付着部で切離し，有茎筋弁として小円筋と三角筋の間を通して前方に引き出し，骨溝に錨着したり，修復部の欠損部分に縫合します（Gerber）（図5-48）．

⑥ 僧帽筋移行術

僧帽筋上部線維の鎖骨部を含めて剝離し，3cmの幅で約8cmのflapを作成し，大結節部の骨溝に錨着します（三笠）（図5-49）．

⑦ 腱移植術

自家移植，同種移植があり，大腿筋膜（図5-50）などを用いて修復を行います．

⑧ 人工素材を用いたPatch法

Teflon，Marlex，Gore Texなどの人工生体適合材料を用いて腱断端と骨溝の間を補塡します（尾崎，井阪）（図5-51）．

7. 腱板断裂

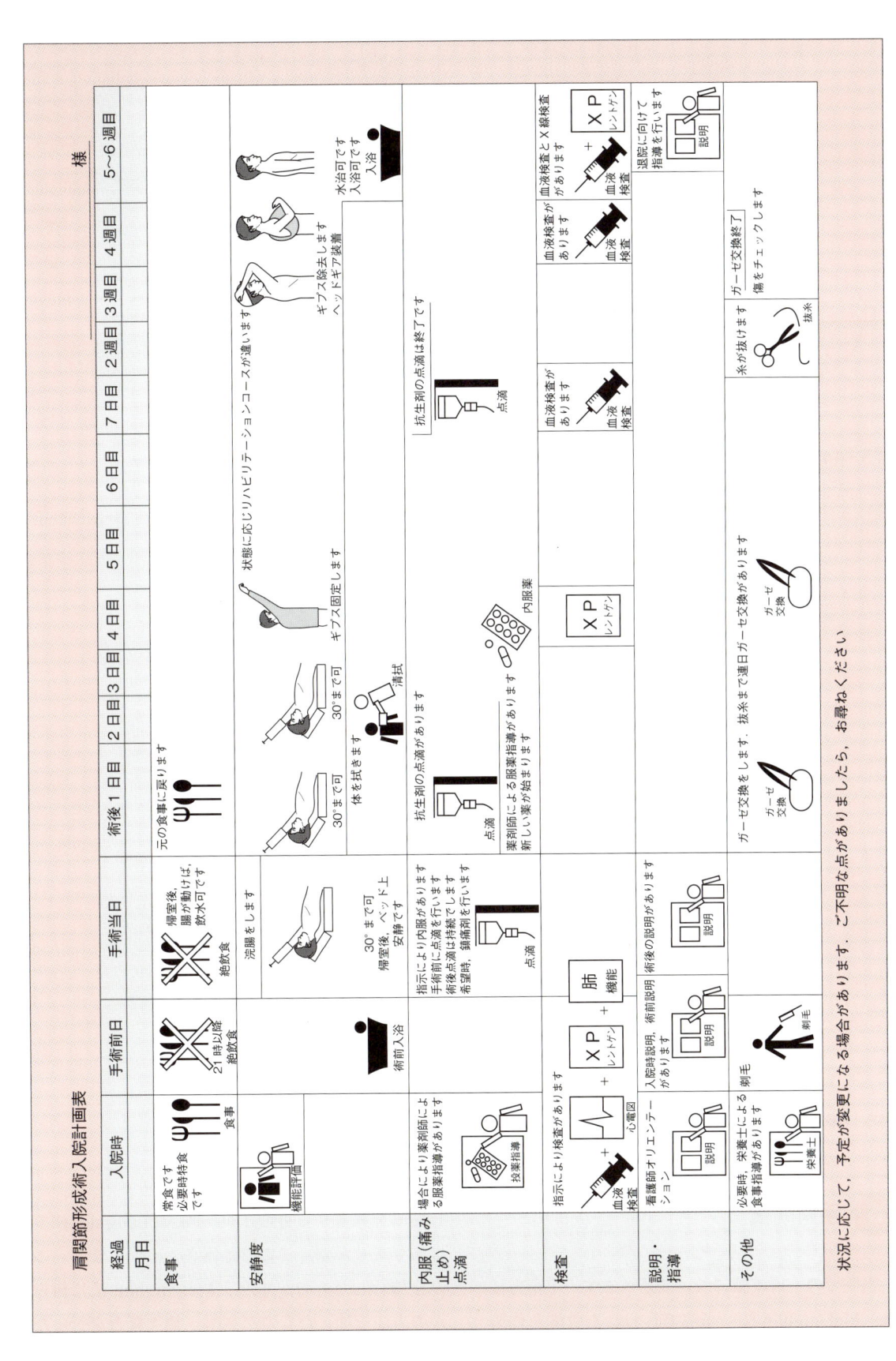

肩関節形成術入院計画表

様

経過	入院時	手術前日	手術当日	術後1日目	2日目	3日目	4日目	5日目	6日目	7日目	2週目	3週目	4週目	5〜6週目
月日														
食事	常食です 必要時特食です 機能評価	21時以降 絶飲食	帰室後、喉が動けば、飲水可です 絶飲食	元の食事に戻ります										
安静度		術前入浴	浣腸をします 30°まで可 帰室後、ベッド上安静です	30°まで可 体を拭きます	30°まで可 清拭		状態に応じリハビリテーションコースが違います ギプス固定します				ギプス除去します ヘッドギア装着		水治可です 入浴可です 入浴
内服(痛み止め)・点滴	指示により薬剤師による服薬指導があります 投薬指導	指示により内服があります 手術前に点滴を行います 術後点滴は持続です 希望時、鎮痛剤を行います 点滴	抗生剤の点滴が始まります 薬剤師による服薬指導があります 新しい薬が始まります 点滴		内服薬			抗生剤の点滴は終了です 点滴					
検査	血液検査	XP レントゲン + 心電図 + 肺機能				XP レントゲン					血液検査があります 血液検査		血液検査とX線検査 退院に向けて指導があります 血液検査 + XP レントゲン
説明・指導	看護師オリエンテーション 説明	入院説明、術前説明があります 説明	術後の説明があります 説明										説明
その他	必要時、栄養士による食事指導があります 栄養士	剃毛による剃毛		ガーゼ交換をします。抜糸まで連日ガーゼ交換があります ガーゼ交換			ガーゼ交換			糸が抜けます 抜糸	ガーゼ交換終了 傷をチェックします		

状況に応じて、予定が変更になる場合があります。ご不明な点がありましたら、お尋ねください

図5-43 当院で使用しているクリティカルパス

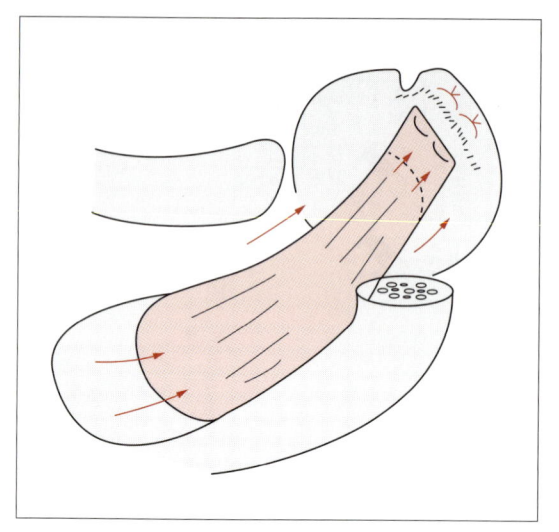

図5-44 Debeyre法

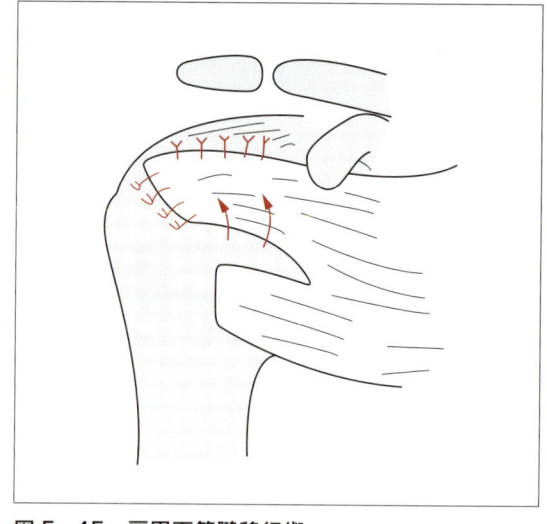

図5-45 肩甲下筋腱移行術

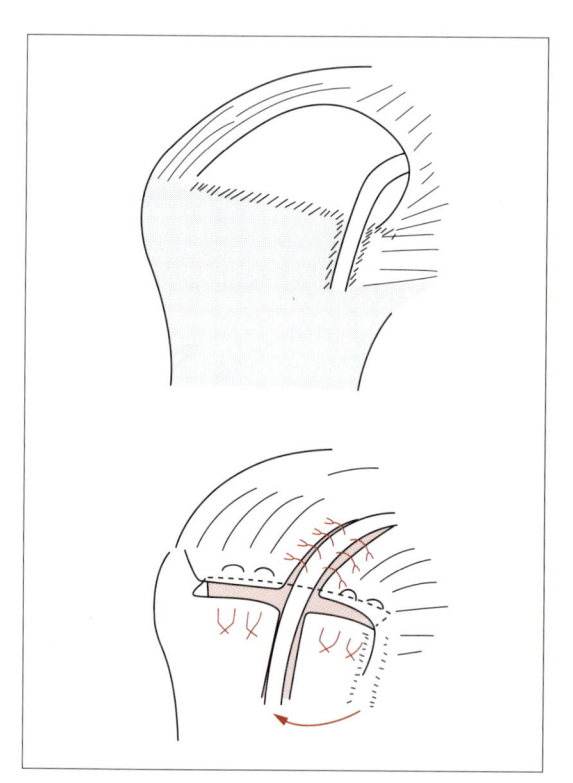

図5-46 上腕二頭筋長頭腱移行術

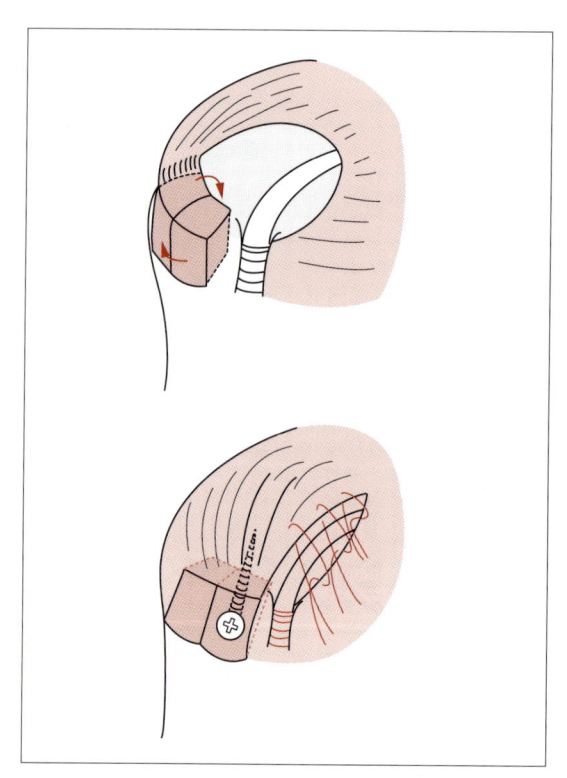

図5-47 小円筋移行術

6 手術成績

　当院での手術成績について述べます．手術方法は，McLaughlin法（当院で行われた骨溝を作製し腱端を錨着する方法イコール McLaughlin法ではありませんが，ここでは便宜上そうします）のみを施行したものが45％，McLaughlin法に何らかの方法を加えたものが29％，側々縫合を行った

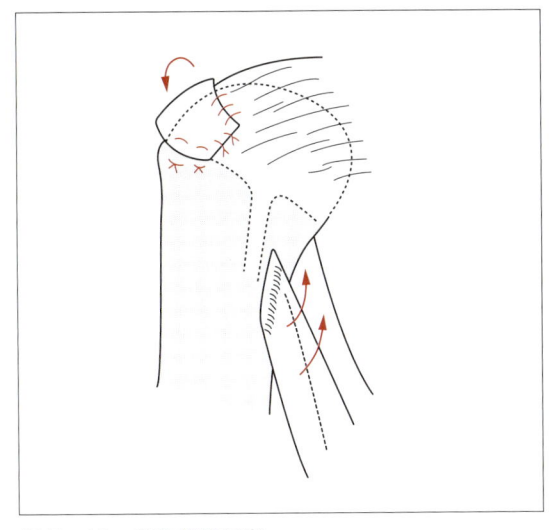

図5-48　広背筋移行術

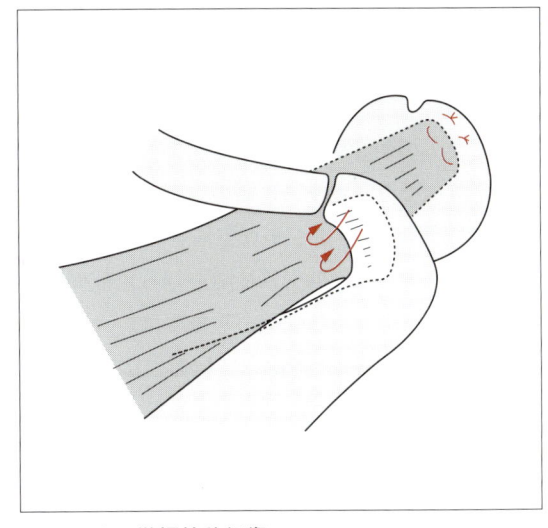

図5-49　僧帽筋移行術

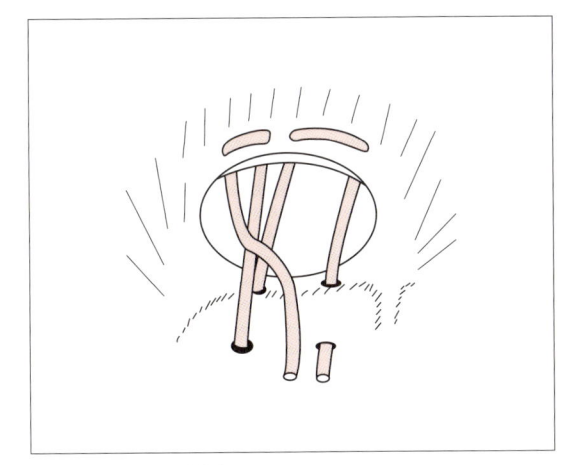

図5-50　腱移植術

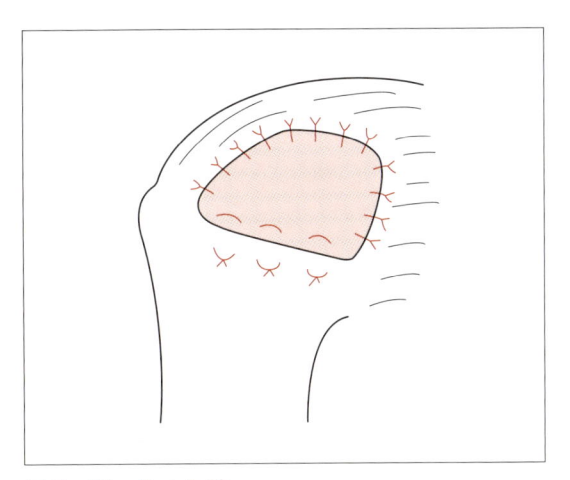

図5-51　Patch法

ものが22％，側々縫合に上腕二頭筋長頭腱へアンカーを加えたものが4％でした．総合評価では，疼痛がなく筋力も強く日常生活に問題のない良好なものが88％，使いすぎると痛みが出現し，筋力がやや弱く，日常生活には軽度の障害があるが10％，疼痛があり，筋力は弱く，日常生活にも障害がある成績不良なものが1％という結果であり，全体として腱板断裂の観血的治療成績は極めて良好です．

(1) 完全断裂の成績

①大断裂，広範囲断裂の成績

原因としては，転倒が52％，腱板断裂全体が41％で，転倒による割合が多くなっています．手術時年齢も60歳と高齢です．断裂形態と職業との関係では，労働者が多く約60％を占め，事務系は少なくなっています．手術方法は，McLaughlin法のみを施行したものが32％，側々縫合を追加したものが11％，上腕二頭筋長頭腱へアンカーを加えたものが26％，McLaughlin法，側々縫合，上腕二頭筋長頭腱へアンカーのすべてを行ったも

のが10%，側々縫合を行ったものが9%，側々縫合に上腕二頭筋長頭腱へアンカーを加えたものが6%，腱端が短縮し，やむをえず骨溝を中枢側に作製したものが5%，腱端の変性などで完全な被覆が不可能で滑液包や三角筋の筋膜で覆ったものが0.5%であり，さまざまな方法を組み合わせて行っています．人工腱や移植腱を行った症例はありません．術中の上腕骨頭の被覆率は，大断裂では良好が84%，緊張が強いが14%，広範囲断裂では良好が49%，緊張が強いが36%でした．被覆不可能なものは，大断裂で5%，広範囲断裂で0.5%であり，広範囲断裂といえども被覆不可能なものは極めて少なく，手術操作の妥当性を裏付けています．

大断裂で疼痛なしは，術前10%のみであったものが術後は77%に上昇し，広範囲断裂でも同様に，術前9%が術後70%に増えています（図5-52）．ただし使うと痛むといった症状は減少してはいますが，30%のものに残存しています．この使うと痛むという症状は，側々縫合を行った症例では33%に，McLaughlin法を行った症例では18%にみられ，McLaughlin法では少なくなっています．術後も強い痛みを訴えたものは533例中2例のみでした．

筋力では，大断裂で73%が正常に回復し，広範囲断裂でも53%のものが回復しています（図5-53）．これらの数字は先の疼痛の改善とほぼ一致しています．

生活動作では，大断裂，広範囲断裂ともに術後90%以上のものが，問題なしと答えており，術前の制限はほとんど解消されています（図5-54）．

総合的に大断裂と広範囲断裂の成績は，良好が83%で，可が15%，不良が2%という結果でした．広範囲断裂といえどもほとんどの症例で縫合が可能であり，成績も他の腱板断裂と同等で，良好であるといえます．ただし，使いすぎると痛むことや，筋力低下の問題などは多少残存し，手術方法とは別に術前からの腱板の質的問題と関係がある

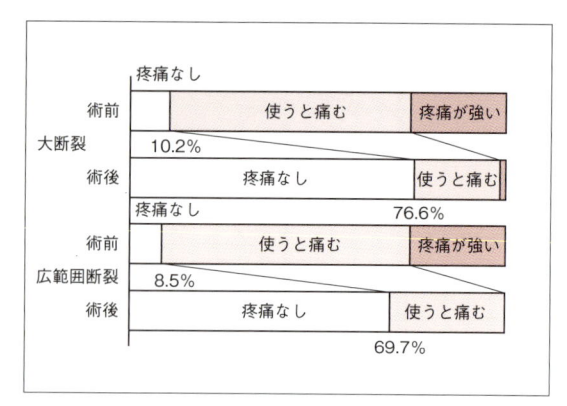

図5-52 疼痛の改善

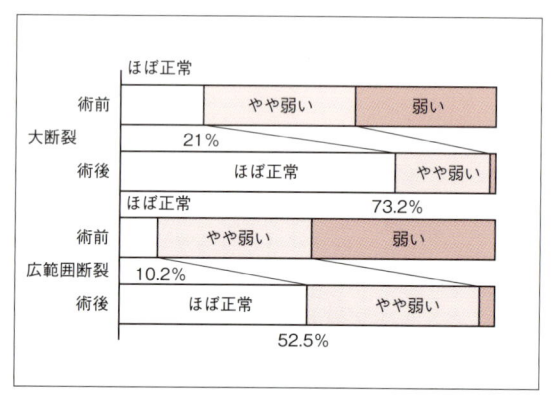

図5-53 筋力の改善

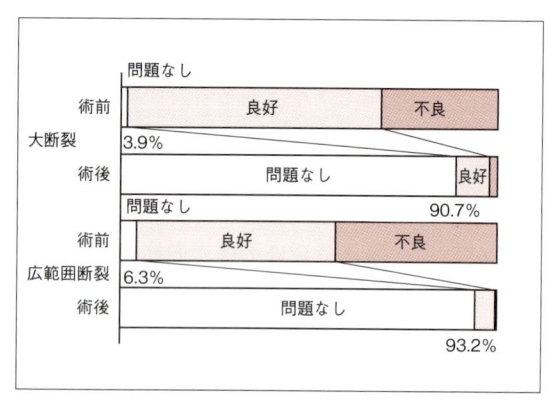

図5-54 生活動作の改善

のかもしれません．

②中断裂，小断裂の成績

三角断裂ではMcLaughlin法やそれに側々縫合や上腕二頭筋長頭腱への固定などを加える術式が85%と多く，縦断裂では逆に側々縫合が70%と

多くなっています．横断裂は McLaughlin 法が 79％，側々縫合が 21％でしたが，側々縫合のみを行った症例のうち 37％が術後に使いすぎると痛みを生じ，成績不良例も 11％と多く認めました．これに対して McLaughlin 法を行った場合には術後の使いすぎると痛む症例の割合は低く，成績不良例も 1％のみでした．したがって横断裂に対してはいくら腱端が残存していても腱同士の縫合は避けるべきで，骨への腱端の縫着がよいと思われます．縦断裂はすべての断裂形態のなかで，最も術後の疼痛が少なく，80％に疼痛なしとの結果でした．縦断裂に関しては側々縫合でも問題なく成績は良好でした．大断裂，広範囲断裂を除く完全断裂の手術成績は，疼痛なし 72％，使うと痛む 27％，疼痛が強い 1％であり，筋力では正常 84％，やや弱い 15％，弱い 1％でした．日常生活動作では，92％が問題なしと答えており，総合成績は良好 91％，可 8％，不良 1％という結果でした．

(2) 不全断裂の成績

不全断裂の手術成績は，疼痛なしが 70％で，使うと痛む 29％，疼痛が強い 1％であり，筋力では正常 86％，やや弱い 14％，弱い 1％でした．総合評価は良好 89％，可 9％，不良 2％という結果でした．腱板完全断裂と大きく差異はありませんが，やや関節拘縮を生じやすい傾向にあり注意が必要です．

7 成績不良例の検討

成績不良と判断された 21 例（1％）をみると，手術までの期間は全体のそれと差異はありません．また断裂形態についても広範囲断裂 4 例，大断裂 5 例，不全断裂 4 例，三角断裂 2 例，横断裂 3 例，その他 3 例と偏りはなく，過度な緊張なく被覆できたと判断された症例が 86％を占めていました．よって，成績不良例が必ずしも長く経過したため，腱修復に際して緊張が上腕骨頭の被覆が難しかった，つまり手術が難しかったというわけではないようです．ただし，成績不良例の術式は McLaughlin 法を含む方法 57％に対して，端々縫合を含む方法が 43％と非常に多くなっています．深層への断裂の広がり，腱の変性の程度の把握が甘かったことなどが思いつきますが，腱が残存している症例でも安易に端々縫合のみを行い，骨への錨着を怠ることは避けるべきであると反省させられます（図 5-55）．

特に再手術例の検討を行った三森らの調査では，再手術を要した症例は 739 例中 27 例（3.7％）で，これらのうち，20 例は初回手術後に明らかな外傷歴がありました．このため本来の意味での再手術例は 7 例（1％）のみです．症例はすべて肉

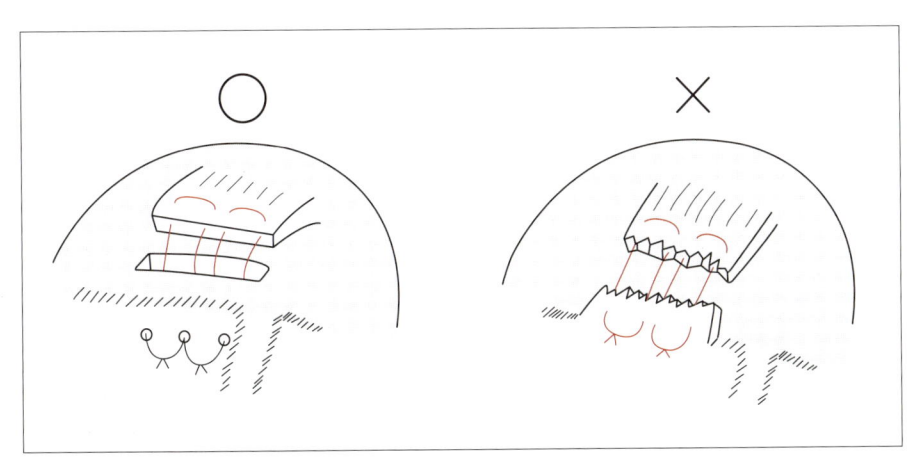

図 5-55　端々縫合は成績不良

体労働に従事し，5例は労働災害によるものでした．7例とも初回手術時と同じ断裂部位で再断裂し，不全断裂の3例は再手術時にはそれぞれ広範囲断裂，大断裂，三角断裂へと進展し，横断裂の1例は三角断裂に，三角断裂の1例は大断裂へとすべての断裂に拡大がみられました．さらに7例中3例に上腕二頭筋長頭腱の断裂や部分断裂が認められました．まとめると，①肉体労働者で労働災害が多い，②初回手術時に不全断裂に対して表層のみの縫合を行った症例が多い，③上腕二頭筋長頭腱の断裂例が多いなどを再手術例の特徴として挙げています．また相澤らも不全断裂に再手術率が高く，断裂部位と範囲の術中判断が難しいことを原因に挙げています．一方，Bigliani は31例の再手術例を検討し，97%が広範囲断裂あるいは大断裂であり，90%に impingement が残存したとし，この2つが再手術の最も大きな要因であり，再手術例の満足度は52%であるとしています．その他，現在まで再手術の要因として，①腱板の変性などの質的問題，②三角筋付着部の損傷，③術後の外固定，④不適当なリハビリテーション，などが挙げられています．また黒川は，術式について McLaughlin 法を行う場合，修復時の腱の過緊張は再断裂の原因となるとしています．

8 特殊な腱板断裂

① cuff tear arthropathy（腱板断裂後の変形性肩関節症）

1983年 Neer は腱板広範囲断裂の放置例に関節症性変化がみられる病態を cuff tear arthropathy と命名しました．すなわち腱板断裂に伴う二次性の変形性肩関節症といえます（図5-56）．単純X線像上，上腕骨頭の変形や扁平化，骨棘形成，軟骨下骨の硬化像，嚢胞形成などがみられます．人工骨頭置換術と腱板修復術を行いますが，腱板の修復は，上腕骨頭サイズを小さくするなど工夫が必要で，困難な場合が多くなります．

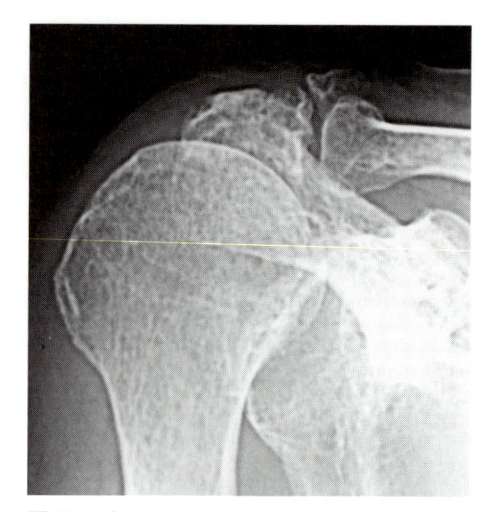

図5-56　cuff tear arthropathy

②麻痺を伴う腱板断裂

腋窩神経麻痺を伴う腱板断裂を時に経験します．三角筋の運動麻痺と固有知覚障害があり，さらに関節造影，MRI により腱板断裂が証明された症例です．脱臼機転が働いたような，転倒やぶら下がりなどの受傷機転で発症することが多く，このような症例に対しては，当院ではまず腱板断裂に対する手術を行い，腋窩神経麻痺に対しては後方四角腔への低周波治療やリハビリテーションを行い，回復をみます．腋窩神経麻痺は肩関節脱臼の初回脱臼時などにもよく経験されるように，早いものでは2～3週から回復がみられ，ほとんどの症例は回復します．したがって同じリハビリテーションを行うのであれば，まず腱板断裂を修復し，同時に腋窩神経麻痺の回復を図るほうが効率はよいと考えます．

③肩鎖関節脱臼に伴う腱板断裂

当院の資料によると肩鎖関節脱臼で腱板断裂を伴う頻度は15%で，結構高い合併率でした．肩鎖関節脱臼の術後に疼痛が持続することで腱板断裂例が多くみつかっています．術後あわてないためにも肩鎖関節脱臼症例では関節造影あるいはMRI を行い，腱板断裂の有無を確認しておくべきでしょう．

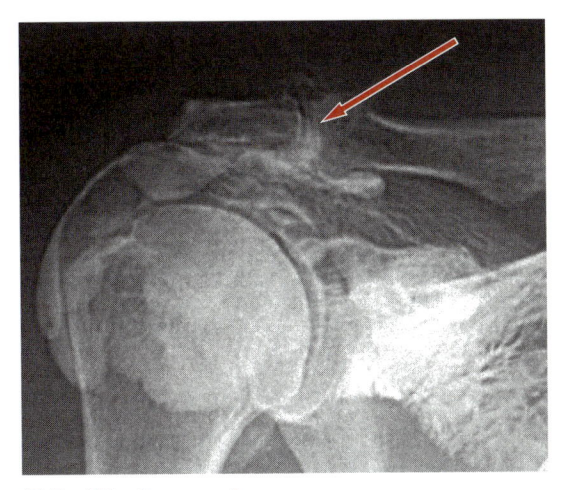

図5-57　Geyser sign

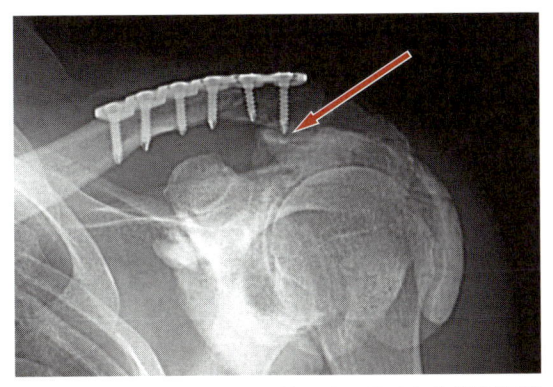

図5-58　スクリューの先端により発生した腱板断裂

　腱板断裂例に対する関節造影時に，肩峰下滑液包に流出した造影剤が肩鎖関節に流入し，これが描出されることがあります．この現象は"Geyser sign"と呼ばれ，当院の資料では腱板完全断裂の4%に認められました（図5-57）．発生について長谷川らは，①腱板断裂と同時に存在する肩鎖関節の変性，②肩鎖関節部でのimpingementによる肩鎖関節下面の摩耗，③肩峰下滑液包と肩鎖関節との間に存在する生理的な交通，などの可能性を述べており，Geyser signが必ずしも腱板断裂に伴う肩鎖関節脱臼を意味するものではないとしています．

④スポーツ障害における腱板断裂

　若年者や青年期に生じる腱板断裂としてスポーツ障害があります．とくにオーバーヘッドアクションを行う野球やバレーボール，ソフトボール，テニスなどに多くみられ，断裂形態としては棘下筋の付着部の関節面断裂，棘上筋腱と棘下筋腱の間の縦断裂（longitudinal tear）です．ほとんどの症例が腱板疎部損傷を伴います．当院では200例以上の腱板疎部損傷に棘下筋腱断裂を合併する症例を経験しており，これは腱板疎部損傷例の約10%に相当します．

⑤鎖骨骨折術後の腱板断裂

　鎖骨骨折に対してプレート固定を行う際には，注意が必要です．とくに外側のスクリューは長すぎてはいけません（図5-58）．また高齢者では鎖骨骨折術後に腱板断裂の合併が判明することも多く注意が必要です．

⑥三角筋断裂を伴う腱板断裂

　まれな病態ですが，度々報告はあります．森澤らは18肩の症例を検討し，腱板広範囲断裂に合併することや上腕骨頭の上方偏位により大結節と三角筋が擦れて断裂が起こるのではないかと推測しています．

⑦脱臼を伴う腱板断裂

　高齢者の肩関節脱臼には，腱板断裂を伴うことが多く，なかには容易に脱臼を繰り返し，反復性脱臼へと移行するものもあります．Guminaは60歳以上の高齢者108人について調査し，再脱臼率は22.1%であったとしています．一般的に高齢者では，反復性肩関節脱臼の主病変であるBankart lesionを認めることは少ないと考えられますが，一方で山門らはBankart lesionを修復することにより脱臼を防止できた症例を報告しており，各々の症例で，脱臼の原因が腱板にあるのか，Bankart lesionにあるのかを判断する必要がありそうです．腱板が原因であれば，腱板修復術を行いますが，高齢者で脱臼する症例は広範囲断裂で，腱自体の変性が強いことが多く，修復が困難な場

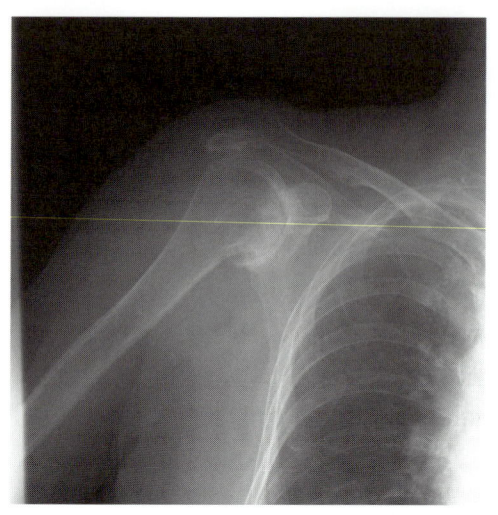

図5-59 脱臼を繰り返した腱板広範囲断裂

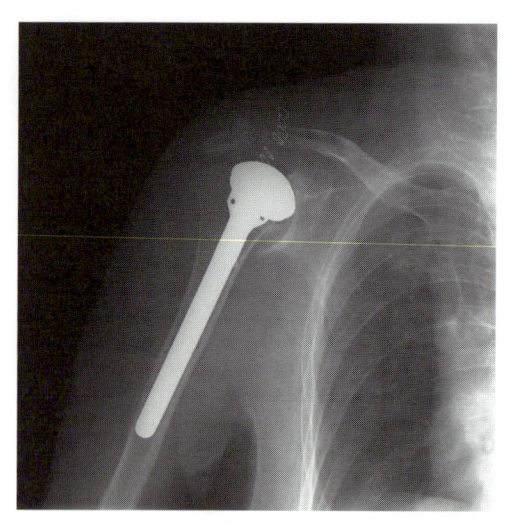

図5-60 小さめの骨頭で置き換え，腱板を修復

合もあります．このような症例に対しては，人工骨頭置換術を行うのも一つの方法で，脱臼しにくいように骨頭を通常より後捻させて挿入し，骨頭サイズを小さくすることで腱板の修復も容易になります（図5-59, 60）．先述の cuff tear arthropathy においても，大結節部分をカバーするような広い関節面を持つ人工骨頭がデザインされていますが，小さい骨頭にして腱板を修復しにくいほうが術後関節の動きに期待が持てます．

8. 腱板疎部損傷

> **ポイント**
>
> ・棘上筋腱と肩甲下筋腱の間の腱板疎部に生じる障害である．
> ・比較的若い年齢層にみられる不安定型と中年以降にみられる拘縮型がある．
> ・投球障害肩の原因の一つである．
> ・関節造影が診断に有用である．

　腱板疎部は，肩甲下筋腱と棘上筋腱との間隙をさします．ここを上腕二頭筋長頭腱が走行することもあり，さまざまなストレスがかかることが想像されます．五十肩の原因にも挙げましたが，患者の反応によっては不安定性が問題になる場合もあり，同じ場所の損傷で病態が真逆になることが面白いところです．

1 解剖と病態

　解剖学的に腱板疎部とは，烏口突起外側における肩甲下筋と棘上筋との間隙をさします（図5-61）．南川らは死体を用いた研究で，腱板疎部の幅は平均14.8mmで，厚みは2～3mmの薄いものが多かったとしています．肩甲下筋と棘上筋の走行の違いを緩衝するための調節機構になっていますが，逆にストレスにさらされ，障害を受けやすくなった抵抗減弱部位であるともいえます．Edelsonによれば，疎部の上方を走る烏口上腕靱帯は他の靱帯に比べ疎性結合組織が多く，強度は低いものの弾力性に富むとされ，中野は腱板疎部や烏口上腕靱帯には神経線維が豊富で，神経線維網を形成していると述べており，この部分が非常にデリケートな構造になっていることを示唆しています．さらに同部の形状はさまざまなバリエーションがみられ，DePalmaによれば健常者の約9％は開口しているといえます．

　烏口上腕靱帯は烏口突起基部より起こり，腱板疎部の上を走行し上腕二頭筋長頭腱を覆うように結節間溝の大・小結節に停止します．この靱帯は，肩関節外旋位で緊張し，内旋位で弛緩します．このことから腱板疎部も同様に外旋位で緊張し，内旋位では拡大し弛緩することは想像がつきます．さらに手術中に烏口上腕靱帯を持ち上げて上腕骨頭に牽引を加える，あるいはそれをゆるめて観察すれば，内旋位では腱板疎部が陥凹して容易に上腕骨頭が引き下がり，もとに戻ると同部が膨隆する現象がみられ，腱板疎部が肢位によって変化する関節内圧の影響を受けやすいことも分かります．よってこの腱板疎部が外傷により損傷すれば，関節内圧が維持されず，不安定性が増大することも理解されます．腱板疎部の癒着により棘上筋腱と肩甲下筋腱間の滑動が減少すれば，関節の動きにも影響します．さらに状況が悪化し，烏口上腕靱帯の短縮が加われば，著明な可動域制限をきたすことになります．つまり同じ部位の障害でも不安定性から拘縮におよぶさまざまな病態が起こりえます．症例によっては不安定性と拘縮が混在することもあります．

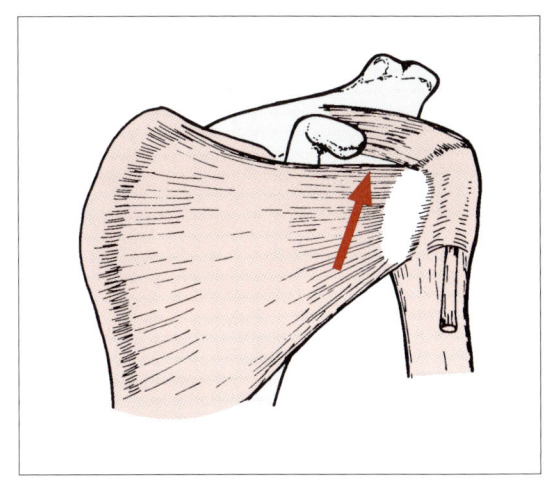

図5-61　腱板疎部

　関節内部よりこの付近を観察すれば，臼蓋上縁より起始する上臼蓋上腕靱帯は，棘上筋腱と肩甲下筋腱の間を横切りながら烏口上腕靱帯の前下方で上腕二頭筋長頭腱を包み込むように走行し，小結節上方に停止します．中臼蓋上腕靱帯は，上臼蓋上腕靱帯起始部の下方より起こり，腱板疎部を横切り，斜め下方に走行して肩甲下筋腱と合流しながら小結節に停止します．上および中臼蓋上腕靱帯の間には肩甲下滑液包への開口部（Weitbrecht孔）が存在します．上腕二頭筋長頭腱は臼蓋の上結節より起こり，腱板疎部に沿って走行し，結節間溝へ入ります．したがって腱板疎部にかかるストレスは，これらの靱帯や上腕二頭筋長頭腱におよぶストレスやWeitbrecht孔の閉塞による内圧の変化に深く関係したものになっています．

2 患者背景

　男女比は2～3：1で男性に多く，左右比1：2～3と右に多くなっています．年齢は11～68歳

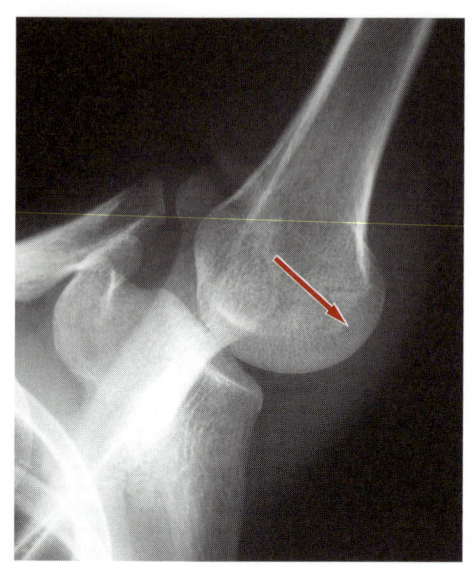

図5-62 腱板疎部損傷でみられたslipping現象

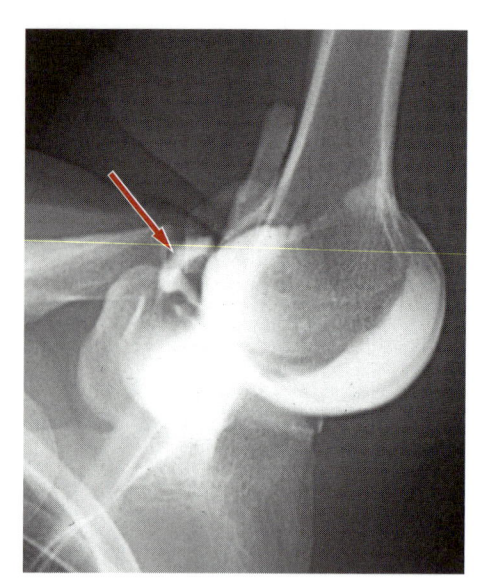

図5-63 腱板疎部への造影剤の流入

および，平均年齢は26歳であり，30歳未満で全体の74％を占めています．発症原因として外傷が40％で，スポーツおよび過度の使用（overuse）などによる軽微な外傷が45％であり，両者をあわせると全体の85％になりました．

3 症状と診断

関節回旋時の疼痛が最も多く，90％強の患者において訴えがありました．肩の倦怠感，脱臼感など不安定性に起因する訴えも多くみられ，上肢のしびれ感を訴えるものもあります．時に上肢の挙上・下降が疼痛により強く制限されます．腱板疎部から結節間溝にかけて圧痛が著明で，その他，烏口突起，肩関節前方，棘下筋腱などにも圧痛を認めることがあります．Dimple signあるいはLoad and shift testなどでは陽性になりますが，動揺性肩関節症と比べるとその程度は軽いものです．

単純X線像では，54％の症例にslipping現象（図5-62）を認めました．関節造影で，上肢を挙上外旋すると烏口突起の外側下方に造影剤の突出像を認めますが（図5-63），これは静的に1枚の写真でとらえるのではなく，回旋により突出，環流する様子を動態で観察する必要があります．同時に肩甲下滑液包の閉塞も約70％にありました．MRI T2強調画像にて烏口突起の外側，肩甲下筋腱の上縁に一致して，円形あるいは楕円形の高信号域として観察されることがあります．

4 治療

受傷直後の激しい疼痛や可動域制限がみられる場合には三角巾で固定し，局所安静を図ります．慢性期の保存的治療は除痛と拘縮の予防，除去が中心です．圧痛のある腱板疎部にステロイド剤，局所麻酔剤を注射します．関節造影時にjoint distensionを行うことも有効です．保存的治療は80～90％の症例に有効ですが，無効例については手術で対応します．

(1) 観血的治療

烏口突起―横指外側の縦皮切を用います．三角筋前方線維を鈍的に分け，肩峰下滑液包を縦切し，左右に分けます．烏口肩峰靱帯は展開のため切離します．次に烏口上腕靱帯に3～4本の糸をかけ，

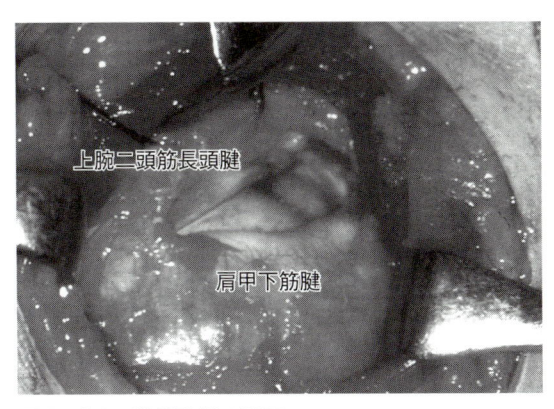

図5-64 腱板疎部の開口

上腕二頭筋長頭腱
肩甲下筋腱

上方へ引き上げながら腱板疎部を展開します.

図5-64のように腱板疎部が完全に開口していることもありますが，実際には幾層もの被膜に覆われていることが多く，炎症や出血などを繰り返したことをうかがわせます．ここで内旋位にて上肢を牽引すると，腱板疎部には母指頭大の陥凹がみられ，牽引をゆるめると，被膜が膨らむ様子が観察されます．腱板疎部から関節内の観察を行うと，滑膜炎とそれらの癒着，上腕二頭筋長頭腱の発赤（55％）などがみられます．中臼蓋上腕靱帯は断裂や伸長例がみられ（11％），充血した棘上筋腱および肩甲下筋腱の辺縁が観察されます（18％）．前方関節唇には，反復性前方脱臼にみられるBankart lesionに比べ程度は軽いものの，剥離，腫脹，発赤など類似の所見を認めます（27％）．次に肩甲下筋腱上縁と棘上筋腱前縁を縫合しますが，先に烏口上腕靱帯を持ち上げながら，その下の棘上筋腱前縁の組織をうまく剥離しておくのがコツです．縫合時には伸展位にならないように肘下に枕を入れて，正しく肩下垂位をとり，肩関節最大外旋位にて縫合します．最後に烏口上腕靱帯を上から重ねて腱板疎部を補強するように縫合します（図5-65～67）（強い外転外旋が要求されるスポーツ選手では，図5-65のDのように実際に外転した状態で縫合します）．

(2) 後療法

術後ベッド上でゼロポジション牽引を行い，移動にはヘッドギアを用います．腱の側々縫合なので，腱板断裂に比べると早期から動かすプログラムになります．

5 成績

当院で治療を行った233例240肩の腱板疎部損傷症例のうち，追跡調査が可能であった222肩の結果を示します．平均年齢は27歳（11～68歳），不安定型85％，拘縮型15％，平均経過観察期間は7年（6か月～23年）でした．

疼痛では，完全消失55％，使いすぎや激しい運動時に疼痛が出現するものの改善したもの40％，症状不変5％でした．関節可動域では，90％に制限は生じませんでした．拘縮型5例で改善が認められなかった他，スポーツ障害による不安定型のものに内・外旋の制限を生じた例がありました．不安定感は消失70％，改善（軽度の不安定性が残存）27％でした．筋力は72％が健側と同等にまで回復していますが，残りの28％は軽度低下していました．日常生活動作では，85％が通常の生活に復帰し，10％はほとんど日常生活には問題ないが，激しいスポーツやきつい労働は以前よりできないと答えています．

(1) スポーツにおける腱板疎部損傷

「力の緩衝部位であり，かつ抵抗減弱部位である腱板疎部は損傷を受けやすい」わけですが，急激な回旋運動を強いることになる投球動作，とくに加速期では受傷しやすいといえます．

① 対象

観血的治療例のうち，発症原因がスポーツに関与するものは160例，160肩で，男性123肩，女性37肩でした．手術時平均年齢は25歳，平均術後経過観察期間は10年8か月でした．種目は野球，バレーボール，ソフトボール，バスケットボール，

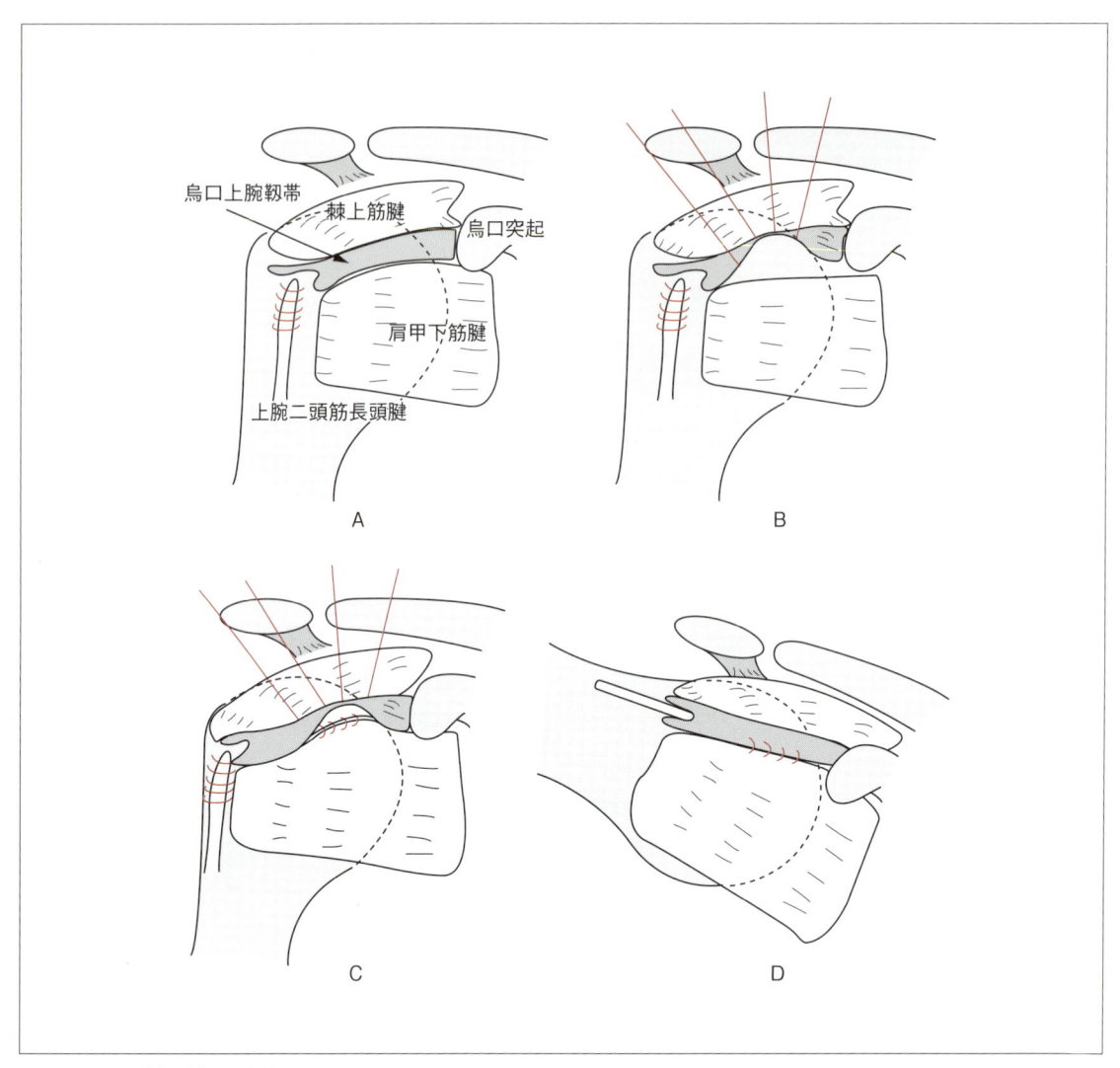

図5-65 腱板疎部の修復シェーマ

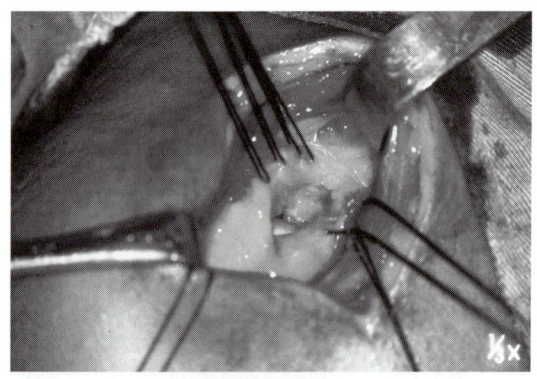

図5-66 烏口上腕靱帯を持ち上げ腱板疎部を上げる

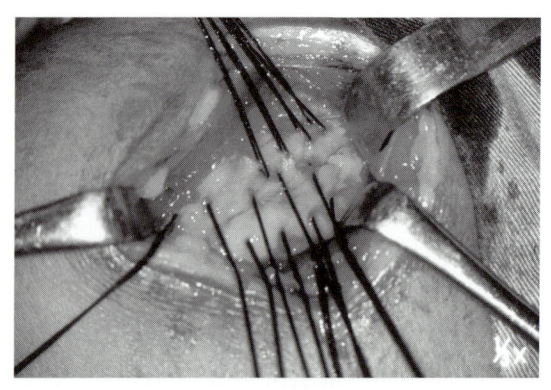

図5-67 棘上筋腱前縁と肩甲下筋腱上縁を縫合する

スキー，テニスの順でした．不安定性との関係では，動揺性の強いもの98肩（61％），前後方向への動揺性の強いもの75肩（47％），slipping現象陽性のもの99肩（62％）で，これら不安定性の割合は，スポーツ障害以外の腱板疎部損傷と比較して明らかに高頻度になっています．

②術中所見

多くは滑液包の癒着を伴う弛緩型（89％）であり，腱板疎部の慢性期開口例は14肩（9％）のみでした．上腕二頭筋長頭腱の炎症を54％，関節唇損傷を28％，靱帯損傷を16％に認めました．

③結果

スポーツに完全復帰できたものは70％，ややレベルを落とす，種目を変更するなどしたものは21％，復帰不可能であったものは4％でした．疼痛が全く消失したもの42％，運動時に痛みを訴えるもの41％でした．総合評価は，優秀および良好71％，可19％，スポーツ復帰できず，可動域制限や疼痛がある成績不良例4％でした．統計上，動揺性や前後の不安定性などの不安定性が強いものは，術後成績や疼痛の改善が不良である傾向を示しました．

(2) 腱板疎部損傷と棘下筋腱断裂の合併

上腕を外転した状態で回旋を行う投球動作では，とくに骨頭の前後方向にストレスがかかることになり，前後に位置する腱板疎部，棘下筋腱が問題になります．実際，腱板疎部損傷に棘下筋腱断裂を合併したものは，スポーツ障害における腱板疎部損傷例のうち約10％に認められます．腱板疎部損傷が生じると前後の動揺性が増大し，後方の棘下筋腱損傷を引き起こし，反対に棘下筋損傷が生じると動揺性が増大し，腱板疎部に負担がかかってくることになります．もともと前後方向に動きの大きい症例で，このような損傷が起こってくることも考えられます．棘下筋腱損傷は腱付着部の不全断裂が多く，上腕骨頭側にnotchがみられます．こうした損傷があり，前後不安定性のある症例では，靱帯損傷や関節唇損傷などの関節内損傷を合併する割合も高くなっています．

9. 動揺性肩関節症

ポイント

- 疼痛や運動制限，脱臼感，不安定感などを訴える．
- 20歳代までの若年者で，両側性に多くみられる．
- 臼蓋後下縁や肩峰の形成不全がみられ，挙上位でslipping現象が観察される．
- 関節造影では，関節包の著明な拡大がみられる．
- 軽微な外傷をきっかけに，肩甲上腕リズムが狂う．
- 観血的治療としてglenoid osteotomyで対応する．

そもそも関節には遊びがありますが，なかには関節包が著しく弛緩し，骨形態も他と異なる肩があります．そのような関節は挙上位のバランスが悪く，周囲筋に負担がかかります．時として軽微な外傷などがキッカケで，挙上下降のリズムが完全にくずれてしまいます．

1 患者背景

10歳代に最も多く，20歳代がこれに続きます．20歳までで全体の60％以上を占めています．外来患者総数の約4％に相当し，男女比は2：3と女性にやや多くみられました．

2 症状と診断

訴えは肩から上肢にかけてだるい，しびれ感の訴えから疼痛まで多彩です．特徴的なこととして挙上位での不安感，不安定感を訴えます．脱力させ上腕骨を下方に牽引すれば，内旋，外旋にかかわらず肩峰の周囲に陥凹が出現し，骨頭が容易に下方に移動します（Sulcus sign, Dimple sign）．また，上腕骨頭を前後方から圧すると骨頭が臼蓋の前後縁を越えてしまいます（Load and shift test）．これらの徒手検査は，左右差の有無などを確認するためにも必ず両側に行われるべきとされますが，ほとんどの場合両側性です．むしろ疼痛など症状の強い患側では骨頭の動きが小さくなることもあり，厳密に移動量を測定比較することは，不安定症の診断の上では無意味でしょう．

単純X線像では，肩峰や臼蓋後下縁の形成不全が認められます（図5-68, 69）．引き下げによって上腕骨頭は容易に引き下がります．挙上位では上腕骨頭のslipping現象がみられ，確診します（図5-70）．

透視下に関節を観察すれば，下垂位で上腕骨頭の位置が中心に維持されていたものが，挙上に従い関節中心からはずれ，あたかも上腕骨頭がすべり落ちていく動態が把握できます．症状として挙上位での不安感，不安定感を特徴としたのも，この挙上位でのポジションこそ健常者に比べ，大きく異なるからです．関節造影を行えば，関節包のballooning，dependent pouchの拡大，引き下げ時のsnow cap shadowなどがみられます（図5-

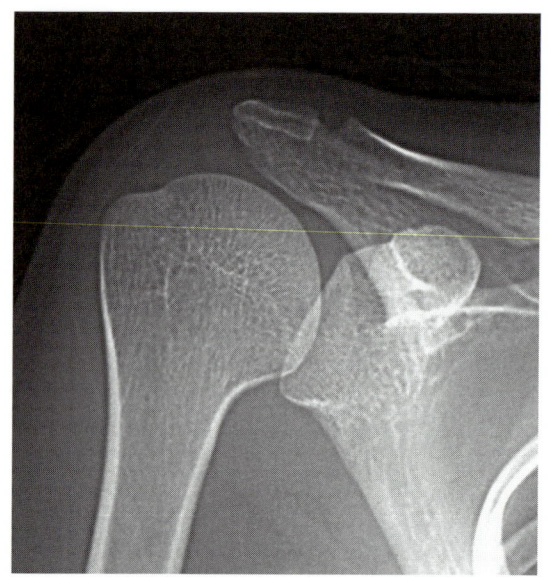

図5-68 肩峰の尖鋭化

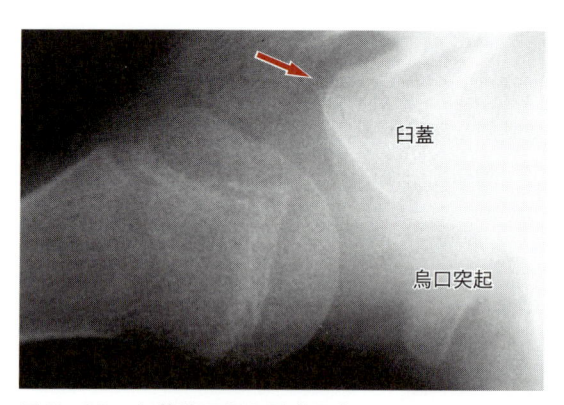

図5-69 臼蓋後下縁の形成不全

71）．多くの症例で肩甲下滑液包の閉塞を認めます．また腱板疎部も拡大している症例が多いのですが，腱板疎部損傷の大きさと症状は必ずしも比例しません．

(1) 三次元MRI

臼蓋の低形成があり（X線像ではflatな印象を受けます），挙上位のポジションに異常が生じることは，X線像，透視，理学所見として定性的にとらえることはできるのですが，厳密には三次元MRIなどで比較する必要があります．

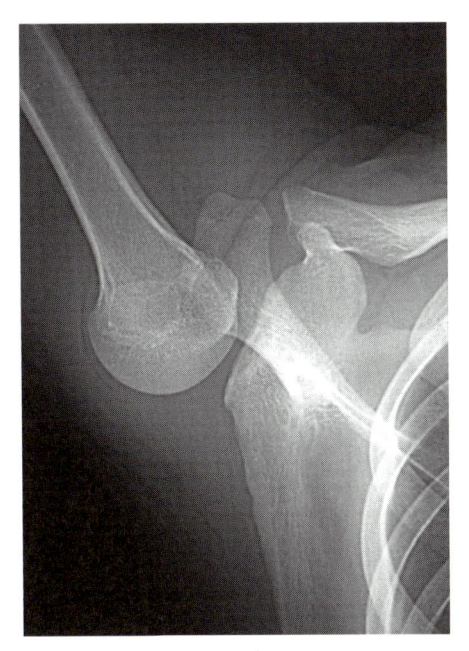

図5-70　slipping現象

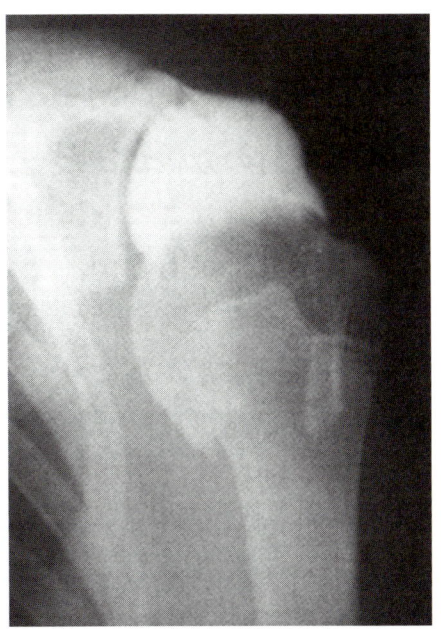

図5-71　snow cap shadow

　第2章で健常者の肩甲骨MRIをコンピュータソフト（3D Virtuoso, Siemens, Germany）を用いて三次元画像にして，統一性をもたせて断面の形状，傾斜角を解析した結果を示しましたが，健常者45名と動揺肩20名の臼蓋と比較してみました．健常者の臼蓋では，頭側はflatもしくはconvexで占められ，尾側はconcaveで占められていました．また傾斜角は，尾側から3.0±3.6°，1.0±3.2°，−1.0±2.0°，−2.3±3.9°，−6.9±3.7°と徐々に後傾して，とくに頭側2つの断面で大きく変化していました．対して動揺肩では尾側断面はflatもしくはconvexで占められ，傾斜角も−6.1±4.0°，−4.0±3.6°，−4.8±3.2°，−5.5±2.7°，−7.5±3.1°と後傾したままになっていました（図5-72）．以上の結果は後下方が低形成になっている動揺肩の臼蓋の特徴をとらえています．

　さらに健常者40名と動揺肩10名を見た目上同じように挙上位（ゼロポジションを想定し，冠状面より30°前を向いた肩甲骨面上で135°外転としました）をとらせ，両者の上腕骨，肩甲骨のポジションを比較しました．結果は，動揺肩の骨頭中

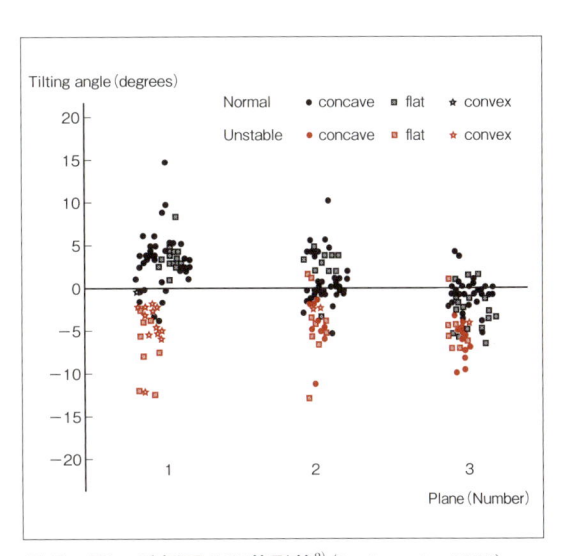

図5-72　動揺肩の臼蓋形状[2]（Inui et al., 2002）

心は後方に移動し，上腕骨軸はより伸展位となっていました（第2章参照）．

　これらの臼蓋の形状と挙上位ポジションの違いを合わせて解釈すると，上腕骨頭は低形成になっている臼蓋の後下方にずれており，肩甲骨は骨頭がずれるのを防ぐようにwingingしてきます．つまり，受け皿が浅く，後下方の適合性が悪

くなっていることで上腕骨頭がその方向にずれ，それを受ける肩甲骨の位置も変化し，極めてアンバランスな状態で患者は不安感，不安定感を訴えるわけです．

(2) 不安定性の評価方法

下方への不安定性として，上腕を下方に引っ張り，上腕骨頭の移動を評価します（Sulcus sign, Dimple sign）．画像的には，重錘を手関節に吊るして肩正面から撮影したストレス写真が用いられます．遠藤は2～3kgの負荷を加えて，臼蓋から逸脱した上腕骨頭の距離により動揺性を3型に評価しました．逸脱した距離が30%以内（I型），30%以上（II型），安静時すでに逸脱しているもの（III型）として，正常は10%以内と述べました（図5-73）．もちろん方向は下方向に限らず，前後方向にも骨頭の移動をみる（Load and shift test）のも同じ手法で，さらに全身麻酔下に行えば（EUA；evaluation under anesthesia），疼痛による反応などの影響が少なく，より客観的に不安定性を定量化できるとされています．しかし，ストレスをかけ，上腕骨頭の移動程度を評価するこれらの手法は，定量化といいながら，関節弛緩の程度を定性的にとらえているにすぎません．さらに下垂位で上腕骨頭に直接下方や前後方向にストレスがかかることは，日常の動作では，ほとんどないといってもよいでしょう．普段とっている動作でも，動揺肩では関節のポジションが健常者とは異なっています．slippingはこのポジションの違いを示している点で，上記の評価に比べ，より「機能的」な不安定性の評価といえます．

このslippingは，慣れれば理学所見としてとらえることはできますが，まずは透視下や挙上位で単純X線写真を撮影することで，はっきりします．黄は上腕骨頭のfree surfaceを弧とする弦の中心点から臼蓋下縁に接線を引き，この直線と弦とのなす角をFSH角（図5-74）として，動揺肩と健常者について検討しました．これによれば80°以下はslipping（－），81°以上はslipping（＋）と80%の確率で判断できるとしました．やや低

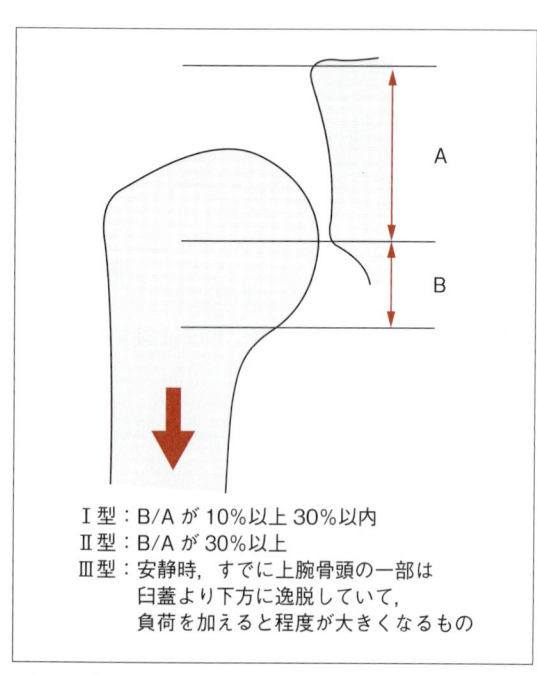

図5-73 下方移動による分類
I型：B/Aが10%以上30%以内
II型：B/Aが30%以上
III型：安静時，すでに上腕骨頭の一部は臼蓋より下方に逸脱していて，負荷を加えると程度が大きくなるもの

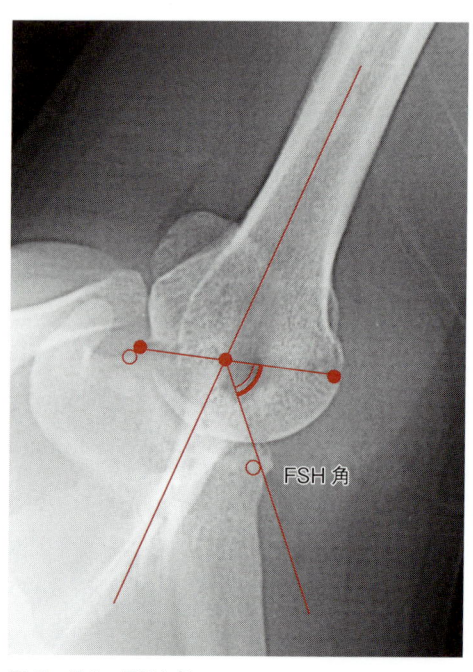

図5-74 FSH角

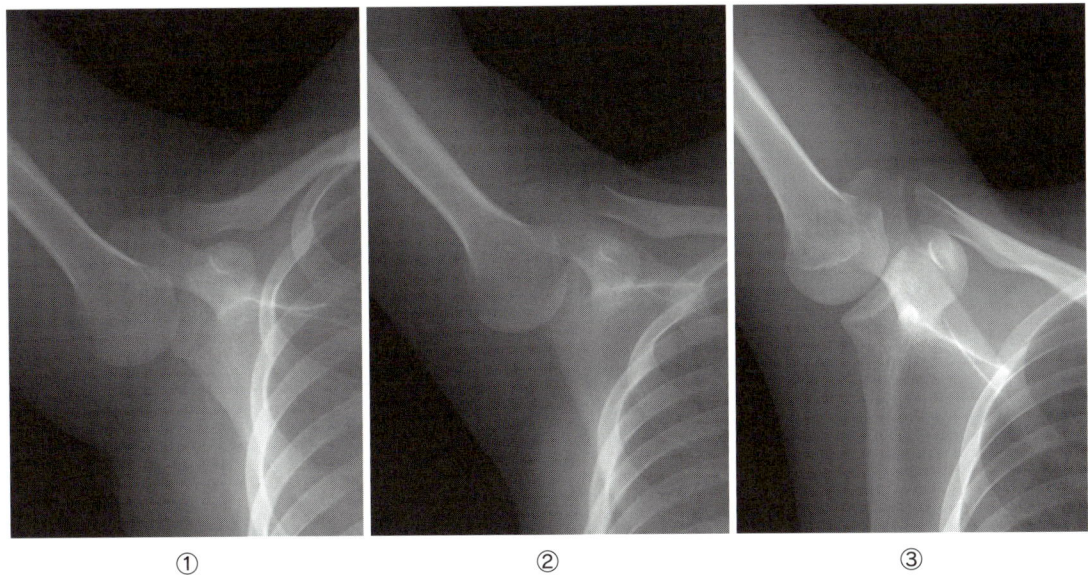

図5-75 挙上位X線像

い確率ですがその理由を図5-75①〜③のいずれも動揺肩で手術を要した症例で考えてみます．図5-75①の異常なポジションは分かるのですが，図5-75②になるとあやしくなってきます．図5-75③では後方にずれているためFSH角は大きくありませんが，実際の上腕骨頭の中心は臼蓋の中心に一致しません．はじめのうちは，こうした角度計測に頼ってもいいのですが，挙上位X線像をみていくうちに，三次元的な関節のポジションの把握も徐々に慣れていきます．

3 治療

症状の軽いものに対しては保存的に，重度なものや保存的治療が無効な症例には観血的治療が選択されます．

(1) 保存的治療

疼痛に対しては局所安静（三角巾による固定），鎮痛剤の投与，局注あるいは関節造影による joint distension が時として有効です．その他，肩周囲筋筋力強化や協調運動訓練などのリハビリテーションや，スポーツの制限，重いものを持たない

などのADL動作の指導を行います．

(2) 観血的治療

保存的治療を試みても挙上，下降のリズムが完全にくずれ，ADL動作の制限が著明なものは手術を考慮します．glenoid osteotomy は信原のオリジナルの方法で，挙上位 slipping を防ぐにはこれしかありません．

①手術の実際（図5-76）

患者を腹臥位にし，あらかじめ腸骨より3×2×1cm程の大きさの骨片を採取し，L字状に形成します．次に肩関節安定のためにその腹側に固めのクッションを折り重ねて挿入しておき，肩峰角の下に3〜4cmの縦切開を加えます．三角筋，続いて棘下筋の筋膜に絹糸をかけて切開し，その後，筋線維を鈍的に分けます．関節包を関節裂隙あるいはやや上腕骨頭よりで約3cm縦切します．この際，臼蓋側に4本，骨頭側に3本の糸を掛け，臼蓋側の2，3番目の糸の間で関節包を横切し，トの字状（右肩では逆トの字状）とし，後方関節を6〜10時（右肩）まで切開します．ここで肩甲骨頚部をあまり中枢側まで露出しすぎて肩甲上神経や脈管を損傷しないように注意します．確実に骨

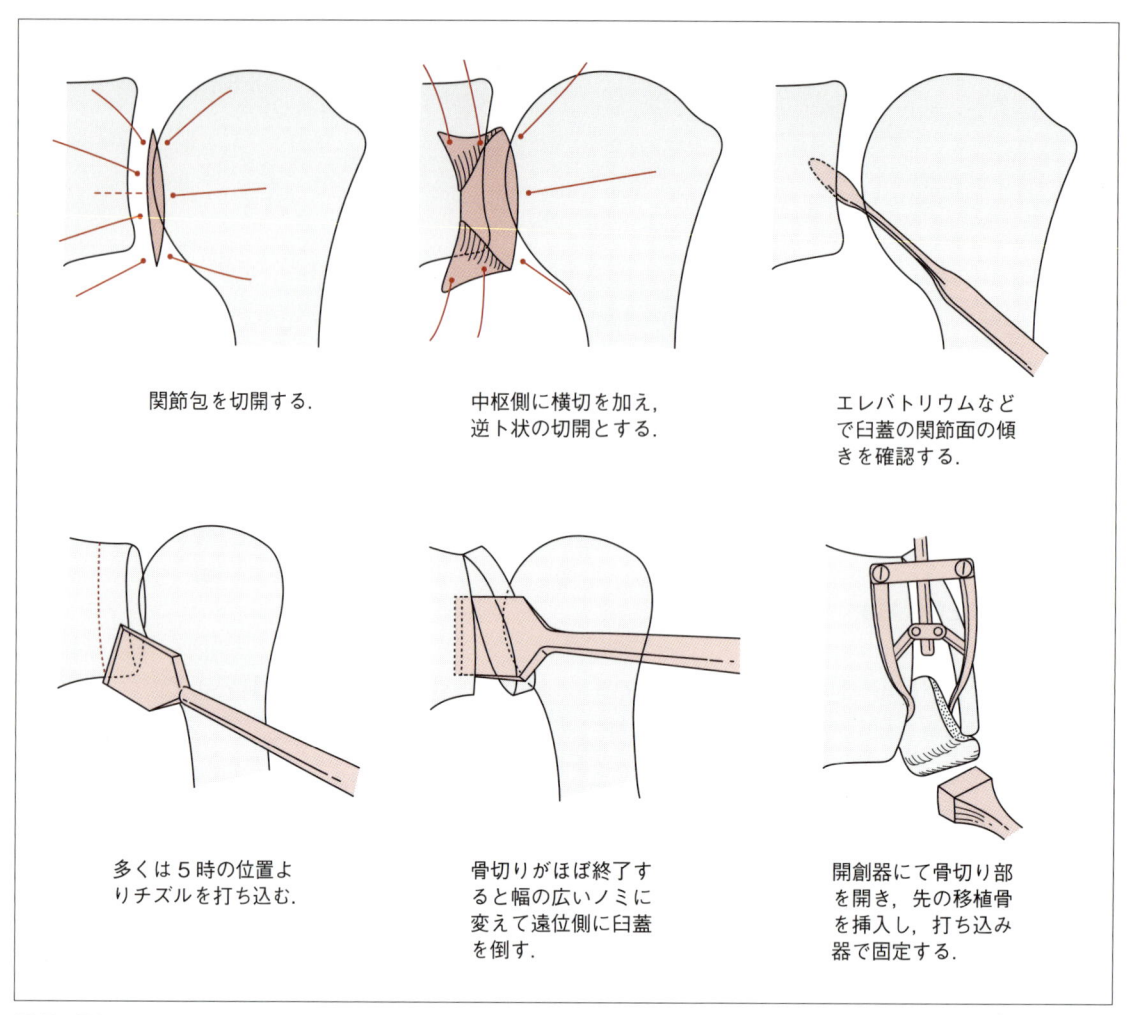

図5-76　glenoid osteotomy の手術手技

（図中ラベル）
- 関節包を切開する．
- 中枢側に横切を加え，逆ト状の切開とする．
- エレバトリウムなどで臼蓋の関節面の傾きを確認する．
- 多くは5時の位置よりチズルを打ち込む．
- 骨切りがほぼ終了すると幅の広いノミに変えて遠位側に臼蓋を倒す．
- 開創器にて骨切り部を開き，先の移植骨を挿入し，打ち込み器で固定する．

が露出するまで切開を行えば，臼蓋後下縁の低形成が観察されます．臼蓋の骨切りに際しては，関節面へ切り込む危険を避けるため，まず小さなエレバトリウムなどを肩関節に差し込み，臼蓋の関節面の傾きを見極めておきます．関節裂隙から約1～1.5cm 中枢部にてチズルを臼蓋面と平行に入れ，5時の位置から前方の烏口突起めがけて臼蓋の骨切りを行います．前方は肩甲下筋がクッションの役割を果たすためチズルの挿入を恐れることはありませんが，頚部を完全に骨切りしなくとも不全骨折あるいは若木骨折の状態で臼蓋を移動させることは可能です．ほぼ骨切りが終了した時点で幅の広いノミに変え，これで関節面を外側へ倒すように骨切り部を開くと臼蓋が転位します．その後，開創器で開き，先に採取した骨片を挿入します（内固定はしません）．上腕を動かしながら骨片と関節の安定性を確認します．最後に切開した関節包を縫縮（下方の flap は上方に，上方の flap は下方に縫合）します．

術後X線像では，移植骨が脱転していないことはもちろん，slipping が消失していることを確認します（図5-77）．

術後は3～5日間ゼロポジションにて牽引し，疼痛や腫脹が軽減した後，同肢位でのギプス固定を約2～3週間行います（図5-78）．固定期間中にギプスを切割して上肢の運動を開始します．

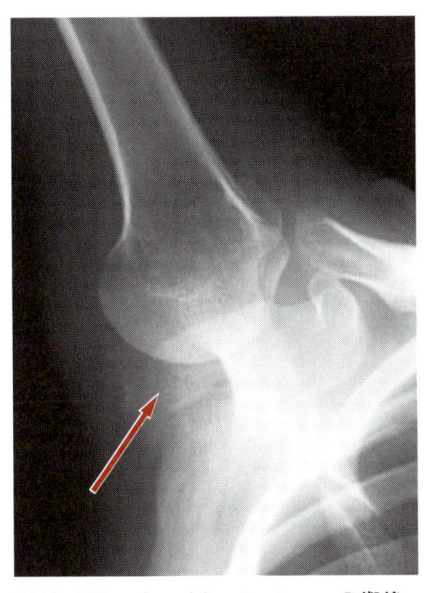

図5-77　glenoid osteotomyの術後

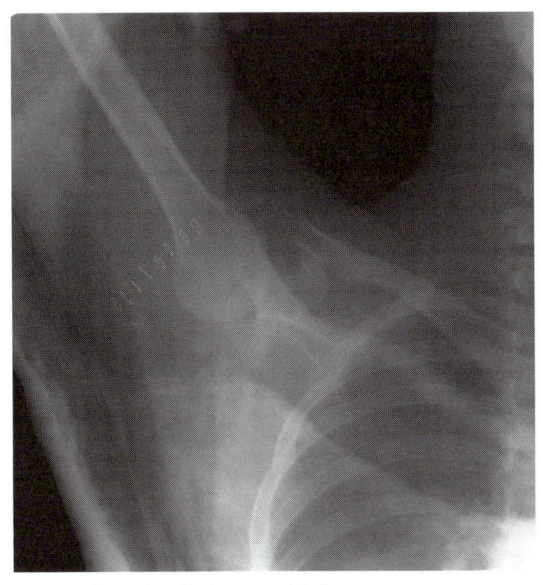

図5-78　ゼロポジションギプス

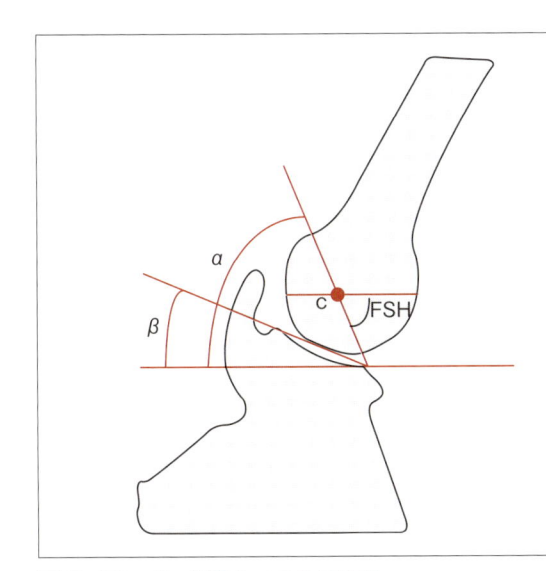

	術前	術後3か月	最終調査時
α角	100.1°	72.6°	74.8°
β角	46.3°	29.8°	32.2°
FSH角	96.9°	61.5°	65.3°

図5-79　Xp線像上での角度変化

ギプスを除去後，徐々に下垂し，可動範囲を広げていきます．

②術後成績

1970年以降の手術症例（214例265肩）のうち，203例，251肩について追跡調査を行いました．男性88例，女性115例，手術時平均年齢は19歳（6～53歳），平均追跡調査期間は51か月（12～249か月）でした．

疼痛は85％の症例で完全に消失し，不安定感の消失は81％，日常生活動作の改善は92％が実感し，43％が術後もスポーツ活動を行っていました．

動揺性を示す徒手検査の変化は，前下方への不安定性は97％から9％に減少し，前後の不安定性は95％から7％へと減少しました．X線像でのslipping現象は100％から5％のみとなり，その他の計測値も図5-79のように改善しました．

すべての角度は術前に比べて，25〜33％減少し，術直後から術後3か月の初期の値と最終調査時の値とでほとんど変化しておらず，安定したものであることが分かります．

可動域は，疼痛の強いものを除いて，術前にはほとんどの症例で過可動性が認められました．術後には68％の症例が正常範囲へと改善しましたが，90°外転位での内旋のみが若干制限されていました．術後筋力はすべての方向で改善がみられ，手術により安定性が得られ，疼痛が消失したことにも関係するようです．

③術後合併症

最終調査時には合併症は全く認めませんでしたが，術後6か月の初期の段階でいくつかの合併症がみられました．結節間溝の疼痛が19％と最も多く，glenoid osteotomy により上腕骨頭が外側前方へ押され，上腕二頭筋腱長頭にストレスが加わっていると考えられます．棘下筋の萎縮2％，Impingement test 陽性例2％，移植骨の破損や転位1％という結果でした．いずれにしても術後早期にみられるのみで，最終調査時には問題とはなっていませんでした．

④追加手術

glenoid osteotomy を行った後にも残存する前方不安定性に対して，N-H法を13肩(5％)に行っています．反対に，まずN-H法を施行され，その後にglenoid osteotomy を行った症例では slipping 現象や不安定性は消失するが，肩甲上腕リズムが回復せず，広背筋や外旋筋群の疼痛が持続する症例があり，成績は不良でした．よって術式の選択として，最初にglenoid osteotomy を行い，関節の適合性を整えた上で残存する前方，あるいは前下方の不安定性に対し，N-H法などの軟部組織による制動を行うのがよいと思われます．術後に出現した尺骨神経の絞扼性神経症に対して神経剥離を7肘に行っています．

⑤その他の術式

・glenoplasty（図5-80）

臼蓋の骨切りは行わず，臼蓋の後下方に骨片をスクリューやステイプルで固定します．臼蓋の低形成が目立たない症例で，後方脱臼を制動することを目的にするのであれば，この glenoplasty で対応します．関節面そのものの操作がない分 glenoid osteotomy よりも少し簡単です．

・Inferior capsular shift 法（図5-81）

肩関節の前方を展開し，肩甲下筋腱を剥離，関節包を露出させます．関節包をT字型切開し，下方の関節包を上方に引き上げ，上方の関節包はそれに重ねるようにして縫合します．縫合は軽度外旋位で行い，肩甲下筋腱は元の位置に戻します．後方への不安定性に対して，同様の手技を後方の関節包に行う場合もあります．

・大胸筋移行術（図5-82）

大胸筋腱を上腕骨付着部から切離し，肩甲骨下角に移行します．これにより肩甲骨の外転および上方回旋筋力を増強させます．遠藤らは大胸筋の下方1/2を用いています．

・Gallie 法（図5-83）

fascia lata を用いた制動術です．Bankart step をつくる Bateman 変法もあります．

・小胸筋移行術（図5-84）

小胸筋を烏口突起から切離し，肩甲下角へ外転筋として移行させる方法です（高岸）．

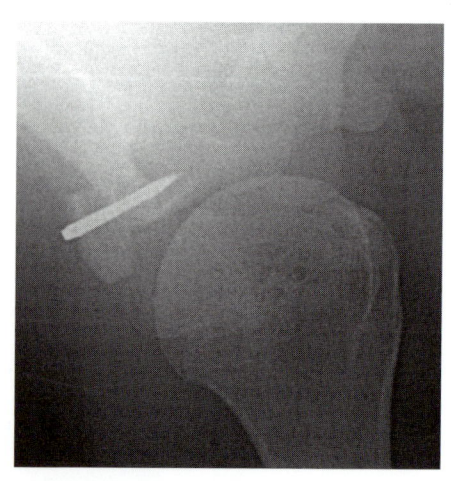

図5-80　glenoplasty

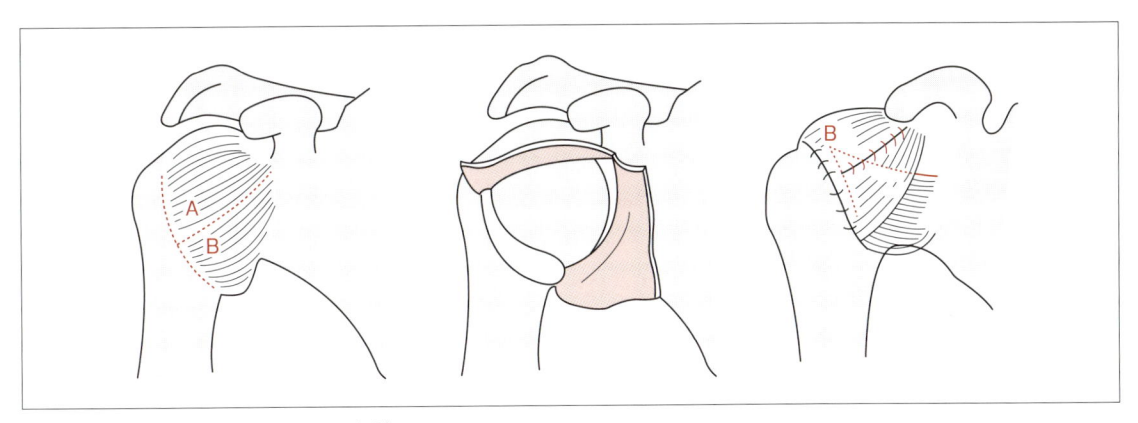

図 5-81　Inferior capsular shift 法

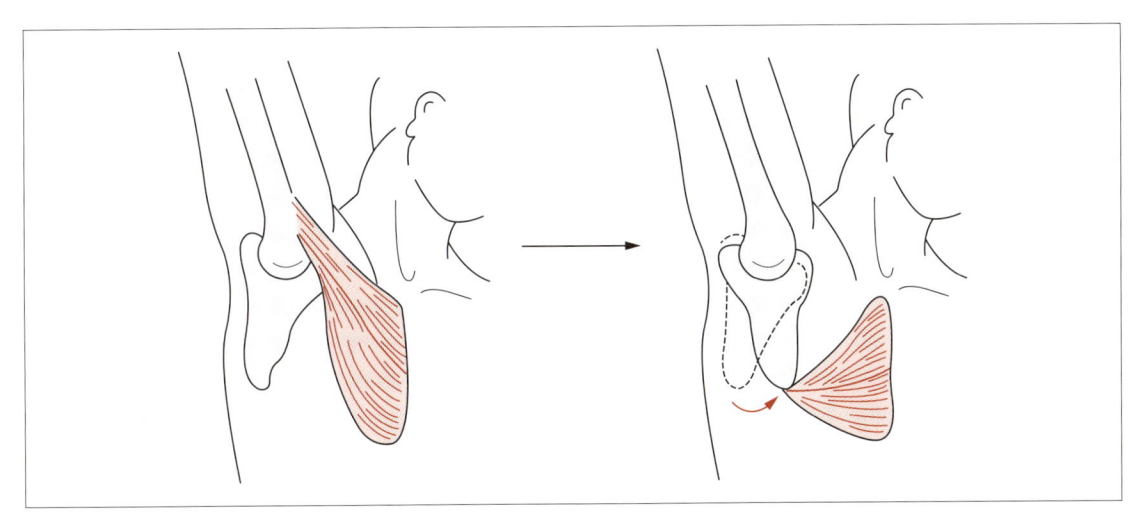

図 5-82　大胸筋移行術

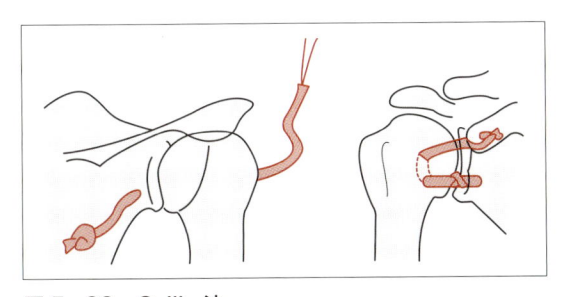

図 5-83　Gallie 法

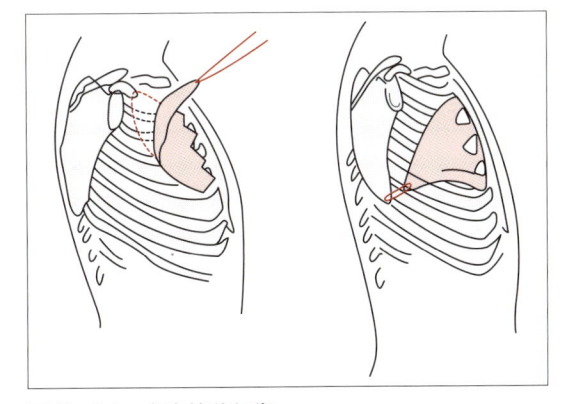

図 5-84　小胸筋移行術

・Thermal capsular shrinkage
　関節鏡視下に関節包や靱帯に対して熱凝固を行い，関節包の縮小を図る術式です．長期成績に疑問は残ります．

10. 反復性肩関節脱臼

> **ポイント**
> - 外傷性脱臼・亜脱臼の後に，何度も脱臼・亜脱臼を繰り返す．
> - 前下方の関節唇損傷や関節包の弛緩がみられる．
> - 画像上，Bankart lesion や Hill-Sachs lesion がみられる．
> - 観血的治療が行われる．
>
> 脱臼が自然整復されるものを亜脱臼，さらにはこれを動揺肩と一緒に考えてしまうのは少々乱暴です．

1 患者背景

10，20 歳代の順に多くみられ，30 歳代までで全体の約 90％を占めています．若年者の外傷性肩関節脱臼は反復性に移行しやすく，年齢とともに減少します．外来患者総数の約 2％で，男女比は 4～5：1 と圧倒的に男性に多く，左右別にはほぼ同じです．受傷機転としては 85％がスポーツ中の受傷など外傷歴を有する一方，明らかな外傷歴を有していないものも 15％に認められました．

2 症状と診断

外傷歴があり，その後，外転外旋位で脱臼を繰り返していれば診断するのはカンタンです．ただ，外傷歴がなく，脱臼，亜脱臼となる場合には注意を要します．他の症状として運動時痛，脱臼感，不安感，雑音があります．肩前方の圧痛と外転外旋で不安感を訴えます（Anterior apprehension test）．

単純 X 線像では，内旋位で上腕骨頭後外側欠損 (Hill-Sachs lesion) を認めます（図 5-85）．臼蓋前縁に骨欠損や骨片がみられることもあります．関節造影では dependent pouch が拡大し，外旋位では本来なら関節包が緊張すべきところがそうはならず，造影剤の臼蓋前縁より内側への流入がみられます（図 5-86）．また軸射撮影でも Bankart lesion は証明されます．MRI では臼蓋前下方の関節唇や関節包の剥離，骨軟骨欠損などより詳細に評価可能です．外傷歴のないもの，軽微な外力によっても容易に脱臼を生ずるものは，そもそも loose であり，こうした症例では Hill-Sachs lesion や Bankart lesion がみられないこともあります．

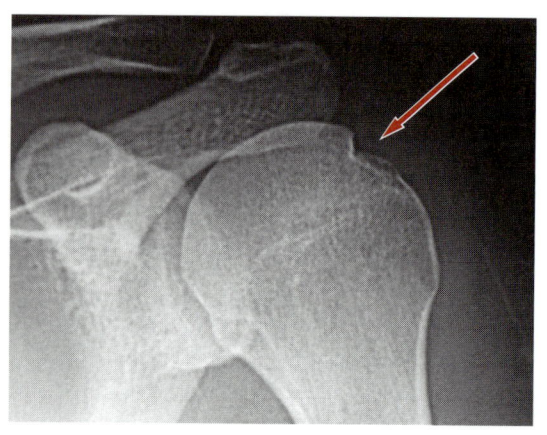

図 5-85　Hill-Sachs lesion

③ 治療

脱臼整復後は，痛みのある間は三角巾などを用いて固定を行います．若年者では反復する可能性は高く，4～5回以上続く場合には手術を考えます．

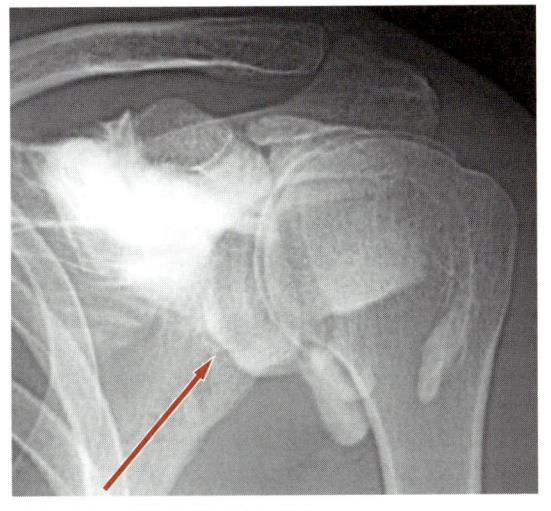

図5-86　関節包前下方の弛緩

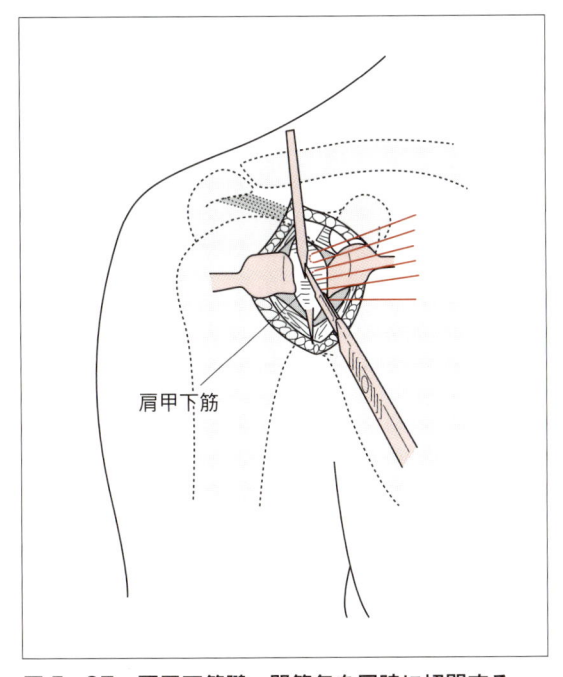

図5-87　肩甲下筋腱，関節包を同時に切開する

(1) N-H法（Putti-Platt変法）

Bankart法は，Bankart lesionが脱臼の本質と考え，この修復を目指すわけですが，実際に何度も脱臼を繰り返している症例ではそもそも解剖学的な復元は無理な話です．ならば「前方に緊張をもたせましょう」というコンセプトです．

1948年 Osmond-Clarke は，Sir Harry Platt と Vittorio Putti が1925年の同時期に，それぞれ英国とイタリアで，同様の手技を行っていたことを報告し，Putti-Platt法と命名しました．原法は，delto-pectoral incision で侵入し，共同腱を烏口突起より切離し，最終的にオーバーラップさせる肩甲下筋腱中枢端を，結節間溝上を越えて大結節へ逢着する点がわれわれの方法と異なります．

①手術の実際（図5-87～93）

烏口突起の一横指外側に5cmの縦切開を加え，三角筋は線維方向に分けます．肩峰下滑液包を切開し，肩甲下筋腱を露出します．結節間溝の位置を確認し，肩甲下筋腱の中枢端が引き込まれないよう内側に3，4本の糸をかけた後，この溝から

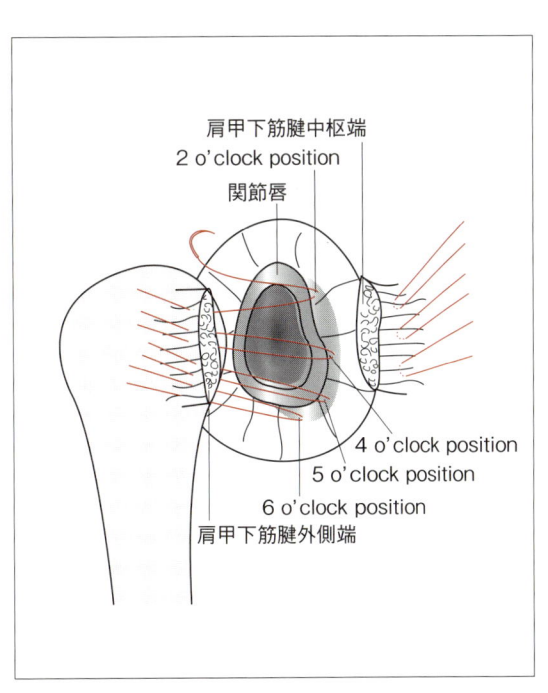

図5-88　関節唇と肩甲下筋腱外側端を縫合する

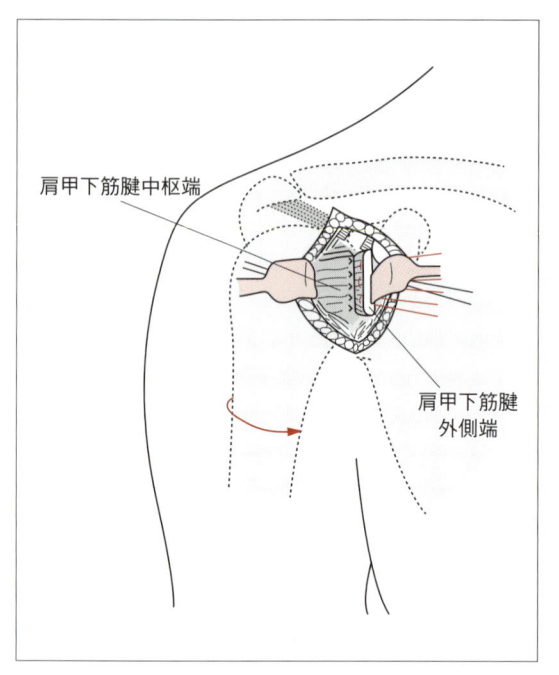

図5-89 肩甲下筋中枢端を結節間溝内側へ縫合する

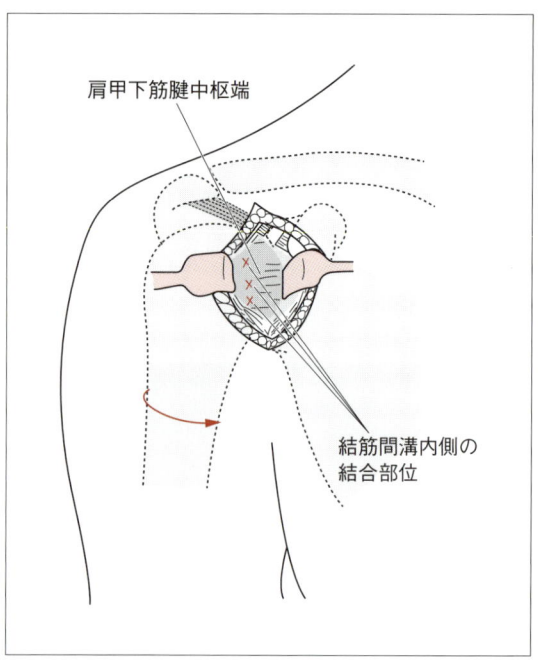

図5-90 完成

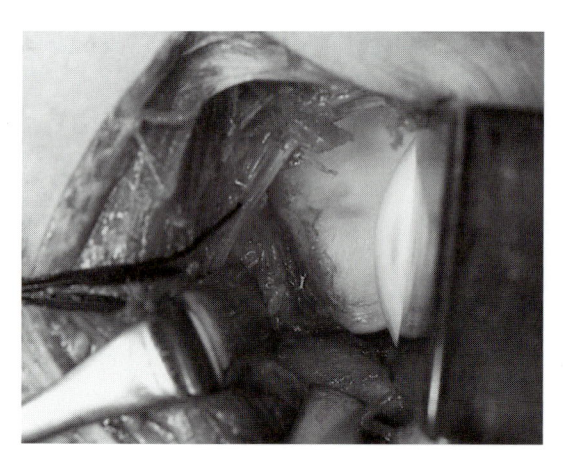

図5-91 関節の展開

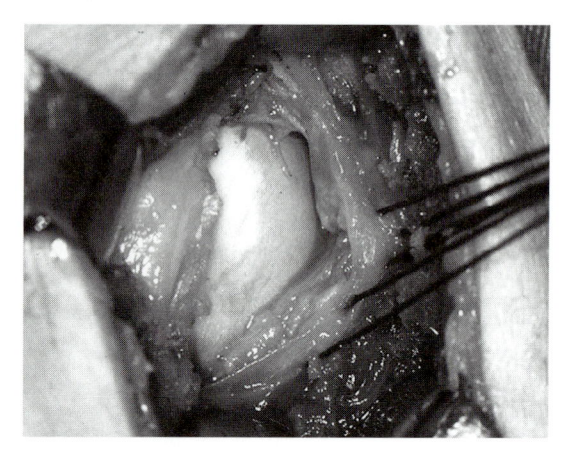

図5-92 糸をかけて引っ張る

約2.5cm内側で腱を関節包とともに切離します．まず目立つのは，繰り返された脱臼により関節包が臼蓋から剥離し，伸長していることです．その他，関節唇や臼蓋上腕靱帯，臼蓋縁，上腕骨頭の形などを観察します．関節唇周辺の関節包に，右肩臼蓋を時計の文字盤に例えると6時，5時，4時，2時の位置で計4～5本の糸をかけ，肩甲下筋腱外側端に下から縫合していきます．この際，糸を

ゆるめず確実に縫合するには，助手が上腕骨頭を筋鉤などで押さえながら，挙上させることが大切です．次に最初に切離した肩甲下筋腱中枢端を外側の肩甲下筋腱の上に重ね合わせます．縫合部位は上腕二頭筋長頭腱にかからないように，結節間溝やや内側とします．最後に下垂位にて中間位が保持できることを確認します（肩甲下筋腱の折り返しが大きくなると，著明な外旋制限が出現し，

術後機能制限や変形性関節症につながるため，中間位が保持できなければ面倒でももう一度やり直します）．

②後療法

術後は Desault 包帯による胸壁固定を 7 〜 10 日行い，三角巾に変更して振り子運動を開始します．術後 3 週目からは，三角巾を除去して外旋以外の自動運動を許可し，4 週目以降には外旋運動を行います．

③術後成績

N-H 法を施行された症例は 465 例であり，このうち術後再脱臼をきたしたものは 15 例，16 肩で，全体の 3.4％でした．Putti-Platt 法後の再脱臼については，Osmond-Clark，Symeoneides は 3.5％，Morrey，Hovelius は 19％，石井らは 6.8％，松原らは 4.2％，松野は 4.8％と報告されています．可動域は，最終的な値は長期成績の項目で後述しますが，その推移は下垂位外旋（1st 外旋）では術後 6 か月〜 1 年で 44％（対健側比）の改善を示し，以後ゆっくりと平均 56％まで回復しました．これに対して，外転位外旋（2nd 外旋），外転，屈曲は術後 2 〜 9 年でそれぞれ 68％，94％，100％と回復を示しました（図 5-94）．

④長期成績

N-H 法を施行され，10 年以上経過した症例は 1998 年の時点で 113 例，124 肩でありました．そのうち追跡調査が可能であった 46 例（男性 40 例，女性 6 例），52 肩について成績を示します．術前の脱臼回数は 3 回以下が 9 例，4 〜 6 回が 12 例で，7 回以上は 31 例（うち 10 回以上は 27 例）でした．再脱臼は 60 歳の女性で術後 14 年目に認めた 1 例（2％）のみで，手枕をしていて起き上がろうとした際に脱臼しています．再脱臼に対して用心しているものは 8 例（15％）であったが，他覚的な不安定性（apprehension sign）は 2 関節（4％）にのみみられました．可動域は，屈曲が対健側比で 94（88 〜 100）％，外転が 94（85 〜 100）％とほぼ左右差はありません．外旋角度は腕下垂位において

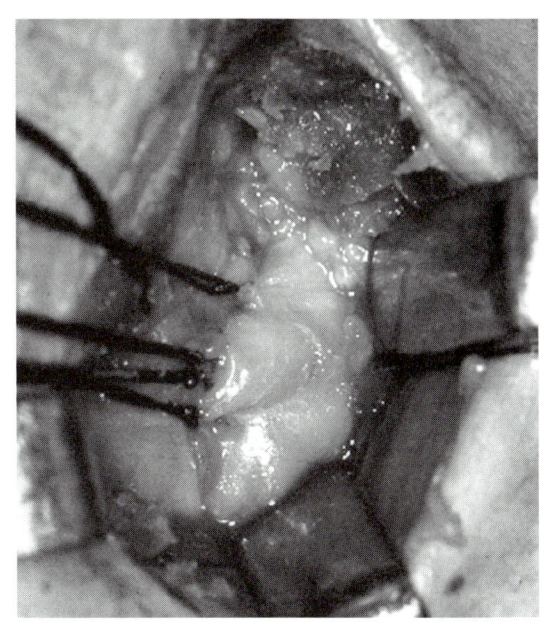

図 5-93 肩甲下筋腱中枢端の関節包に糸かけ

52％（42 〜 90％）の回復率にとどまり，2nd 外旋でも 66％（50 〜 100％）の回復率でした．しかしながら肩甲骨面上の外旋角度は 85％（65 〜 100％）と回復しており，日常生活動作や機能面での不自由さが少ない理由でしょう（図 5-94）．スポーツ復帰は柔道 100％，ラグビー 82％と良好でしたが，野球やバレーボールでは約 50％と半数にとどまりました．手術に対する主観的な満足度は平均 90％（70 〜 100％）と高く，本法に対する患者の評価は良好でした．

⑤術後の画像評価

術後 15 年経過した 18 肩の MRI では，肩甲下筋腱の萎縮は 11％，肥厚は 28％，線維化あるいは瘢痕化では 33 〜 78％の症例で認められました．臼蓋頚部の関節包の再付着は 67％の症例にみられ，術前にみられた前方関節包の拡大が消失する一方で，Bankart lesion の遺残した症例もみられました．上腕骨頭前方の関節軟骨の変化を認めたものは 28％と少なく，臼蓋側の軟骨変化は 6％のみでした．ちなみに単純 X 線像では骨棘形成や硬化像などの関節症性変化は全例に認めませんで

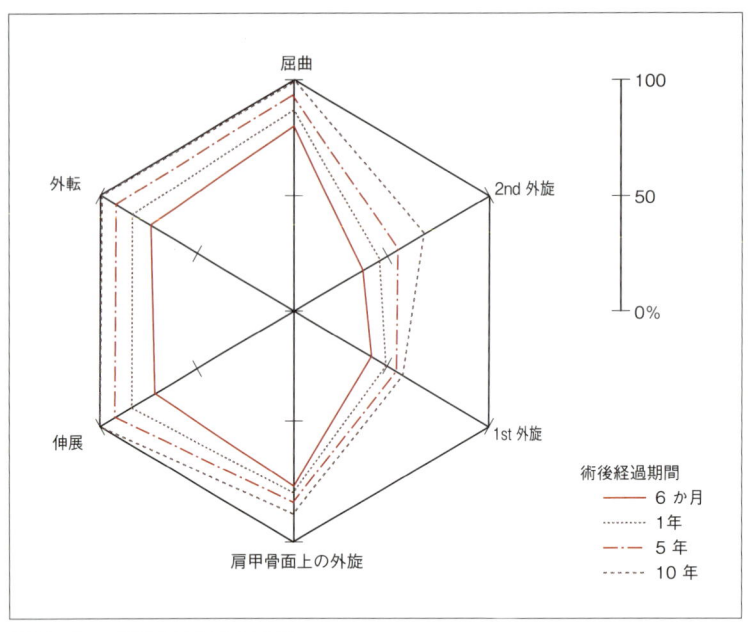

図5-94　関節可動域の改善

した．以上の結果より，肩甲下筋腱は正常な組織に比べて肥厚や瘢痕化はみられますが，腱を切離しても筋の著明な萎縮は少なく，十分機能していることが分かります．また画像上Bankart lesionは残存しても制動されており，必ずしも同病変イコール脱臼ではないことが確認されます．懸念された関節症性変化もみられず，縫縮の程度が重要と考えられます．

⑥再脱臼のリスク

術後再脱臼をきたした15例，16肩について再検討すると，発症年齢は10～21歳（平均16歳），初回手術時年齢は，13～43歳（平均22歳）で21歳未満の割合は全体の86％と若年者に偏っていました．再脱臼時年齢は15～57歳（平均27歳），再脱臼までの期間は1～14年（平均6年）でした．16肩のうち観血的治療を行ったものは7肩（44％）で，その他はDesault包帯固定や三角巾による体幹固定など再手術することなく対応しています．観血的治療の内訳は，再度N-H法を施行したもの4肩，glenoid osteotomyを施行したもの2肩，臼蓋前下方への骨移植が1肩（N-H法と併用），上腕骨頭のHill-Sachs lesionへの骨移植が1肩でした．再々脱臼を経験したものや反復性脱臼に移行したものはないが，保存的治療を受けた9肩中，5肩（56％）には自覚的な不安定感が訴えられていました．再脱臼の原因は，16肩中9肩（56％）が何らかの外傷によるもので，残る7肩（44％）には明らかな外傷歴はありませんでした．初回脱臼時に自己整復できたものが4肩あり，また健常側の肩に動揺性や亜脱臼感を認めるものが6肩ありました．初回手術所見のうち目立ったところでは，Bankart lesionが認められなかったものが6肩と高率であり，著明な関節包の伸張，拡大が10肩，臼蓋前下縁の骨欠損を3肩に認めています．単純X線像，MRIでは，骨硬化，軟骨の菲薄化などの軽度の変形性関節症変化が臼蓋側に3肩，骨頭側に5肩みられ，いずれも非再発群（前述）の成績よりも高率でした．Hill-Sachs lesionは10肩に存在し，巨大なもの1肩，中等度のもの6肩，小さなもの4肩，存在しないもの3肩で，巨大なHill-Sachs lesionの1例は同病変を再脱臼の原因と考え骨移植を行っています．過度の外力はいか

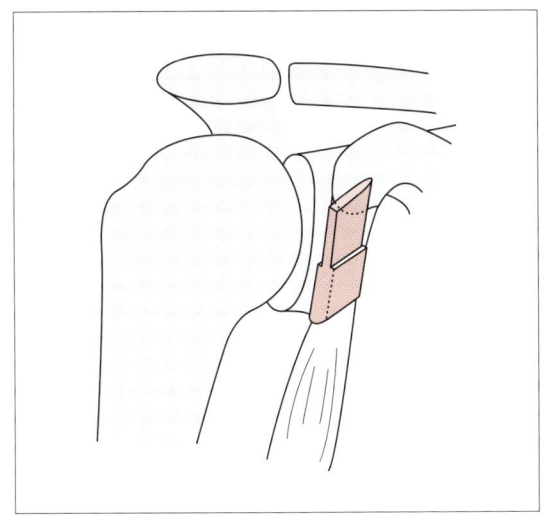

図5-95　Oudard-岩原・山本変法

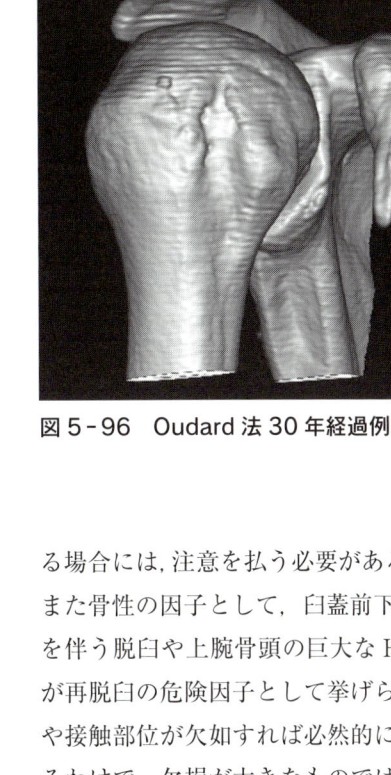

図5-96　Oudard法30年経過例

なる方法によっても防ぎようがありませんが，再脱臼の危険因子として，動揺性，過可動性などと表現される本来先天性のもので生まれつき「ゆるい肩」を有するものが挙げられます．これに属するものとして，軽微な外傷で脱臼したものや，初回脱臼時に自己整復可能であったもの，Bankart lesionのみられないもの，非常に弛緩した関節包を有するもの，両側性の反復性脱臼，そして関節可動域が術後早期に回復するものなどが考えられます．さらに，発症が20歳以下で手術時年齢が25歳未満の若年者は，再脱臼例が多くなっています．年齢に関しては，HoveliusはPutti-Platt法施行後再脱臼した14人中12人が25歳以下であったとし，Morreyらも再脱臼した20人中13人が20歳以下であったと報告しています．また外傷性の反復性脱臼に保存的治療を行った結果として，Maransは骨端線閉鎖前の21人全員（4～16歳）が反復性肩関節脱臼に移行したと述べており，再脱臼の要因として年齢を重視するものが多くみられます．若年者は活動性が高く，外傷を受ける機会も多く，関節包などの柔軟性が関与していることが要因でしょう．したがって軟部組織のみを縫縮する手術では，とくに若年者を対象にする場合には，注意を払う必要があると思われます．また骨性の因子として，臼蓋前下縁の大きな骨片を伴う脱臼や上腕骨頭の巨大なHill-Sachs lesionが再脱臼の危険因子として挙げられます．関節面や接触部位が欠如すれば必然的に脱臼しやすくなるわけで，欠損が大きなものでは，骨移植などの処置を講じる必要があります．

(2) その他の手術方法

手術方法は3種類に大別され，代表的なものを以下に記します．

①移植骨による脱臼防止手術

・Oudard法

烏口突起を延長して脱臼を防止します．移植骨片の固定方法の違いにより，Oudard-神中変法，Oudard-岩原・山本変法（図5-95，96）と呼ばれています．

・Eden-Hybbinette法（図5-97）

臼蓋前方に骨移植を行い，脱臼を防止します．Bankart lesionにより臼蓋前縁の骨欠損が著明なものや，軟部組織の形成による制動が不十分と考えられる症例に用います．われわれはステイプルで移植骨片の固定を行っています（図5-98）．

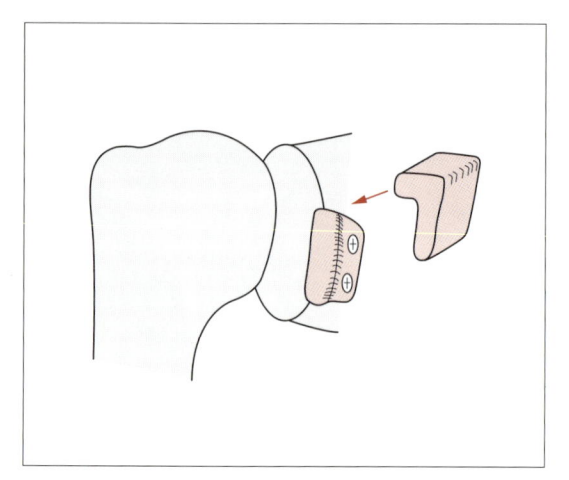

図 5-97　Eden-Hybbinette 法

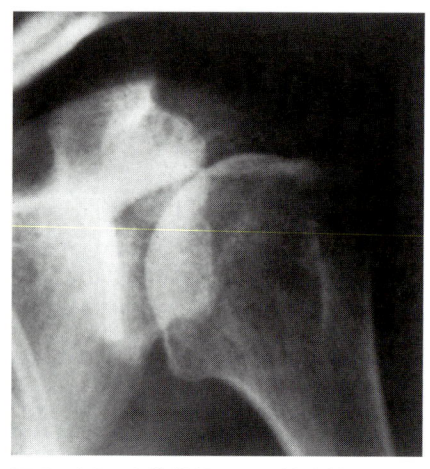

図 5-98　臼蓋前縁への骨片移植

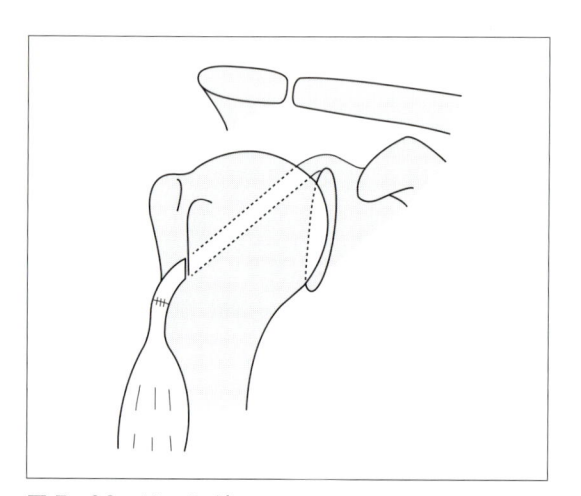

図 5-99　Nicola 法

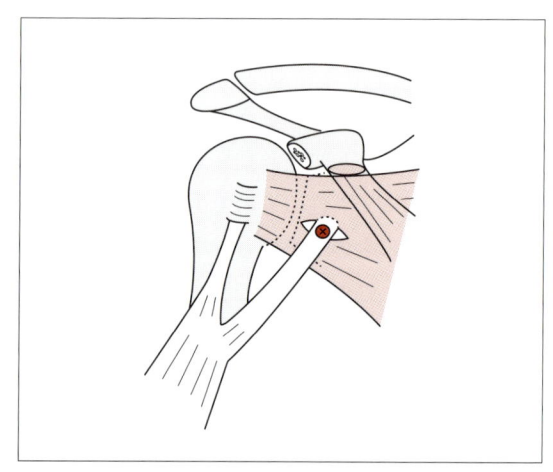

図 5-100　Bristow 変法

②筋腱・関節包の縫縮・移行による制動手術

・Nicola 法（図 5-99）

上腕二頭筋長頭腱を上腕骨頭内に通し関節を結びます．

・Gallie & Henderson 法

肩峰と大結節間で，大腿筋膜を用いて上腕骨頭を吊り下げ安定化しようと試みます．

・Bristow 法

烏口腕筋と上腕二頭筋短頭をつけたまま烏口突起を切離し，肩甲下筋腱を二分し，肩甲頸部を露出し，この部位に切離した烏口突起を縫合するか（Bristow 法），ネジで固定します（Bristow 変法：図 5-100）．

・Boytchev 法（図 5-101）

烏口腕筋，上腕二頭筋短頭，小胸筋を烏口突起とともに切離し，肩甲下筋をくぐらせてもとの位置にネジで再固定します．

・Bankart 法（図 5-102）

前方関節包を切開し臼蓋前縁を展開し，そこに孔を穿ち関節包を縫合します．

・Magnuson-Stack 法（図 5-103）

肩甲下筋腱をその付着部である小結節から大結節に移行し，同腱の緊張を強め，安定化します．

・DuToit 法（図 5-104）

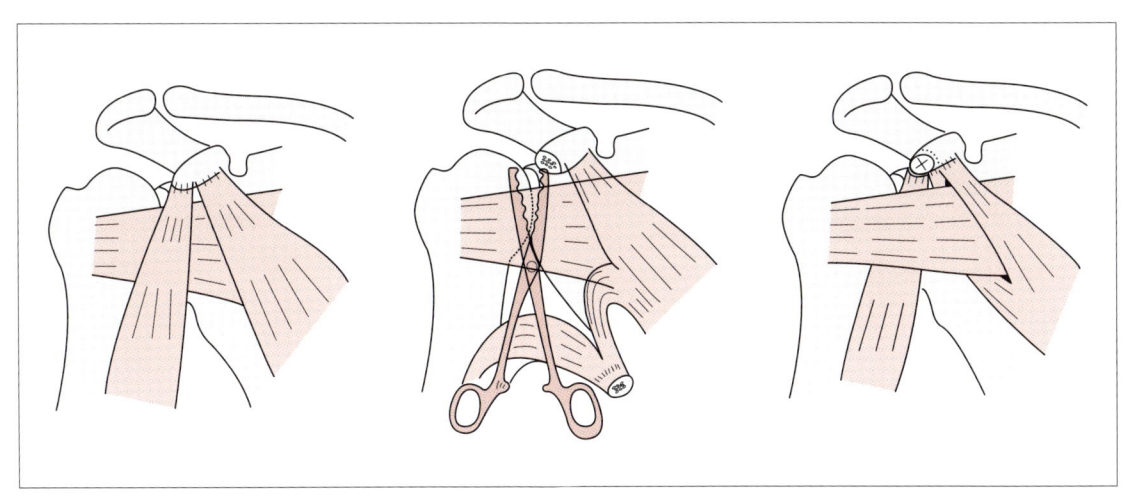

図5-101　Boytchev法

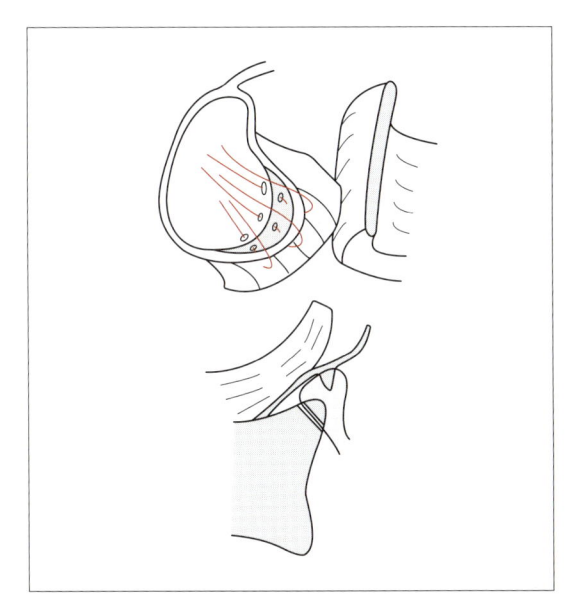

図5-102　Bankart法

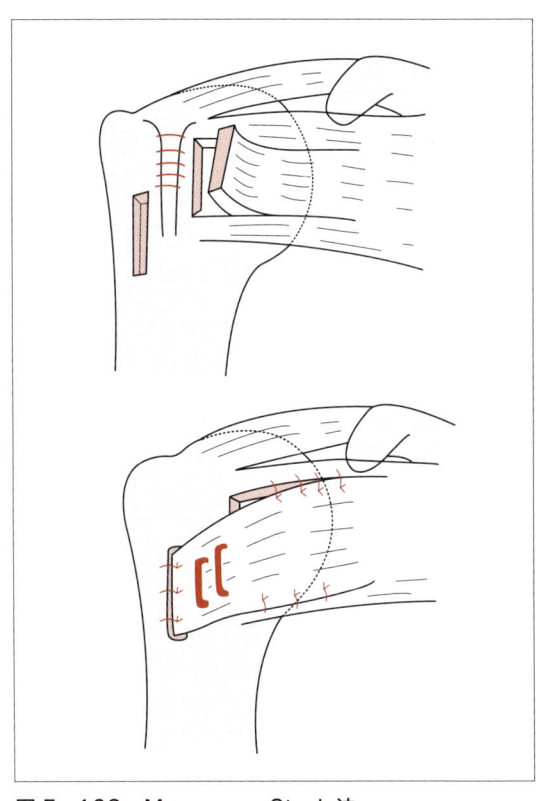

図5-103　Magnuson-Stack法

ステイプルによって剥離・損傷した関節唇・関節包を臼蓋前縁に固定します．

・Weber法（図5-105）
上腕骨を頸部で骨切りし，後捻を強め，同時に肩甲下筋腱を短縮させます．

③関節鏡視下手術
関節鏡視下に行う方法です．ステイプルを用いる方法やSuture法としてCaspari法（図5-106），Morgan法（図5-107），Habermeyer法，Suture anchor法（鏡視下Bankart法：図5-108）などがあります．手術侵襲が少なく，術後の外旋制限が少ないこと，スポーツ復帰が早いことなどの利点が強調されますが，再脱臼率は直視下手術より高く（4〜40％）なっています．ただし，

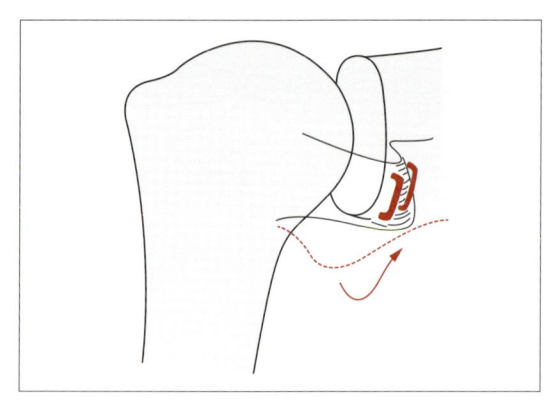

図 5-104　DuToit 法

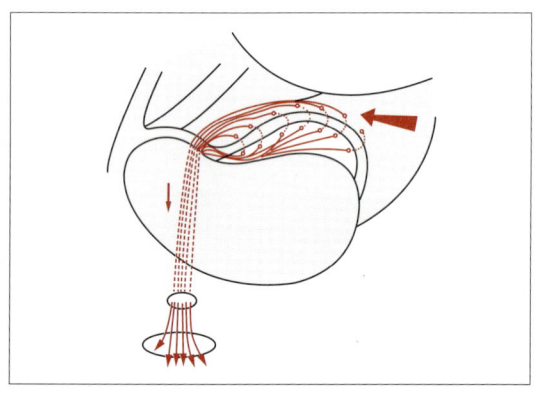

図 5-106　Caspari 法

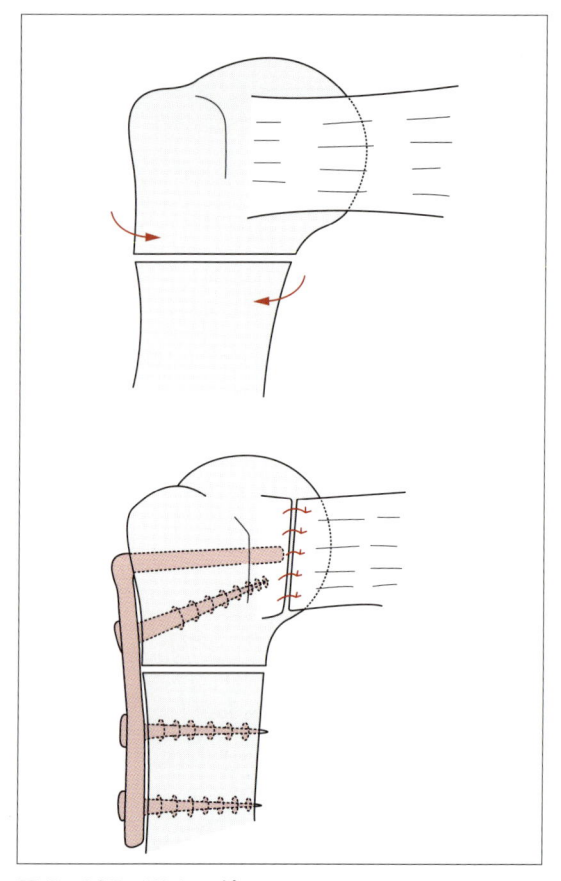

図 5-105　Weber 法

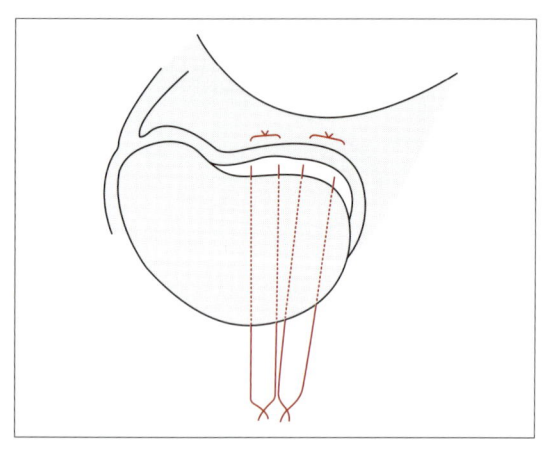

図 5-107　Morgan 法

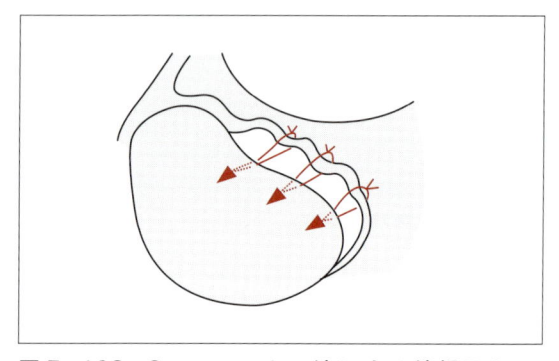

図 5-108　Suture anchor 法による鏡視下 Bankart 法

　最近は Suture anchor を用いた方法で，術者の慣れもあり，手術成績は改善しているようです．Bankart lesion の修復術を目指すわけですが，脱臼を反復した症例では完全な解剖学的整復は難しく，骨欠損の処理や，前方関節包をどう緊張させるかについては，オープンでも鏡視下手術でもメソッドが異なるというだけで，結局のところ課題は同じです．

11. 随意性肩関節脱臼・亜脱臼

> **ポイント**
> - 自分の意思で肩を(亜)脱臼させうる.
> - 肩甲骨を動かし,大胸筋を収縮して上腕骨頭を脱臼させる.
> - 心因性・精神的影響が大きいことがある.
> - 観血的治療は不成功に終わることがある.

患者自身が自分の意志で肩を脱臼あるいは亜脱臼させることのできる病態です.患者は肩甲骨を「うまく」動かし,大胸筋を収縮させて上腕骨頭を脱臼させます(図5-109).したがって,臥位になって肩甲骨を固定させてしまうとほとんど脱臼させることができなくなります.身体的特徴として全身性関節弛緩症があったり,両肩の動揺性が認められたりします.心因的・精神的影響がある場合もあり,どのような時に脱臼するのかなどを十分に聞くことが重要です.不眠症が原因で,両肩の随意性脱臼を生じた例もありました.真の肩関節疾患ではなく,保存的治療が第一選択ですが,脱臼を繰り返して関節内に器質的変化を生じてそれが症状に直結していると判断されれば手術を行います.当院では随意性前方脱臼に対して,N-H法と大胸筋移行術を,随意性後方脱臼に対しては腸骨移植によるglenoplastyを行っています.

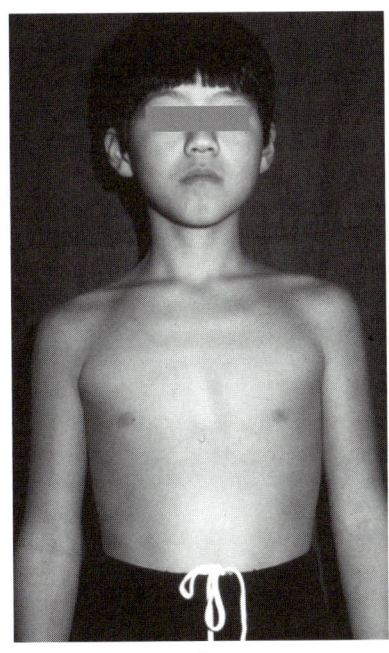

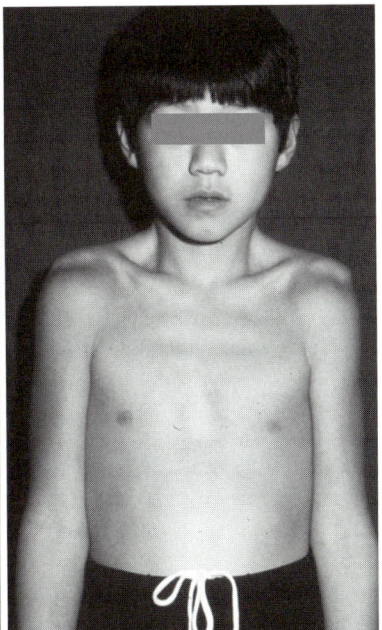

通常時 　　　　　　　　　脱臼時

図5-109　両側随意性肩関節脱臼

12. 後方脱臼・亜脱臼

> **ポイント**
> ・前方脱臼と比べて頻度は少なく，若年者に多くみられる．
> ・原因としては，外傷や分娩麻痺など明らかなものもあるが，多くは不明である．
> ・肢位により後方へ脱臼する．
> ・随意性に脱臼させる例もある．
>
> 屈曲内旋位で後方の関節包が緊張すべきところ，そうならず脱臼，亜脱臼を繰り返します．この後方脱臼パターンは，slipping とは概念的には明確に区別されますが，実際の症例では単純 X 線像で臼蓋後下方の欠損像や slipping が認められ，かなり動揺肩と重複します．

1 患者背景

10 歳代に最も多く，20 歳までの患者がその大半を占めます．男女比は 10：4 と男性に多く，左右の差はありません．

2 症状と診断

主訴として，脱臼の再発が最も多く，90％にみられます．その他，運動時痛や不安感，不安定感，鈍痛，だるさなどを訴えます．前方挙上で不安感を訴え（Posterior apprehension test），後方脱臼した上腕骨頭は水平外転とともに整復されます．

軸位 X 線像で臼蓋の後方に上腕骨頭が転位している状態をみることができれば診断は容易です（図 5-110）．

3 治療

頻回に脱臼を繰り返し，訴えが強い場合，手術療法が必要になります．glenoid osteotomy や glenoplasty で対応します．

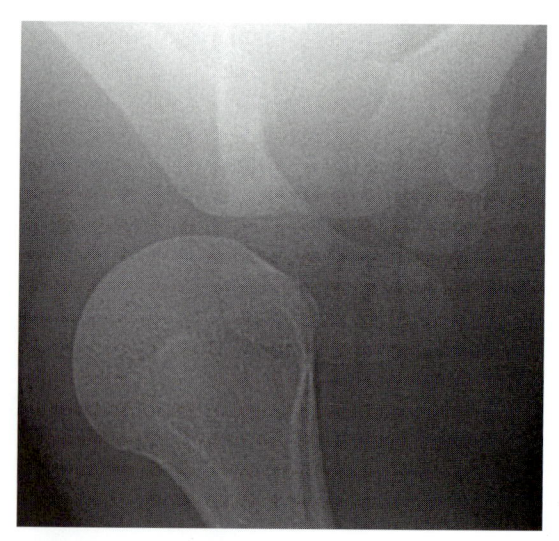

図 5-110 後方脱臼

13. 鎖骨骨折

> **ポイント**
> - 鎖骨骨折は肩甲帯の骨折のなかで最も多い.
> - 中央 1/3 での骨折が約 70% を占め，外側 1/3 が約 30%，内側 1/3 は数% である.
> - Neer 分類が頻用される.
>
> 中央部の骨折は手術する機会が多いと思います．鎖骨下には大きな血管や神経が走行しており，怖々骨折部を展開していますが，不思議とこれらを損傷した話は聞きません.

1 患者背景

鎖骨骨折は肩甲帯骨折の 40〜60% を占めます．うち 80% 以上が転倒や転落による介達外力で発生します.

2 診断と分類

単純 X 線写真は正面像と 10〜20°頭側および尾側方向からの撮影を行います．鎖骨遠位端骨折は軸回旋のみがみられる時があり，転位が少なくても 3 方向以外に挙上位前後像を追加するなどして確認します.

Allman は，鎖骨骨折を内側，中央，外側の 3 つに分類しました．当院での頻度は，中央 1/3 の骨折が 67%，外側 1/3 が 30%，内側 1/3 では 3% のみでした．典型的な症例では，中枢骨片は胸鎖乳突筋により上方へ牽引され，末梢骨片は烏口鎖骨靱帯により牽引され，大・小胸筋などの作用により中枢骨片の下へ滑り込み，短縮します（図 5-111）.

鎖骨遠位端骨折は，烏口鎖骨靱帯の損傷をからめた Neer 分類を用います（図 5-112, 113）.

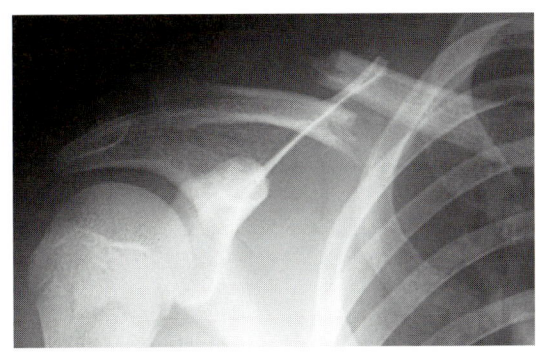

図 5-111　鎖骨骨折

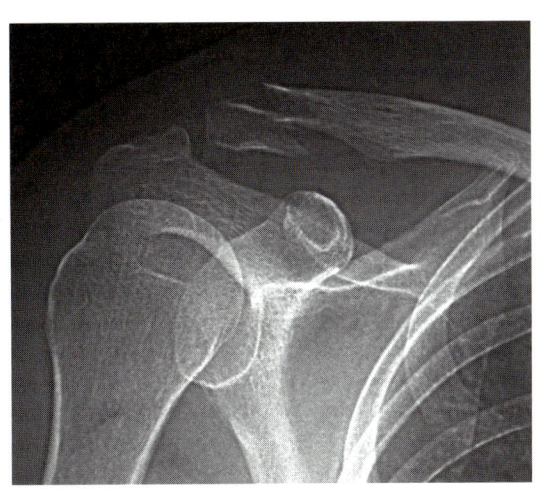

図 5-112　鎖骨遠位端骨折

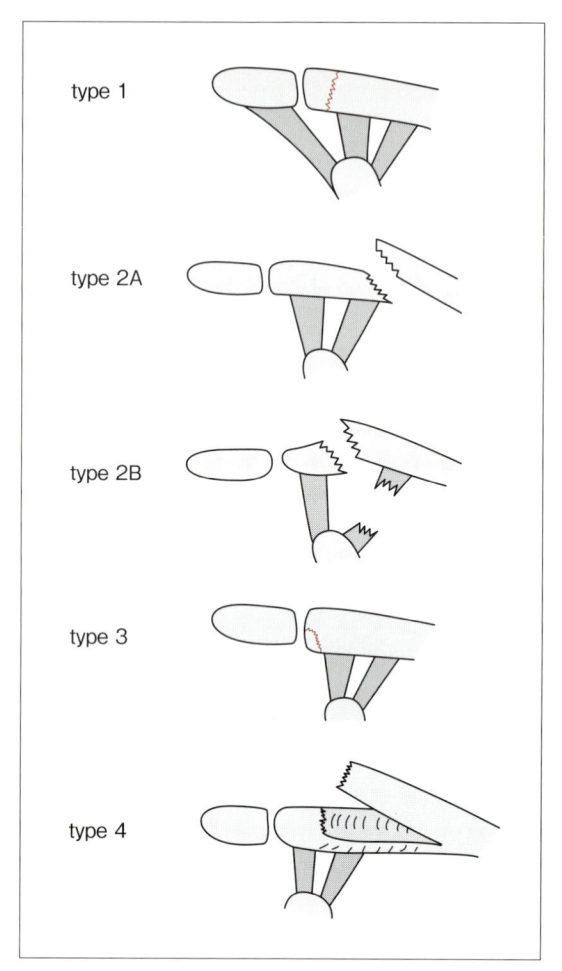

図5-113 鎖骨遠位端骨折のNeer分類

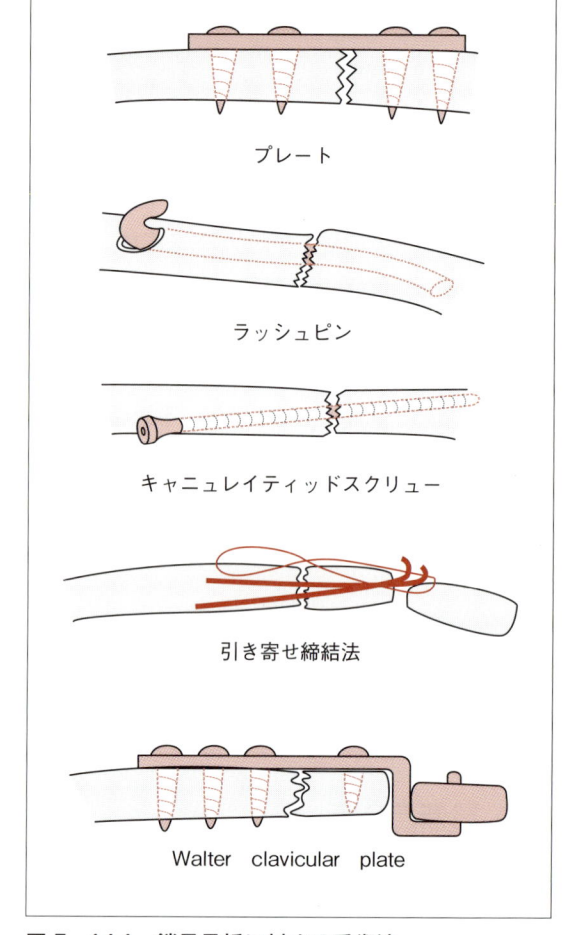

図5-114 鎖骨骨折に対する手術法

3 治療

中央部の骨折は骨癒合が良好で，転位がなければ保存的治療で対応しますが，転位が強く，骨折部で短縮が予想される場合には観血的治療で対応します．鎖骨遠位端骨折では，転位の小さい安定型では保存的治療で治癒し，予後も良好ですが，関節内骨折型は，肩鎖関節の変形性関節症やpost traumatic osteolysisの発生の可能性があります．不安定で骨癒合が遷延しがちなNeer分類type 2は観血的治療で対応します．

(1) 保存的治療

小児には，8字包帯固定が行われます．それ以外の中央1/3骨折の症例に対しては，鎖骨バンドによる固定を行います．ただし，病院での装着時には整復良好でも，家庭で衣服の着脱や入浴などの際に再転位をきたすことが多く，整復の保持は困難です．

(2) 観血的治療 (図5-114)

転位が大きいものや不安定型骨折に対しては手術を行います．著者らは，3mm径のラッシュピンによる鎖骨内固定を行っています．骨折部を展開し，中枢，遠位骨片ともに鎖骨内をドリルで穿

孔します．胸鎖関節から 2〜3cm の部位にドリルホールをあけ，この穴からラッシュピンを刺入しながら整復を行い，ピンを打ち込んで固定します．ラッシュピンは先端が少し曲がっておりコントロールしやすく，また鎖骨の形状にあわせて変形することも可能です．術後数日の痛みが強い間は胸壁を固定し，三角巾として振り子運動を許可して徐々に挙上運動を開始します．鎖骨遠位端（Neer 分類 type 2）に対しては，Kirschener 鋼線

2 本と軟鋼線による引き寄せ締結法（tension band wiring 法）が一般的です．また肩鎖関節脱臼用に考案された Walter clavicular plate や，最近ではそれに代わるフックプレートなどを遠位端骨折に使用し，良好な成績が報告されています．粉砕型や不安定性の強い症例に対しては有効である一方，肩峰部のフック穴の拡大や肩峰骨折による脱転などがみられます．

14. 上腕骨近位端骨折・脱臼骨折

ポイント

- 外科頚骨折は高齢者に多い．
- hanging cast で偽関節となることがある．
- 腱板断裂を伴うことがある．
- 3 または 4 部分骨折に対しては，人工骨頭置換術が行われる．

治療目標は，あくまで X 線像上の骨折整復ではなく肩関節機能の回復です．完全に解剖学的に整復されるに越したことはありませんが，多少の変形治癒はあっても機能的に何ら問題がないことも多々あり，どこまで整復にこだわるかが問われます．

1 上腕骨近位端骨折の分類

Neer の分類（図 5-115）は Codman の考えを発展させたもので，現在最も多く用いられています．骨折を骨頭，大・小結節，外科頚に生じる骨折から 4 つの骨片に分け，その数と転位の大きさにより分類したもので，1cm，45°以上の転位のあるものを一つの part とみなします．2 部分骨折には，骨頭・解剖頚骨折，外科頚骨折，大結節骨折，小結節骨折，前方脱臼に大結節骨折を合併するもの，後方脱臼に小結節骨折を合併するものがあります．3 部分骨折は，外科頚骨折に大結節骨折あるいは小結節骨折のいずれかを合併するも

のであり，4 部分骨折は，大・小結節両者の骨折を合併するものです．これらの骨折型がみられる理由として，大結節には棘上筋腱，棘下筋腱，小円筋腱が，小結節には肩甲下筋腱が，外科頚以遠には long rotators（大胸筋，広背筋，大円筋，三角筋）が付着し，それぞれの方向に骨片が引っ張られることや，肩が挙上され外科頚で肩峰に衝突する，大結節が臼蓋に衝突することなどが考えられます．

2 治療

2 部分骨折としてひとくくりにしても，保存的治療，観血的治療ともに多くの報告があり，一概

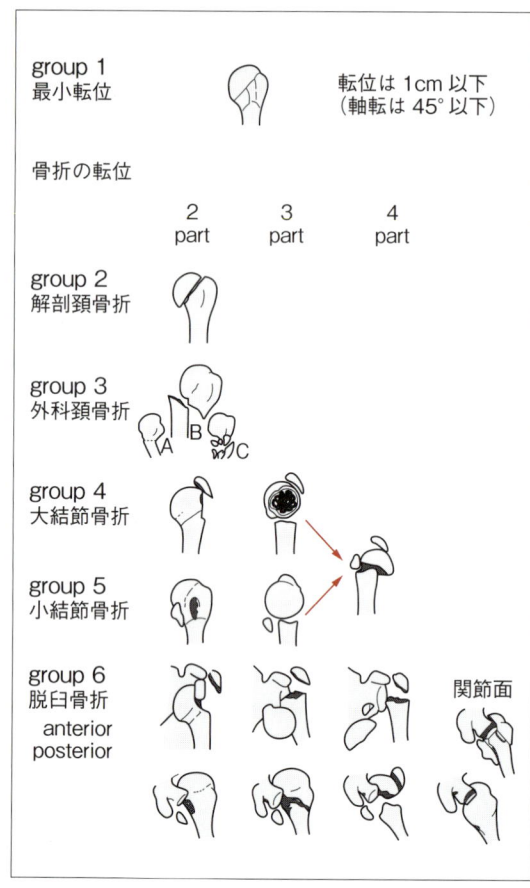

図5-115 上腕骨近位端骨折のNeer分類

図5-116 大結節骨折

に成績の優劣を云々できないのが現状です．一般的には，転位のない骨折型で安定したものは，保存的に治療されます．当院でも，転位の少ない安定型骨折には保存的治療を行い，その他多くの症例では，低侵襲で早期からリハビリテーションが可能なラッシュピンを用いた骨接合術を行っています．転位のある3部分骨折または4部分骨折に対しては手術を行います．その他各部位の骨折に対しては以下の通りです．

(1)各部位の骨折
①大結節骨折（図5-116）

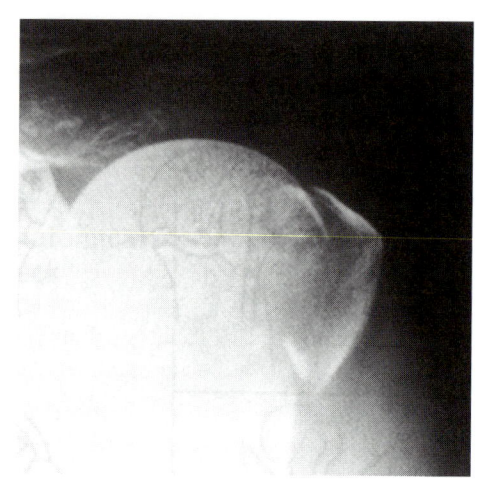

大結節骨折は付着する腱板により牽引され，後上方に容易に転位します．烏口肩峰アーチの通過障害を起こす可能性のある転位骨片は，整復術を考慮します．Youngらは，保存的治療の成績は56％が良好で，反対に成績不良の原因は転位した骨片にあるとしています．McLaughlinは，1cm以上の転位があるものは永続的な障害が残り，0.5cm以内の転位は成績良好であったと報告，林らも成績不良例では転位が優位に大きかったとしています．Flatowらは1cm以上の転位を手術適応としています．

②小結節骨折

小結節骨折はまれな骨折であり，診断も難しく，CTやMRIが有用です．治療法の多くは観血的治療が行われますが，転位の残存した症例でも機能的に問題のない報告もあります．一般的に転位の大きいものには観血的，小さなものには保存的治療が選択されています．

③上腕骨頭骨折

上腕骨頭骨折は，非観血的，観血的いずれの整復法でも骨壊死や偽関節発生のため成績は悪く，最終的に人工骨頭置換術で対応します．

④解剖頚骨折

成人では上腕骨近位端骨折の0.8％，小児では4～7％の発生率です．成人では骨頭の脱臼や陥入がなければ保存的治療，あれば徒手整復し経皮的ピニングなどを行う場合があります．小児では，Salter-HarrisⅠ型またはⅡ型の骨端線離開とし

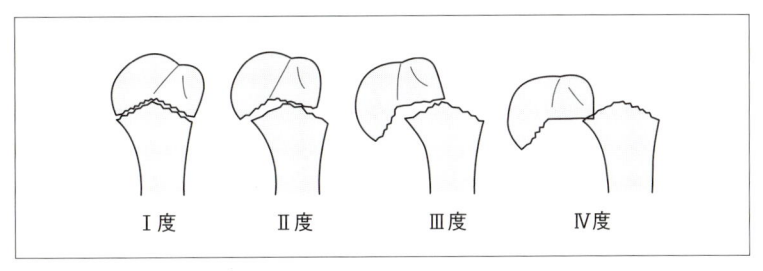

図5-117　Neer-Horowitz分類

てみられることが多く，NeerとHorowitzは転位の程度によりⅠ～Ⅳ度までに分類し対応しています（図5-117）．Ⅰ度は5mm以内の転位，Ⅱ度は上腕骨幅の1/3までの転位，Ⅲ度は2/3までの転位，Ⅳ度は2/3以上の転位をしているものとし，Ⅰ，Ⅱ度は整復せずにスリングなどの固定を，Ⅲ度は牽引などの非観血的整復した後に体幹ギプス固定を，そしてⅣ度では転位角度により整復を加えるか否かを決定しています．Baxterらも小児の解剖頸骨折（骨端線離開）では危惧される上腕骨の短縮は2cm以内，内反変形もADL上問題ないとし，観血的整復となるものは少ないとしています．成人での解剖頸骨折後の骨頭壊死（とくに観血的整復後）はよく知られていますが，小児の報告例もあり注意が必要です．

⑤外科頸骨折（図5-118）

外科頸骨折は，関節近傍で骨癒合が比較的良好な部位にみられます．ただし骨粗鬆症のある高齢者に多く，粉砕骨折もよくみられます．たとえ十分な整復位が得られず変形治癒した場合でも，肩関節は多運動軸をもつため，ある程度の機能は維持されますし，そもそも上記のような状況では完璧な解剖学的な整復は不可能です．実際，DePalmaは保存的治療の結果，内反，外反変形がかなり重度であっても良好な機能を損なわず，回旋変形も中等度であれば問題なしとし，Watoson-Jonesも重要なのは内外反変形ではなく，前後方向への転位であるとしています．Youngらは，高齢者では自動運動で60°外転できればよく，頭上と頸の後ろに手が届けば十分と述

べています．一般的には，安定した骨折型には保存的治療が選択され，不安定のものには手術が選択されます．手術法として，①プレートやスクリューなどによる内固定，②ラッシュピン，エンダーピン，螺旋ピンなどによる髄内固定，③Kirschner鋼線などによる経皮的固定，などがありますが，整復の保持と早期のリハビリテーションを目的とした低侵襲のものが望まれます．

⑥3部分骨折または4部分骨折（図5-119，120）

多くの症例で，人工骨頭置換術が行われます．

(2) 保存的治療

cuff & loop，collar-and-cuff，三角巾，Desault包帯，Velpeau包帯，ストッキネット，hanging cast，coaptation splint，ABD humeral splint，ABD spica cast，ゼロポジションなどによる牽引があります．安定型骨折の場合には，痛みに応じて体幹固定などを行った後，振り子運動より開始します．しかしながら早すぎる運動療法は偽関節をつくるため注意が必要です．このうちhanging castは，本来ギプス内に骨折線があるのが原則であり，骨幹部の骨折に適応があります．上腕軸に牽引力を加え，整復位を保持できるため上腕骨近位端骨折にも応用されていますが，過度に牽引力がかかり，偽関節を形成する可能性があります．また上述の下垂位あるいは下垂位体幹固定はすべて内旋位での上腕軸の安定を図るものであるため，中枢骨端と回旋が適合しているかどうかの判断は難しくなります．

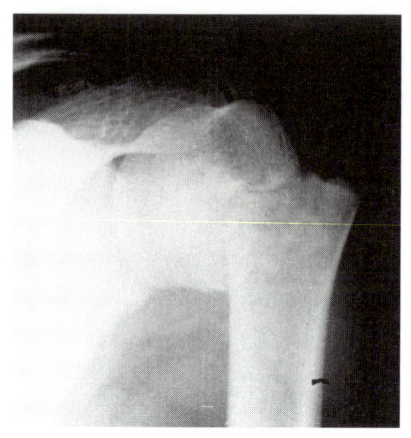

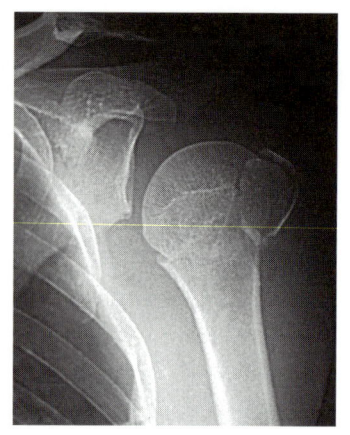

図5-118　外科頚骨折　　　図5-119　3部分骨折　　　図5-120　4部分骨折

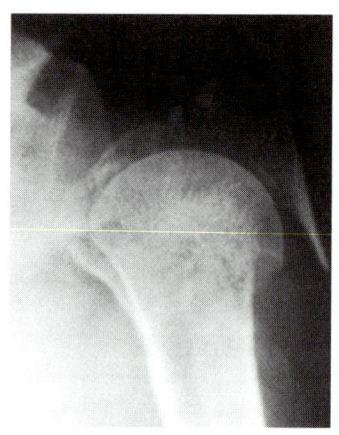

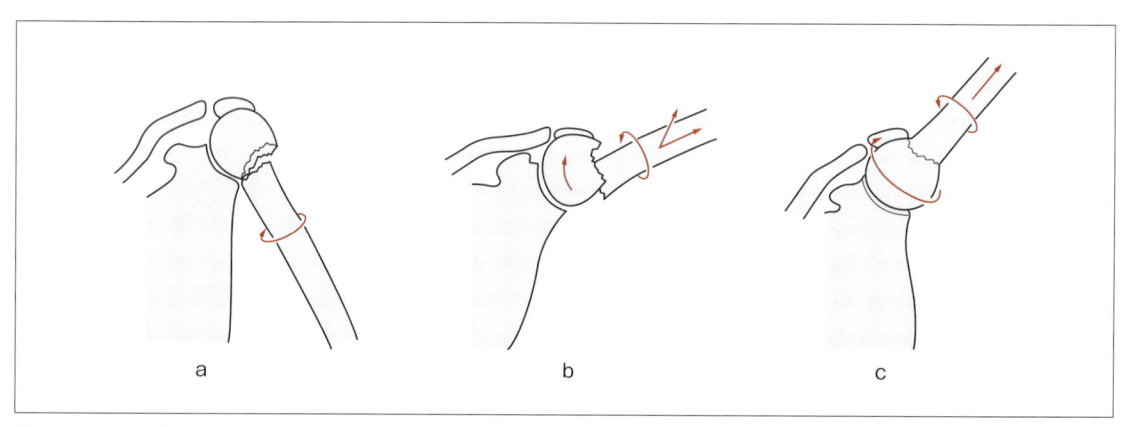

図5-121　ゼロポジション牽引による整復

①当院での保存的治療

　当院では，転位の少ない安定型や小児あるいは，全身状態の悪い症例などに対して保存的治療を行っており，その他のものは観血的治療にて対応しています．転位のほとんどない例では，Desault包帯やVelpeau包帯固定を行い，impactionしたものでは，時にhanging castや軽い重錘をつけて牽引します．その他の骨折型に対しては，ゼロポジション牽引（図5-121）を行っており，とくに小児によく適応される同方法を紹介します．

　ゼロポジションでは，骨アライメントに筋が沿うようになり，捻れがなくなります．肩甲骨面上で肩甲棘と上腕骨軸が一致して，上肢の外転角度は，脊椎の代償を除けば約130°になります．見た目では，肘が目，耳のレベルまで挙上され，側面からは上肢で顔が隠れ，耳がみえる格好になります．これ以降挙上しても関節の回旋はみられなくなり，挙上における実質的な最終到達点となります．関節の動きが小さくなり，骨軸，回旋の矯正が行いやすいこの肢位は骨折の整復，保持に利用されます．

　まずスピードトラックによる牽引を開始しますが，疼痛や腫脹が強い場合は垂直位とし，2～3日かけてゼロポジションへと挙げていきます．スピードトラックによる牽引だけでは不十分な場合には，徒手的に牽引，回旋させながら整復を行います．2週間以内に整復を完了させ，後はゼロポジションでのギプス固定を2週間前後行い，ゼロ

ポジションでの固定期間は全体で1か月程度としています．

②成績

168例の上腕骨近位端骨折について，76例（45％）がゼロポジション牽引により治療されており，うち追跡調査できたものは61例で，男性20例，女性41例，平均年齢は48歳（4～96歳）でした．頚部骨折と大結節骨折の合併が18例，頚部骨折17例，大結節骨折14例，骨端線骨折9例，3部分骨折2例，4部分骨折1例であり，15歳以下では，骨端線骨折と頚部骨折が多く，30～60歳では大結節骨折，61歳以上では頚部骨折と大結節骨折の合併症例を多く認めました．牽引期間は平均19日，それに続く固定期間は約2週間，後療法に要した期間は平均52日でした．可動域は81歳の女性の1例を除いて挙上，内・外旋ともに良好であり，疼痛では自発痛のあるものが1例，運動時痛を訴えるものが8例となっています．高齢者の14例に結帯動作の制限がみられたものの，それ以外のADL障害の訴えはありませんでした．牽引により，骨折部のアライメント矯正が期待できるため，転位が強い症例や，不安定型骨折にも適応が広げられます．ただし入院治療が必要で，手間ひまがかかる点が欠点です．

(3) 観血的治療

骨接合術としては，経皮ピン，ネジ山付き鋼線，エンダーピン，ラッシュピン，ワイヤー，ネジ，Tプレート，ロッキングプレートなどを用いる方法があります．

①当院での骨接合術：ラッシュピン術（図5-122）

当院で行っているラッシュピンを使った骨接合術を紹介します．肩峰の中央から腋窩に向けて約5cmの皮切を加えます．三角筋を線維方向に鈍的に分けて肩甲下滑液包に糸をかけ，これを縦切し腱板に達します．展開のために烏口肩峰靱帯は切離しておきます．棘上筋腱，棘下筋腱に1～2本の糸をかけて手前に牽引できるようにして，中枢骨片の整復に利用します．また骨折部を一部展開し，中枢や末梢骨片の転位の程度が確認できるようにしておきます．整復位が得られにくい場合には，末梢骨片に単鋭鉤をかけて矯正します．整復位を5mm径と3mm径のラッシュピン2本あるいは3本で固定しますが，ピンの刺入部位は5mm径のものは大結節の腱板付着部で，3mm径のものは小結節部で腱板に小さな切開を加え，2mm径のドリルで骨穴をあけてラッシュピンを刺入し，打ち込みます．この際，回旋をあわせるために，上腕は外旋位で保持します．先端は腱板の下まで打ち込み，切開した腱板は1針縫合してピンの逸脱を防ぎます．大結節骨折を合併した症例では，後方へ回旋した大結節を腱板にかけた糸を牽引して整復し，ワッシャーつきスクリューにて固定します．術後はDesault包帯などの胸壁固定を約1～2週間行い，その後三角巾に変更して振り子運動から開始します．術中の固定性の具合，術後X線写真および患者の訴えを確認しながらリハビリテーションを進めていきます．

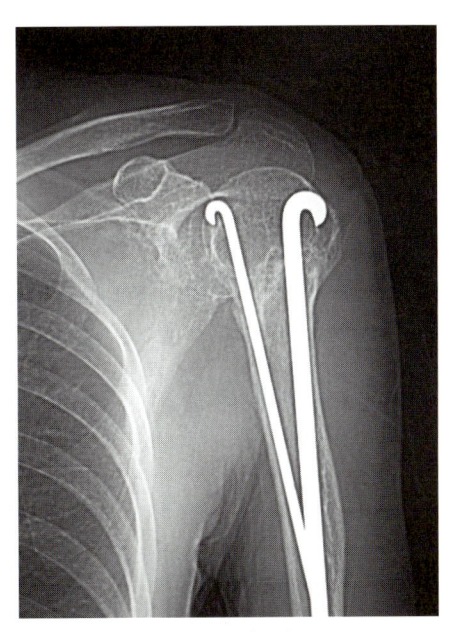

図5-122　ラッシュピン術

②成績

1994〜2008年の間，当院で加療された上腕骨近位端骨折60例（2部分骨折39肩，3部分骨折17肩，4部分骨折4肩，男性7例，女性53例，平均年齢61歳），術後平均9か月で，疼痛，可動域などの臨床評価と，単純X線像（下垂内外旋，挙上位計3枚）による画像評価を行いました．平均手術時間は45分でした．全例に骨癒合が得られ，手術時のアライメントは維持されていました．最終可動域は平均で屈曲120°（81％：以下，健側比％），外転103°（41％），伸展46°（72％），外旋37°（60％）に回復していました．抜釘により屈曲15％，外転15％，伸展11％，外旋22％と可動域が改善しており，より可動域の改善を望むのであれば抜釘することが望ましいです．挙上位単純X線で十分な外旋位の保持を確認できなかった症例は9肩（15％）存在し，手術時の整復不具合（頚部の内反あるいは回旋の異常，3部分骨折と4部分骨折での大結節の転位）が原因として考えられます．整復を注意深く確認して行えば，整復位の保持はラッシュピン2本で十分であり，短時間に簡単に行え，良好な術後成績が期待できるといえます．

③当院での手術法：人工骨頭置換術（**図5-123〜127**）

皮切は前外側皮切（烏口突起から1横指外側で肩関節前方に約5cmの縦切開を加えます）を用います．三角筋を線維方向に鈍的に分けて，肩峰下滑液包の内外側に2本の糸をかけて切開し，肩甲下筋腱を展開します．癒着があれば腱板全周にわたって剥離します．結節間溝の位置から小結節を確認し，肩甲下筋腱の中枢に4本の糸をかけ，1cmの縫い代を残して，肩甲下筋腱と関節包を同時に切離します．上端は烏口上腕靱帯の下縁から，下端は肩甲下筋腱の腱性部分までで，出血のリスクがあるため，下方関節包まで切らないようにします．関節内の観察にはリングレトラクターの使用が有効です．肘を90°屈曲させて，肩関節を約30°外旋させる．トライアルの人工骨頭を肩関節に載せて，解剖頚に骨切り線の印をつけ，ノミまたはボーンソーで上腕骨頭を切除します（図5-123）．骨切りに際しては，常に上腕軸を意識することと，大結節部に切れ込まないように注意をします．肩関節拘縮が強く，外旋位がとれない場合には，無理に外旋を行うと上腕骨の骨幹部骨折を起すことがあるため注意が必要です．肩甲下筋腱が短縮し，術後の再逢着が困難と予想される時には，肩甲下筋腱のZ状形成を行います．上腕を伸展（後挙）させ髄腔をのぞきこむようにして展開します．至適サイズまでリーミングした後，

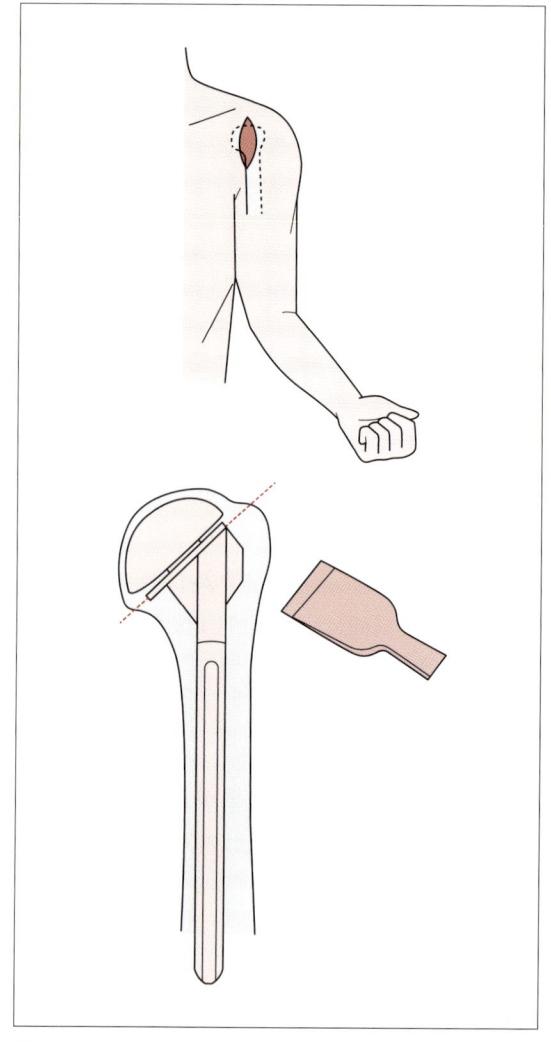

図5-123　骨頭の切除

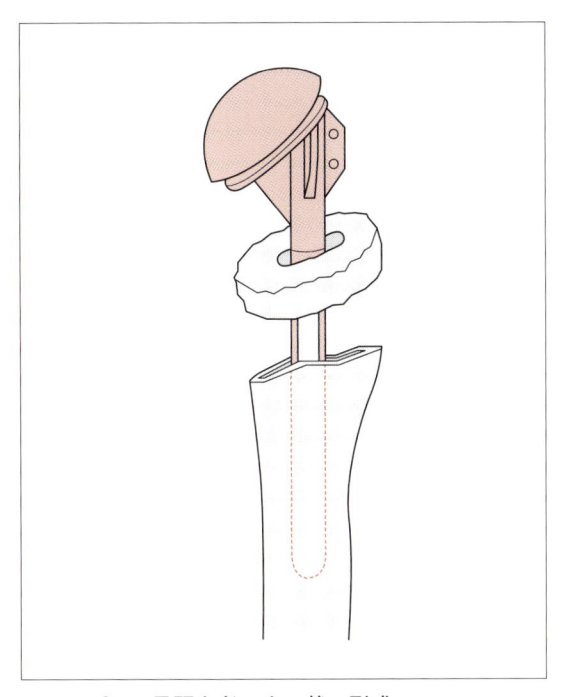

図5-124　骨頭をドーナツ状に形成

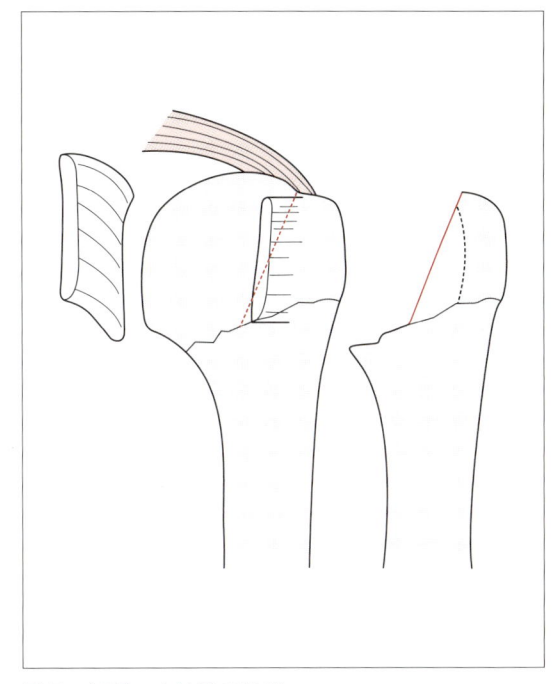

図5-125　大結節の処置

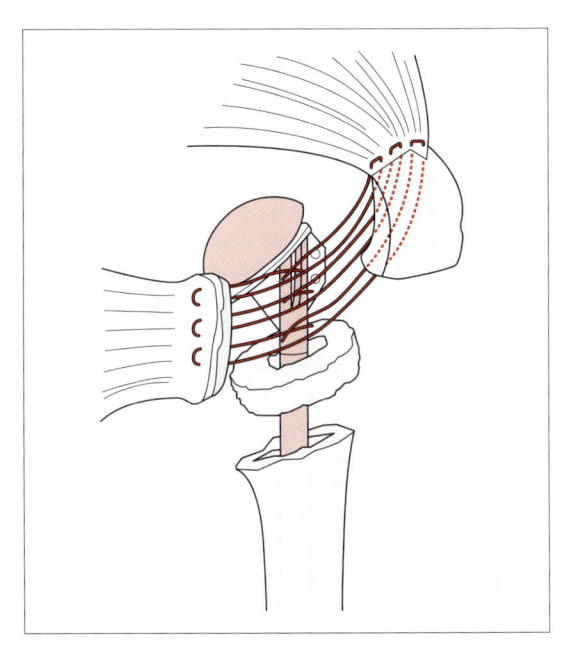

図5-126　腱板，骨片による被覆

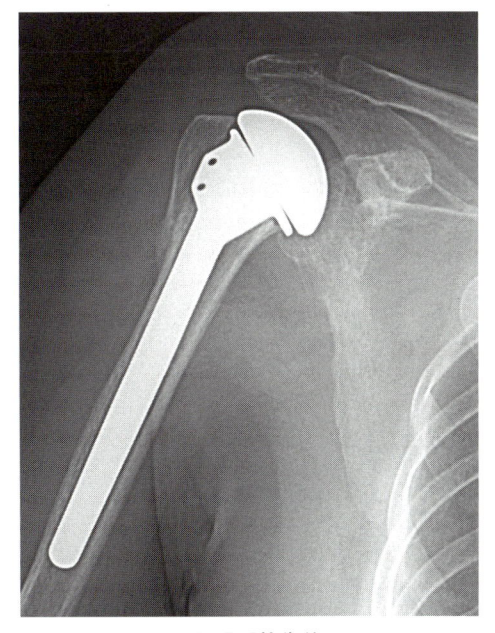

図5-127　人工骨頭置換術後

トライアルを後捻角度に注意しながら，ハンマーで叩いて挿入していきます．アライメントピンがついたシステムであれば，インサーターに2本の

アライメントピンを刺入し，90°に屈曲した前腕がちょうどこのピンの中間（後捻30°）に位置していることが確認できます．頚部の骨切りが均一で

なければ，カルカーリーマーで平らにします．トライアルがうまく挿入できることが確認されれば，抜去洗浄後に実際にインプラントを挿入します．

④外傷例に対する手術手技

　外傷の場合，上腕骨の解剖頸を含む近位端が損傷されていることが多く，まずばらばらになった上腕骨頭，大・小結節，腱板，上腕骨などの解剖学的位置関係を明らかにすることが重要です．大・小結節それぞれの腱付着部に縫合糸をかけて牽引しながら，腱板と滑液包の癒着を除去し，転位した上腕骨頭を摘出して，関節内を郭清します．骨折線が外科頸まで達しており，そのまま人工骨頭を挿入すると骨頭が沈下し，短縮をきたしてしまう場合には，摘出した骨頭の関節軟骨をとり除き，ドーナツ状に形成し，人工骨頭シャフトに串刺しにして，スペーサーとして用います（図5-124）．上腕骨の髄腔と人工骨頭の適合性が悪く，固定性に疑問が残るようであれば，場合によってはセメントの使用も考慮します．また大結節が大きく人工骨頭に重なるようであれば，クラッシュさせるか，内側の骨髄を削り薄くした上で，インプラントあるいはシャフトに錨着します．切離した肩甲下筋腱を縫合し，その後左右に展開した肩甲下滑液包，三角筋，皮下組織，皮膚をそれぞれ縫合します．とくにドレナージは不要です．

⑤リハビリテーション

　術後1週間程度は Desault 包帯固定とし，その後三角巾に変更して，振り子運動を開始します．2週目からは挙上運動を始め，徐々に関節可動域を広げていきます．

15. 肩甲骨骨折

ポイント

・体部の骨折が多い．
・転位の強いものはゼロポジションで牽引する．
・肩峰骨折は os acromiale と鑑別を要する．

困った時はとにかくゼロポジションで引っ張ります．

1 患者背景

　当院の資料では，肩関節疾患の0.94％にみられ，比較的まれな骨折です．年齢分布は13〜81歳（平均年齢46歳）で，男女比は3：1と男性に多く，左右差はありません．受傷原因としては，大半が転倒，転落などの直達外力によって生じており，複合損傷が75％，単独損傷が25％となっています．部位別には体部54％，肩峰25％，頸部22％，烏口突起16％，臼蓋9％（重複あり）でした．

(1) 体部骨折（図5-128）

　最も多くみられる骨折であり，その程度は転位の著明なものから亀裂骨折までさまざまですが，多くは横骨折で外側縁が含まれています．付着する前鋸筋や大円筋などに牽引されて，上下骨片が重なっていることもあります．変形や転位の少ないものでは胸壁固定で十分ですが，変形・転位の強いものでは入院の上，ゼロポジションで牽引，整復を行うべきでしょう．

図5-128　体部骨折　　図5-129　臼蓋骨折

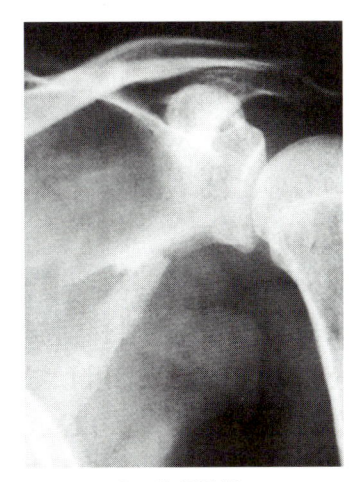

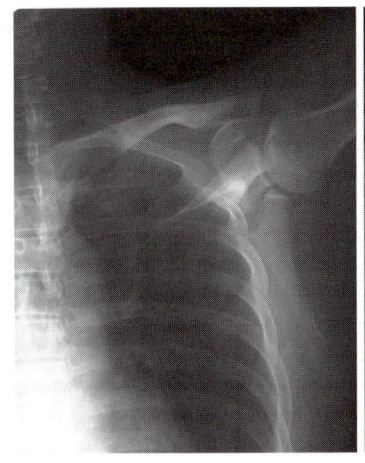

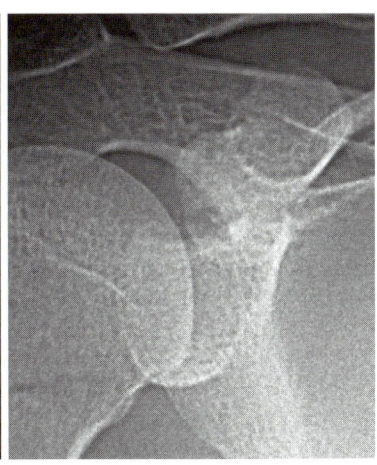

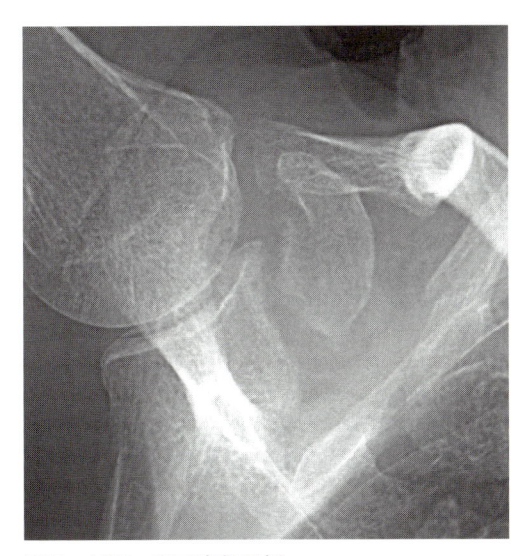

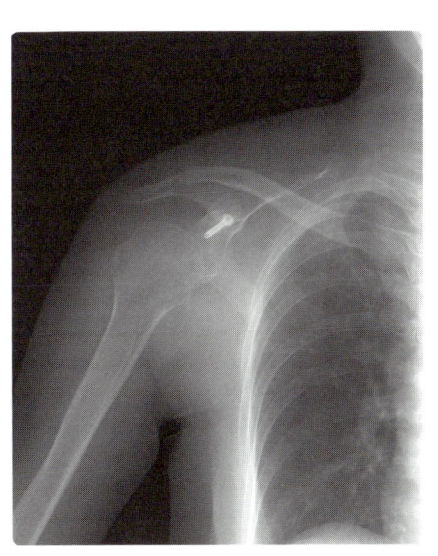

図5-130　烏口突起骨折　　図5-131　烏口突起骨折術後

(2) 肩峰骨折

多くは直達外力によるものですが，まれに上腕骨頭の衝突や三角筋の牽引によるものもあります．単純X線前後像では骨折が確認されないことが多く，挙上位，軸射位X線像が有用です．肩峰骨端線の閉鎖時期は25歳と遅く，また閉鎖不全は os acromiale として骨折と鑑別が必要になります．骨折部での転位が大きい場合には，Kirschner鋼線やスクリューを用いて整復・固定を行うべきでしょう．

(3) 臼蓋骨折（図5-129）

多くは上肢や上腕骨頭からの介達外力によるものです．ゼロポジション牽引を行い対応しますが，当院では臼蓋が落ち込んだままの変形治癒骨折4例の臼蓋骨切り術を経験しています．

(4) 烏口突起骨折（図5-130，131）

当院の資料では，烏口突起単独骨折は6例で，他の損傷との合併例は26例で計32例を経験しています．介達外力によるものが多く，80％の症例

では肩鎖関節脱臼や鎖骨骨折，上腕骨頚部骨折，大結節骨折，腱板断裂，肩甲骨臼蓋骨折などを合併しています．解剖上，烏口突起下を走行する神経血管束の損傷の可能性もありますが，資料中にはこれらの障害を有するものはみられませんでした．診断は単純X線像(scapular Y 撮影，軸射撮影など）で行われており，時として挙上位前後像も有用です．McLaughlin は，骨癒合せず線維性癒合となったとしても愁訴は残しにくいと述べており，Bernard は，観血的治療例と保存的治療例とに成績の差はなく，ともに良好な結果であったとしています．一方 Derosa は，烏口鎖骨靱帯付着部より末梢での骨折を遠位部骨折，靱帯付着部より近位での骨折を基部骨折と分類し，前者は骨片が不安定となるため手術が必要で，後者基部骨折は転位しにくく保存的治療の適応としています．

16. 外傷性肩関節脱臼

ポイント

- 若年者では反復性脱臼に移行することが多い．
- 高齢者では腱板断裂の合併に注意する．
- ゼロポジションにして整復を試みる．
- 神経麻痺を合併することがある．

医療スタッフが手薄な当直帯は，鎮静をかけて整復するのは心細いので，関節内ブロックがお勧めです．

1 患者背景

当院の治療例は240例で，性別は男性169例，女性71例，全身麻酔下に整復を行ったものは全症例の12％ありました．腱板断裂，大・小結節の剥離骨折，上腕骨近位端骨折，上腕二頭筋長頭腱断裂などの合併がみられました．

2 症状と診断

Rowe によれば，肩関節脱臼のうち，外傷性のものは96％を占めており，非外傷性のものはわずか4％にすぎません．脱臼の方向で分類され，前方，後方，下方(腋窩)，直立，上方に分けられます．前方脱臼には烏口下脱臼，鎖骨下脱臼があり，烏口下脱臼が多く占めます（図5-132）．上腕骨頭は関節包を破り，時に肩甲下筋を損傷し前方に転位するため，他の損傷を合併することもあります．時に腋窩神経や筋皮神経麻痺を合併しますが，多くは一過性で，時間の経過とともに軽快します．肩峰下に陥凹がみられ，肩峰は突出した状態となります．上肢はわずかに側挙した状態で，他動的に上肢に体幹をつけてもただちにもとの状態となる発条性固定現象がみられます．上腕骨頭が臼蓋下方に脱臼し，上肢は挙上位で固定されている直立脱臼（luxatio erecta）もまれにみられます（図5-133）．X線像などで骨傷がないかどうかも把握しておきます（図5-134）．

16. 外傷性肩関節脱臼

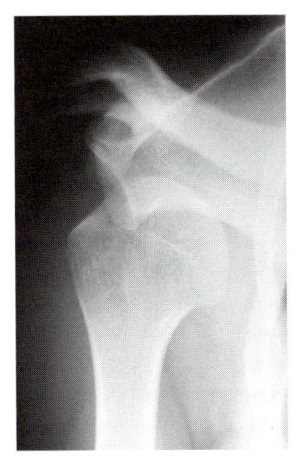

図5-132 肩関節脱臼

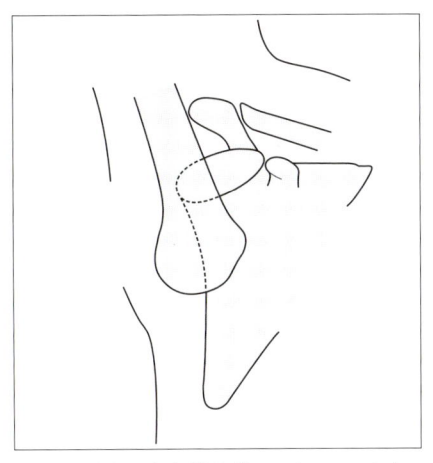

図5-133 直立脱臼（luxatio erecta）

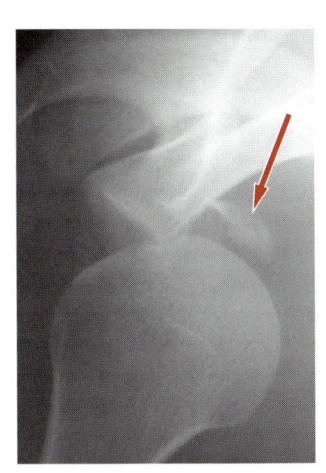

図5-134 臼蓋前縁の骨折を伴う脱臼

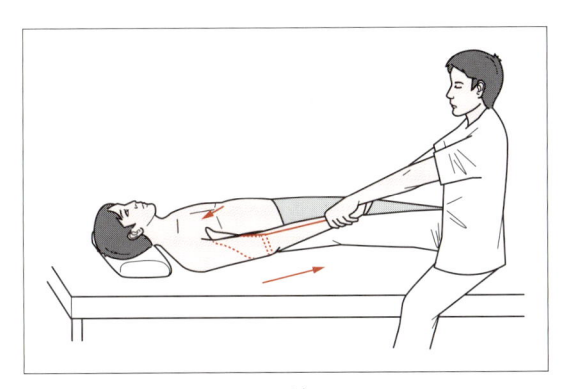

図5-135 Hippocrates法

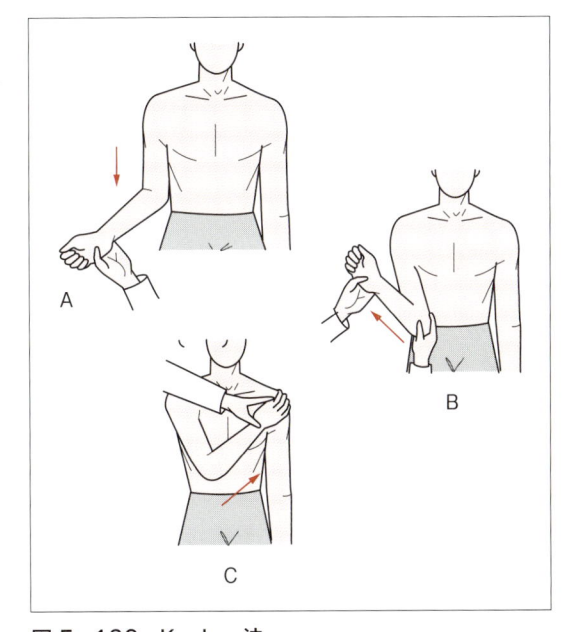

図5-136 Kocher法

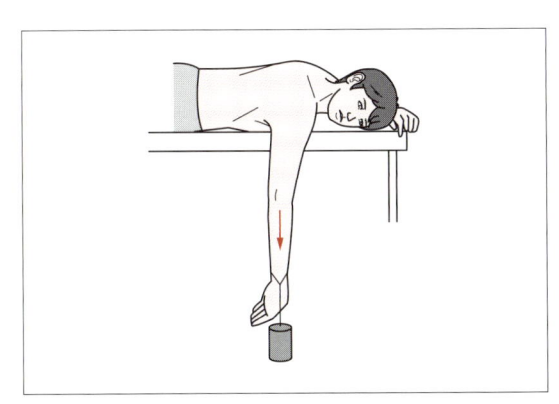

図5-137 Stimson法

3 治療

整復方法としてはHippocrates法（図5-135）, Mothe法, Cooper法, Kocher法（図5-136）, Stimson法（図5-137）などがありますが、ここでもゼロポジションが活躍します（第2章で述べましたが、ゼロポジションでは骨と筋のアライメントがそろうため、この肢位を脱臼や骨折の整復に使います）。筋緊張を除きながら徐々に挙上しながらゼロポジションまでもっていきます。このポジションになれば自然に整復されるものもありますが、そうでない時は牽引や、骨頭に

指で圧迫を加えます．無麻酔でもよいですが，関節部に局所麻酔剤（0.5〜1％リドカイン10ml程度）を注入しておくとよいでしょう．整復後は局所安静を図るため，三角巾やDesault固定とします．一度整復してしまうと安心してしまいますが，本人の自覚がないまますぐに再脱臼していることもあり，しばらくX線像での評価が必要です．

4 陳旧性肩関節脱臼（図5-138）

脱臼位のまま日時が経過しており徒手整復は困難なことが多く，整復のためには手術療法が必要となります．ただし関節が脱臼した状態でも不具合の訴えがないために（訴えがないために陳旧性となるとも考えられます），高齢者や全身状態の不良例では無理に整復を試みずにあえて放置することもあります．

手術方法は肩甲下筋腱を付着部付近で切離後，整復を試みます．周辺の肉芽組織を除去し，癒着

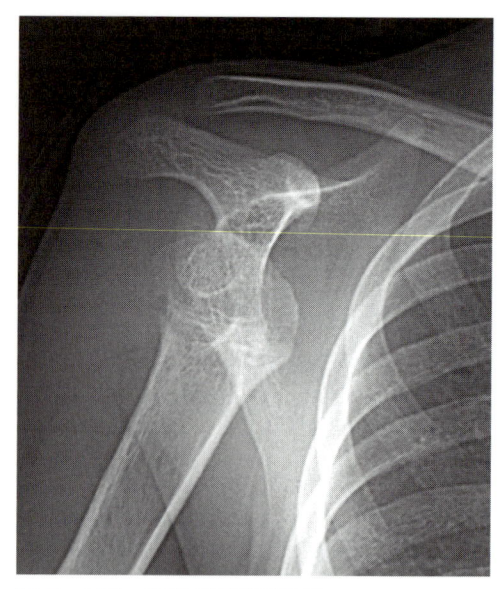

図5-138　陳旧性肩関節脱臼

を十分剝離することが必要です．著明な上腕骨頭，臼蓋の破壊，変形がみられる場合には人工骨頭置換術や骨移植が適応されます．

17. 肩鎖関節脱臼

ポイント

- 柔道やラグビーなどで転倒し，肩を強打した場合に起こる．
- 烏口鎖骨靱帯や肩鎖靱帯の断裂が，脱臼の程度と関係する．
- TossyやRockwoodの分類が有用である．
- 腱板断裂や烏口突起骨折などを合併する場合もある．

肩鎖関節は小さく，とるに足らなさそうですが，肩甲骨の運動の支点として，鎖骨と肩甲骨の動きを調整する重要な関節です．烏口鎖骨靱帯の破綻，烏口突起骨折の他，腱板断裂の合併の有無など，関節以外の損傷にいろいろ気を配ります．

1 患者背景

鎖骨骨折，肩関節脱臼とならんで頻度の高い肩の外傷であり，当院の統計では，男女比は8：2で男性に多く，左右差はありませんでした．症例の50％が30歳以下であり，交通事故やスポーツ外傷がほとんどを占めます．スポーツのうち柔道

によるものが75％と最も多くなっています．90％の症例が転落や転倒で肩を打撲する直達外力が原因で，手術例の頻度はTossy分類においてtype Ⅲが87％と最も多く，type Ⅰは7％，type Ⅱは6％でした．

2 症状と分類

疼痛，運動時痛，肩鎖関節の圧痛，挙上制限がみられ，時に雑音が聴取されます．肩甲骨が下垂するため，鎖骨外側端は隆起してみえます．鎖骨端を押さえると関節が整復され，離すと脱臼するPiano key signが認められます．陳旧例の症状は，肩鎖関節痛や肩甲帯の筋肉痛，疲労感，脱力感，脱臼感などであり，反対に肩関節の不定愁訴的な症状を訴えるもののなかに，この肩鎖関節脱臼後の症例が含まれます．

単純X線写真は，臥位では脱臼が整復されることがあるために立位での撮影（**図5-139**）に加え，立位で手関節に2〜3kgの重錘を吊るした上肢牽引撮影を行います（第4章参照）．また挙上位撮影を行うことで，烏口突起骨折などの骨傷もチェックしておきます．肩痛が持続する場合には，腱板断裂の合併も考え，関節造影やMRIなどを行います．

脱臼の程度を，type Ⅰの捻挫，type Ⅱの亜脱臼，そしてtype Ⅲの脱臼としたTossyの分類が有名ですが，最近は手術適応も考慮したRockwoodらの分類がよく使われます（**図5-140**）．

type 1：肩鎖関節の捻挫であり，肩鎖靱帯や烏口鎖骨靱帯の断裂はない．

type 2：肩鎖靱帯は断裂するが，烏口鎖骨靱帯は残存し，亜脱臼の状態．

type 3：肩鎖靱帯，烏口鎖骨靱帯はともに断裂し，完全に脱臼した状態．

type 4：肩鎖関節の後方脱臼で，通常のX線像でtype 1にみえる場合あり．

type 5：鎖骨端上方転位が大きく，type 3に加

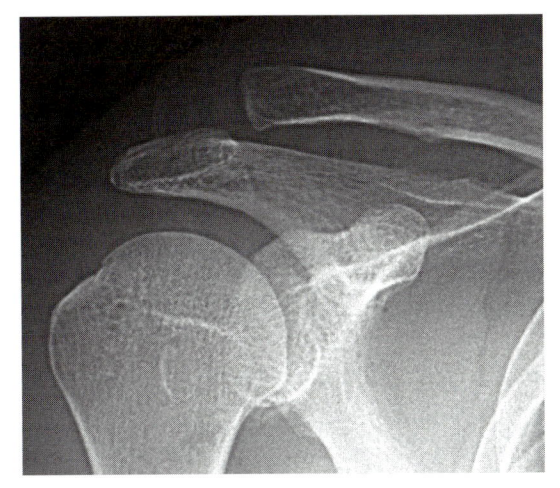

図5-139 肩鎖関節脱臼のX線像

え鎖骨から三角筋，僧帽筋が剥離したもの．

type 6：鎖骨端が烏口突起や肩峰の下に転位したもの．

type 3以上は，ほとんどの症例で手術適応となります．しかし実際には，type 1とされても肩鎖靱帯の部分損傷がみられたり，type 2でも菱形靱帯の断裂が認められることがあり，必ずしも正確に分類されず注意を要します．加藤らはtype 3で僧帽靱帯と円錐靱帯がともに断裂したものは74％のみであったと述べています．type 2以下では関節円板の損傷を伴うことが多く，脱臼の程度が軽いtype 2がtype 3より将来肩鎖関節に痛みや関節症性変化を生じ，必ずしも見た目の転位と症状や予後が関連しません．type 1ですら運動時痛と挙上制限が持続し，手術に至ることもあります．

(1) 烏口突起骨折を合併するもの

共同腱や小胸筋の牽引による先端の剥離骨折と烏口鎖骨靱帯の牽引による基部骨折に分けられます．まれに青年期では烏口鎖骨靱帯の牽引によるepiphyseal plateでの剥離骨折も報告されています．肩鎖関節脱臼に伴う場合には基部骨折が多くなっています．一般的に転位の小さなものや前者

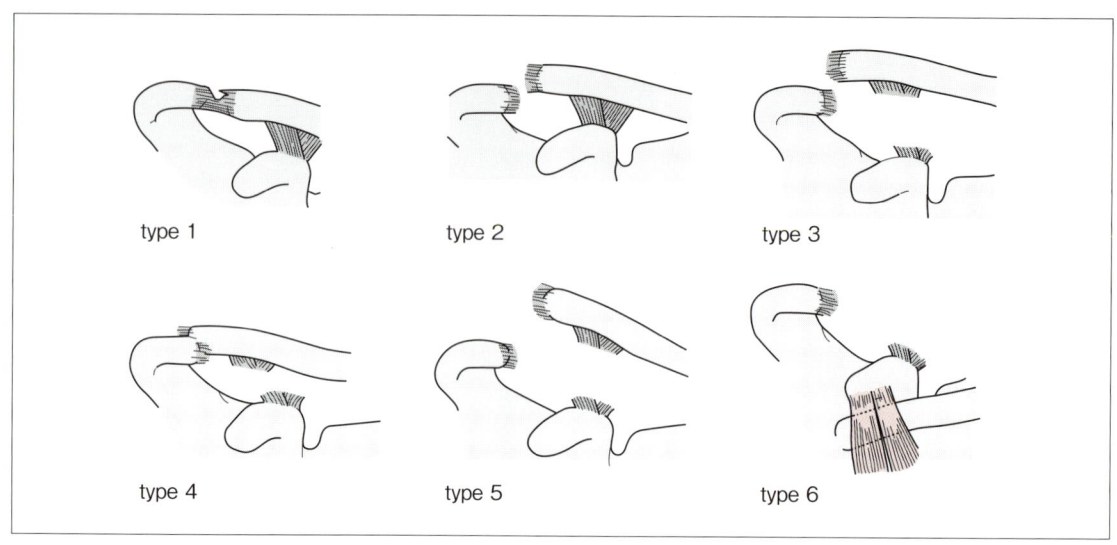

図5-140　肩鎖関節脱臼のRockwoodらの分類

に対しては保存的治療が，転位の大きな後者に対しては観血的治療が選択されます．一方でEyresらは，肩甲骨体部にかからない基部骨折に対しては保存的治療を推奨しており，Bernardも観血的，保存的いずれでも治療成績は良好であったと報告しています．

(2) 腱板断裂を合併するもの

当院の資料から，肩鎖関節脱臼415例のうち60例（14.5％）に腱板断裂の合併が認められました．肩鎖関節脱臼がみられると，疼痛や機能制限の原因をそこに求めがちですが，腱板断裂も頭に入れておくべきでしょう．実際，他院にて肩鎖関節脱臼の治療が行われたにもかかわらず，術後の疼痛が残存するために当院へ来られ，腱板断裂が後から診断されたものを多く経験しています．

3 治療

(1) 保存的治療

type 1, 2では保存的治療が選択されます．type1では数日間，三角巾固定をして局所の安静を図ります．type 2では包帯，絆創膏，ギプス，装具などにより，肘を突き上げ，鎖骨端を押さえ込む格好をとらせますが，整復位を保つことは困難で，結局のところ先の三角巾固定と違いはないかもしれません．type 3のように脱臼が残った場合でも障害は少なく，保存的治療でよいとする意見もあります．とくにコンタクトスポーツを行う運動選手では，あえて何もせず経過観察し，比較的短期間で運動に復帰させるという方法も提唱され，Diasらは，90％以上の満足できる成績を報告しています．一方宮崎らは，柔道選手における放置例を調査し，type 2とtype 3では筋力のADL上やピークトルクでは差はないものの，水平挙上位以上において筋出力が低下する現象を認めることから，とくにtype 3では観血的治療が望ましいとしています．症状が軽度で，力仕事をあまり行わない高齢者や女性では，保存的治療が選択されることが多いようです．

(2) 観血的治療

関節の転位が強くみられ，周辺組織の損傷が大きいtype 3以上には観血的治療が選択されることが多いですが，それ以外にも症状の程度，患者の活動性などによっても影響を受けます．例えば，

急性期には保存的に治療し，慢性期になり症状の残存するもの（type 1 または 2 でも，関節円板の損傷により，疼痛などが持続するものがあります）に観血的治療を選択する．年齢が若く，労働者や運動選手などで肩に負担のかかる場合には当初より手術を考慮するなどです．

手術法は大別して，①肩鎖関節の修復，固定を行う方法，②烏口鎖骨靱帯の修復，再建および固定を行う方法，③鎖骨外側端を切除する方法，④烏口突起の一部を筋腱付きで鎖骨に移行する方法，以上の 4 つの方法に分けられます．

代表的な術式を示します（図 5 - 141）．

① Phemister 法

原法では観血的に肩鎖関節を整復し，スクリューを切った鋼線で肩峰外側から内固定を行います．烏口肩鎖靱帯の修復を同時に行う Phemister 変法も行われ，現在では術後の移動を防止するために末端を曲げた Kirschner 鋼線が用いられますが，再発例も多くなっています．中垣らは，肩峰下に Kirschner 鋼線を刺入し，肩鎖関節を整復位で固定し，早期運動を可能とする方法を考案しています．

② Neviaser 法

烏口肩峰靱帯を烏口突起から切離し，肩鎖関節の脱臼を整復した後，烏口肩峰靱帯を鎖骨上面に縫着します．骨片をつけて切離し鎖骨に埋め込む Neviaser-山本変法もあります．

③ Cadenat 法

烏口肩峰靱帯を肩峰付着部で切離し，肩鎖関節の脱臼を整復した後，これを鎖骨に縫着させます．骨片付きの靱帯をスクリュー固定する Cadenat-川部変法もあります．

④ Bosworth 法

原法では 3/4inch の皮切を用い，局所麻酔下に 1 本のラグスクリューを鎖骨に貫通させて烏口突起基部に刺入し，肩鎖関節の整復を試みます．急性期のものに適応があり，入院も外固定も不要であるため高齢者にもよい適応で，回復も早いとされています．肩鎖靱帯や烏口鎖骨靱帯の修復も同時に行う変法も提唱されています．術後に烏口鎖骨靱帯の骨化を生じることがあっても関節可動域にはあまり影響がないと報告されています．

⑤ Weaver 法

鎖骨端を切除して，肩峰側で切離された烏口肩峰靱帯をこの鎖骨断端に引き込んで固定します．

⑥ Wolter 法

S 字状のプレートを鎖骨上へ固定し，先端は肩峰に引っ掛けて固定します．

⑦ Dewar 法

烏口突起を上腕二頭筋短頭，烏口腕筋，小胸筋の一部をつけたまま切離し，この骨片を移行して鎖骨の靱帯付着部の円錐結節付近にスクリューで固定する方法です．付着する筋腱の牽引力により，鎖骨端を引き下げ，肩鎖関節の整復を図るため "dynamic muscle transfer" と呼ばれ，整復位の保持に優れています．当院では，鎖骨外側端約 1cm 程度の切除を追加しています．

⑧ 鎖骨端切除

肩鎖関節に変形性関節症をきたしたいわゆる変形性肩鎖関節症や，高齢者や関節円板損傷に対して，疼痛の除去を目的に鎖骨端切除を行います．烏口鎖骨靱帯が残存していることが条件です．

⑨ Vargas 変法（Lecocq 法）

肩鎖関節の脱臼を整復後，Kirschner 鋼線で固定し，上腕二頭筋短頭腱の腱膜の一部を鎖骨に作製した穴に通してループ状に反転して縫合する方法です．烏口鎖骨靱帯の整復・補強を腱を用いてする方法はこの他に Henry 法があります．

(3) 当院の方法：Dewar 法（図 5 - 142）

肩鎖関節から鎖骨上を通り，烏口突起にいたる逆 L 字状の皮切を行います．鎖骨の遠位端と肩鎖関節を展開し，鎖骨と平行に関節包を切開，鎖骨の遠位端 1〜2cm，関節円板を切除します．次に三角筋を線維方向に分けて烏口突起を露出させます．あらかじめ 3〜3.5cm のコーチカルス

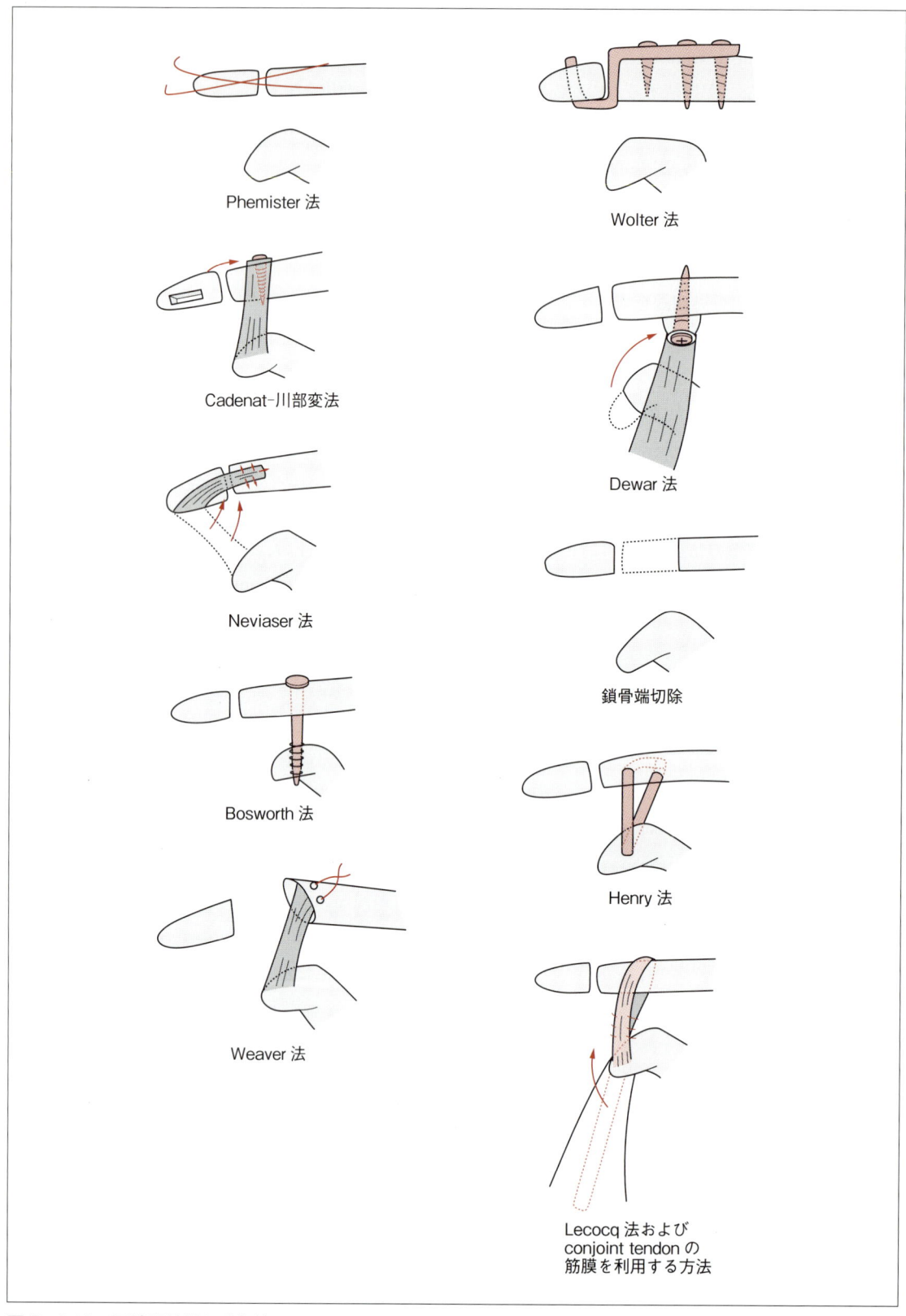

図5-141　肩鎖関節脱臼手術法

クリューを1cm程刺入した烏口突起を，共同腱をつけたまま約1cmの長さで切離します．先に分けた三角筋をそのまま中枢へ分けて進むと鎖骨に達し，ほぼこの位置をノミで軽くdecorticationし，ドリルで前下方より骨穴を作成します．肘関節を屈曲し，烏口突起に刺入したスクリューを持って，共同腱付きの骨片を鎖骨に固定します．この際に浮き上がった鎖骨を押さえながらスクリューを刺入すると操作が容易になります．術後はDesault包帯固定を行い，術後7〜10日で三角巾へ変更し，振り子運動を開始する．3週間で本格的な可動域運動や筋力増強運動を開始します．

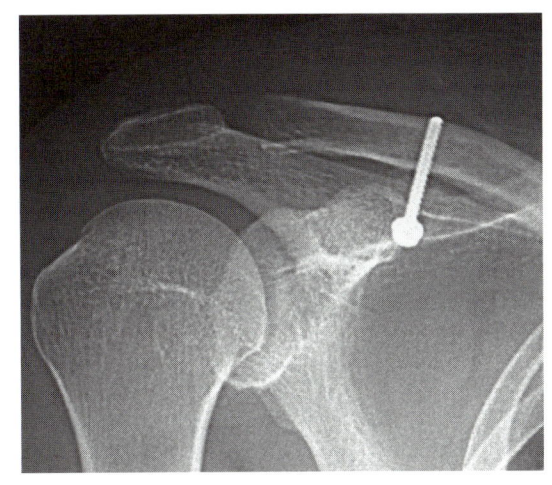

図5-142　Dewar法と鎖骨遠位端切除

18. 胸鎖関節脱臼

ポイント

- 前方脱臼が多い．
- CTによる診断が容易である．
- 手術の満足度は低い．

1　患者背景

当院の資料では，肩関節疾患の0.2%にみられるにすぎず，男女比は11：2と男性に多く，左右別では4：9と右側に多い．受傷機転は一般的に肩からの介達力であり，鎖骨が第1肋骨の上に乗り上げ支点となり発症します．

2　症状と診断

前方脱臼が大部分を占めますが，まれに直達外力により後方脱臼を生ずることもあります．この場合には，食道，気管，大血管を圧迫し生命の危険を伴うため注意が必要です．Allmanの分類とRockwoodらの分類が知られています．単純X線写真撮影は，仰臥位で垂直軸に対して40°尾側から胸骨柄に向かう刺入角度で行い，左右の胸鎖関節を比較します．CTで診断は容易になります（図5-143）．

3　治療

grade 1の場合には安静，湿布で十分ですが，grade 2で転位が明らかな症例には，鎖骨骨折に準じて体幹ギプス固定を行います．grade 3では徒手整復の後，grade 2と同様にギプス固定を行います．しかし脱臼が遺残し，習慣性に移行することが多くなります（ただし，このような場合でも臨床的には無症状に経過するものが大部分です）．当院での手術症例は5例で，手術後に関節周辺の肥厚や腫大が発生するため，機能の回復は

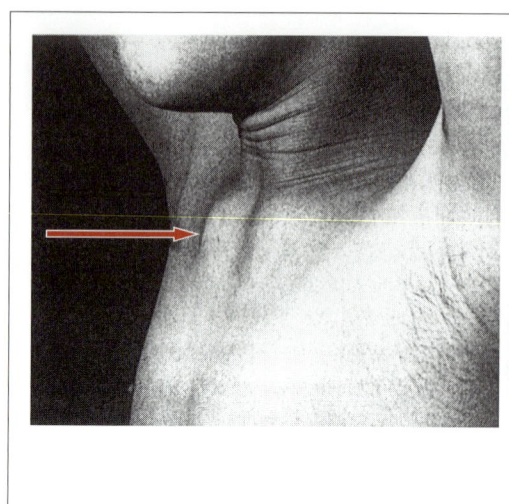

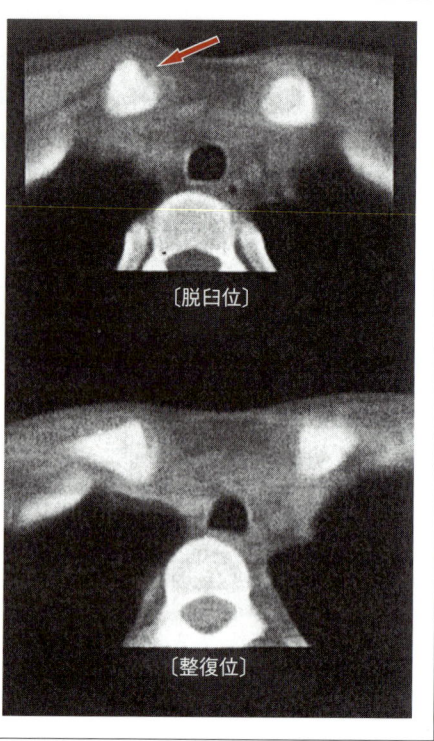

図5-143　胸鎖関節脱臼

得られても，必ずしも高い満足は得られていませんでした．

「memo」外傷つれづれなるままに

　骨折の分類や，手術方法については前述の通りですが，ここでは，当院の最近の治療経験を紹介します．さて，あなたな〜らど〜おする〜♪

　まずは上腕骨近位端骨折です．2,3部分骨折に対する観血的整復固定術では，固定材料として大きくプレートか髄内釘に分かれます．私自身は，髄内にシンボウを入れるほうが横から板をあてがうよりもラクな気がしますが…．

　骨折整復の基本は，末梢骨片を中枢にあわせると習いました．ただし上腕骨の場合は，肩甲骨がよく動くため，中枢—末梢にこだわる必要はありません．むしろ骨折部が肩関節に近い上に，比較的しっかりした腱板があるなら，整復にこれを使うべきでしょう．腱板にあらかじめ糸をかけ大結節を固定し，ラッシュピン（通常は5mm，小柄な場合は3mm）を刺入します．腱板は中枢骨片の整復操作に使うというよりも，刺入部位を決めるためで，ここさえ間違わずに末梢骨の髄内に挿入することを目指せばアライメントは整います．「整復位が得られにくい場合には，末梢骨片に単鋭鉤をかけて矯正する」と先に述べましたが，実はこれも不要です．ラッシュピン以外でも髄内釘はどれも同じですが，ガイドピンを入れる手間がなく，ラッシュピンの挿入と整復が同時に行えるので随分ラクです．回旋は結節間溝が前にくるので，末梢は外旋してピンを挿入します．回旋保持のため

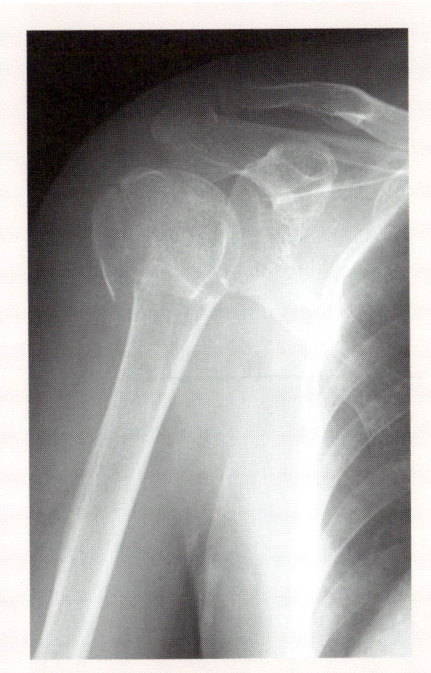

図5-144　3部分骨折

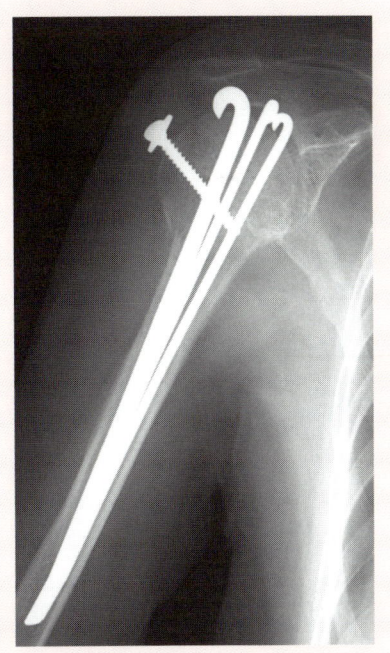

図5-145　ラッシュピンとスクリューを用いて固定

通常は小結節上から3mmラッシュピンを追加します．アプローチは前外側皮切を用いますが，整復具合を直接確認できる上，ピンを髄内へ進める手ごたえもあるのでイメージは不要です．3部分あるいは4部分骨折で大結節を固定する時にはスクリューを用います．Minimum invasive surgeryの考えは患者にとって侵襲を減らすことですが，成績が同じなら術者にとっても労力が少ないに越したことはありません（図5-144，145）．

フレッシュな骨折に限らず，偽関節，変形治癒に対しても同手技で良好な成績が期待できます．

見た瞬間ひるんでしまいそうなX線像です（図5-146，147）．初期治療のまずさを恨んでもしょうがないので，果敢にも矯正骨切りを行いました．ここまで変形が強いと解剖学的位置関係を把握するのは難しいため，はじめ（患者にとっては2回目）の手術で完全に矯正するのは至難の技になります．実際，内反の矯正が不十分で，骨癒合も怪しくなっています（図5-148）．結局，？回目の手術でそれらしい形になりました（図5-149）．この際固定に使用したのもラッシュピンです．実は刺入位置が少々ずれた場合も，ラッシュピンを曲げることでアライメントを整えることができるのです！このあたりは，エンダー釘を曲げながら骨折を芸術的に治された昔の先生方の感覚（私は遠くおよびませんが）に近いかもしれません．人工関節手術もそうですが，手術器具が複雑になるとどうしてもそれに踊らされてしまい，つい大事なことを忘れてしまいます．

ここまでは「ラッシュピン最強伝説」といったところですが，いわゆる骨頭外反嵌入型4部分骨折(valgus impacted 4 part fracture)（図5-150）については，ラッシュピンの刺入部が割れている上に，上腕骨頭の整復が必要になるため，非常に困難になります．また骨癒合後，ピン先端が突出し，インピンジするものがあり，

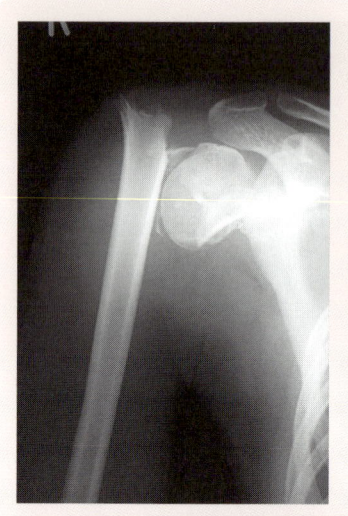

図5-146　成人男性の交通外傷 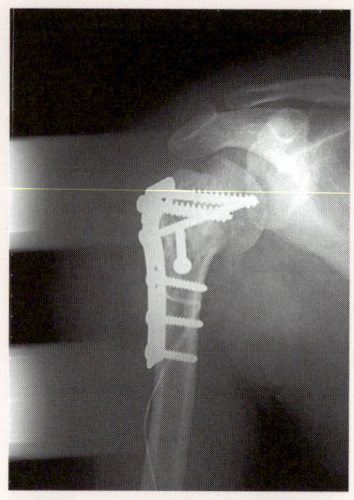　　図5-147　他院での整復手術後 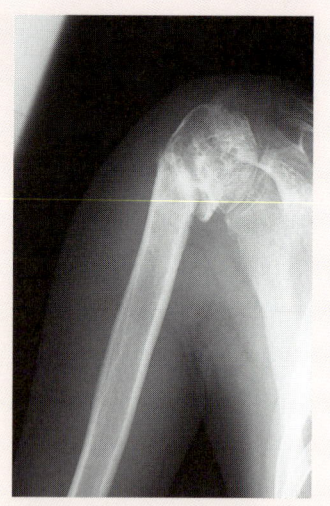　　図5-148　当院1回目の矯正骨切り後

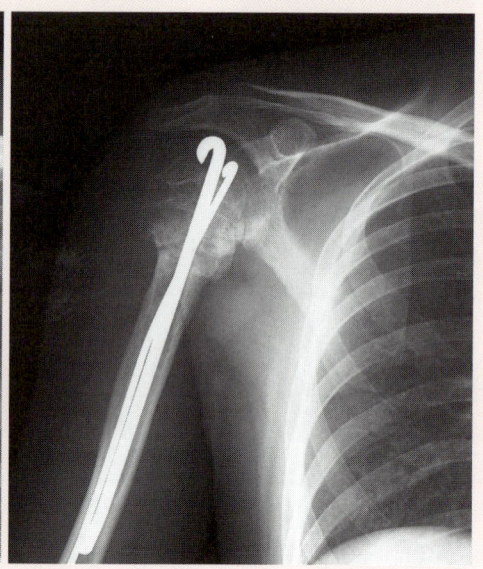

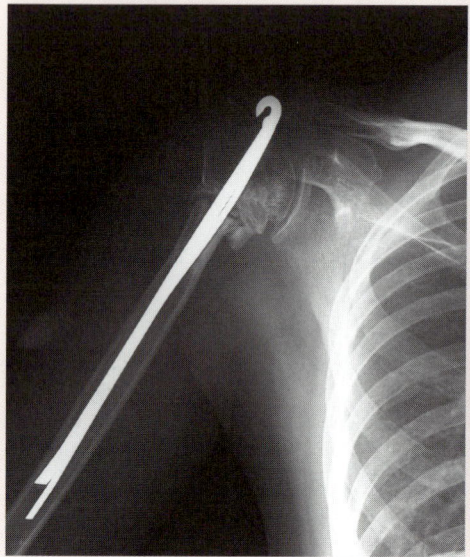

図5-149　最終X線像

抜釘する手間は厭わないようにします．

　鎖骨骨折も，ラッシュピン（3mm）を用います（**図5-151**）．もちろん両尖のKirschner鋼線をretrogradeに刺入し固定する方法もポピュラーですが，ラッシュピンのほうが鎖骨の形状にあわせて変形可能で，近位の皮下に出た先端は丸く痛みの訴えがありません．

　鎖骨遠位置端骨折は，とくに遠位骨片が粉砕しているとフックプレートを使いたくなりますが，肩峰下には腱板が走行しているため注意が必要です．当院で腱板修復をしたものでプレート固定のスクリュー先端に腱が引き裂かれたような症例がありました．

　腱板修復の後，肩関節の動きが完全に回復していない場合，肩鎖関節に負担がかかり，同部の痛みや軋音を訴えるものがあります．ただ

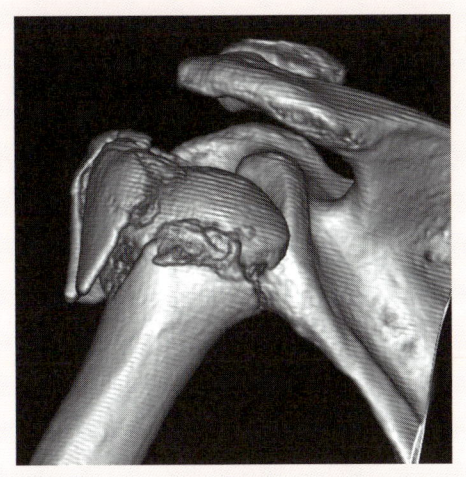

図5-150　骨頭外反嵌入型4部分骨折

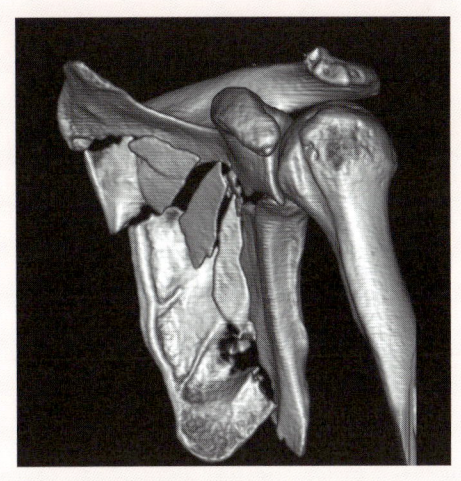

図5-152　肩甲骨骨折

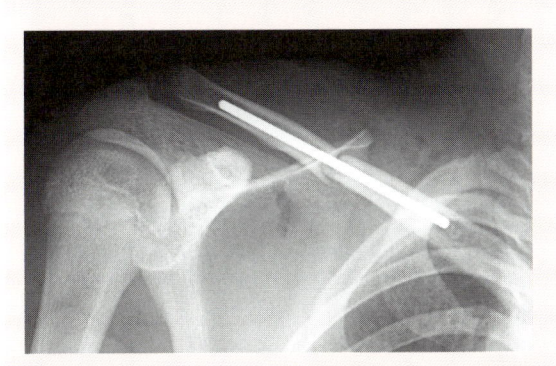

図5-151　ラッシュピンによる固定

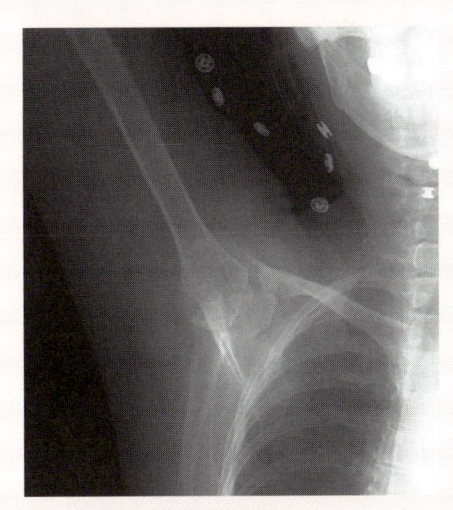

図5-153　牽引中の脱臼

しこの場合，鎖骨遠位端切除まで要する症例はありません．反対に肩鎖関節脱臼は，よく遭遇する外傷の一つですが，ここのみに目がうばわれると腱板断裂を見逃すことになり大変です．肩鎖関節自体は小さく取るに足らなさそうな感じですがいろいろ考えさせられます．

肩甲骨骨折（図5-152）や小児の上腕骨近位骨端線離開もとにかくゼロポジションで引っ張ってみます．かつて膝の骨折などでもバランス牽引をしていましたが考え方は同じです．

逆にゼロポジション付近では脱臼しやすいので，腱板修復術後（とくに広範囲のもの）にこの肢位で固定後リハビリテーションをスタートする場合，X線像などによりチェックが必要です（図5-153）．

はじめから手術が上手に越したことはありませんが，ほとんどの人はそうではありません．治療がうまくいった時もそうでない時も，あとからじっくり吟味し反省しましょう．これを繰り返す努力を続けることが「上手」に近づく方法です．みなさんの健闘を祈ります．

19. 先天性疾患

1 先天性肩関節脱臼（図5-154）

非常にまれな疾患で，当院でも2例しか経験がありません．症状は分娩麻痺に類似しており，上肢は内旋位で体幹につけたまま動きがみられないものの，手指の運動には異常を認めません．当院での経験によれば，ゼロポジションによる牽引法が有効でした．約2週間の牽引の後，同肢位での固定用装具を約1～3か月間装着します．

2 先天性鎖骨形成不全，先天性鎖骨偽関節（図5-155）

形成不全の程度は欠損から偽関節までさまざまです．鎖骨単独にみられる場合と頭蓋骨と鎖骨の両者に異常がみられる場合があります．前者は先天性鎖骨偽関節といわれ，鎖骨の中外1/3の部分に生じます．右側に発生することが多く，左より高位にある右側の鎖骨下動脈の拍動が骨化核の骨癒合を障害するためといわれています．後者は鎖骨・頭蓋異骨症（cleidocranial dysostosis）と呼ばれています．一般には治療の対象とはなりませんが，偽関節により機能障害がみられる時には，骨移植や骨接合術などの手術で対応します．

3 先天性肩甲骨高位症

肩甲骨が腕下垂位の状態でも高位にあるものをさします（図5-156）．多くは単独で発生しますが，頸椎，胸椎奇形を認める例が多く，腎臓奇形などの先天性奇形を合併することもあります．肩甲骨上角部と頸椎をつなぐ肩甲脊椎骨（omovertebral bone）の存在が原因で，これは索状の線維性組織の場合もあります．変形により生じた著明な機能障害例，循環障害例に手術適応があります．手術方法には種々ありますが一般的には肩甲脊椎骨の摘出と体幹・肩甲骨間の筋群の尾側への移行術が行われます．

4 内反上腕骨（図5-157）

頸体角が100°以下の場合，内反上腕骨と呼ばれます．通常，臨床症状を呈することはまれですが，内反が高度の場合には挙上制限をきたすこともあります．

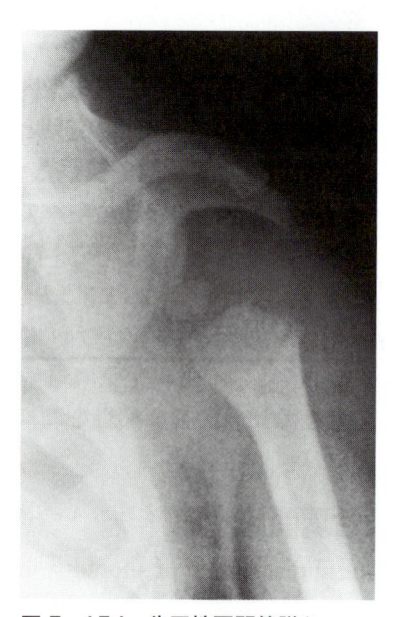

図5-154　先天性肩関節脱臼

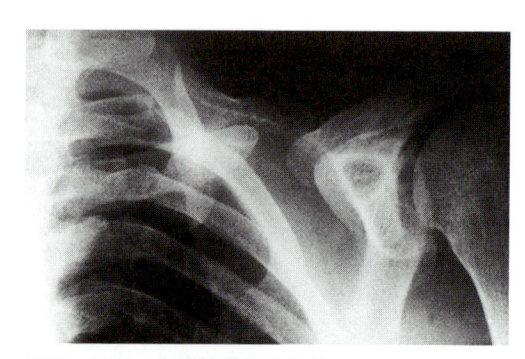

図5-155　先天性鎖骨偽関節

⑤ 烏口鎖骨靱帯の異常

　機能的関節とされている烏口鎖骨間メカニズムの主役である烏口鎖骨靱帯の異常はかなりの頻度で認められ，当院の資料でも肩関節疾患患者総数の4.9%にみられました．この異常の原因については外傷説と先天性説とがありますが，結論はでていません．造影所見により関節構造がみられます．多くは無症状で経過しますが，時に運動時痛や挙上動作の制限がみられます．

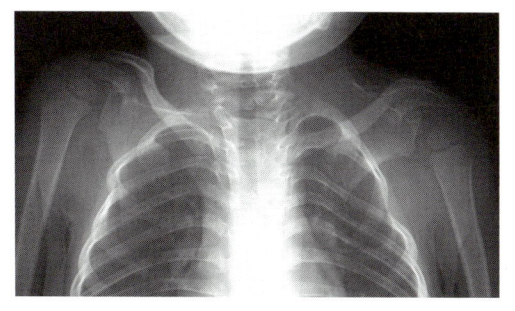

図5-156　先天性肩甲骨高位症

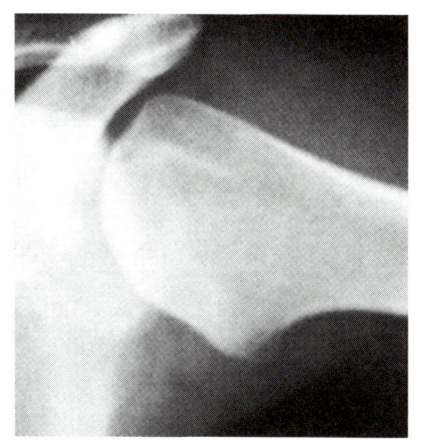

図5-157　内反上腕骨

20. 関節リウマチ

ポイント

- 病期に応じて関節破壊が進行する．
- 関節リウマチそのものの薬物コントロールが重要である．
- ADL動作の制限は，手指，手関節，肘など他の部位の状態も把握する．
- 初期の段階ではMRIによる評価が有用である．

　他の関節同様に滑膜が増殖し，関節破壊が生じます．腱板は断裂というよりも，滑膜の浸潤や萎縮により，機能不全に陥ります．

1　患者背景

　他の関節に比べ罹患率は低いともいわれますが，実際には約2/3の関節リウマチ患者に肩関節の何らかの障害が認められます．

2　症状と診断

　疼痛，とくに運動時痛と機能障害を訴え，時に著明な制限により肩関節周囲筋群の萎縮，筋力低下がみられます．疼痛，可動域制限により，洗髪，

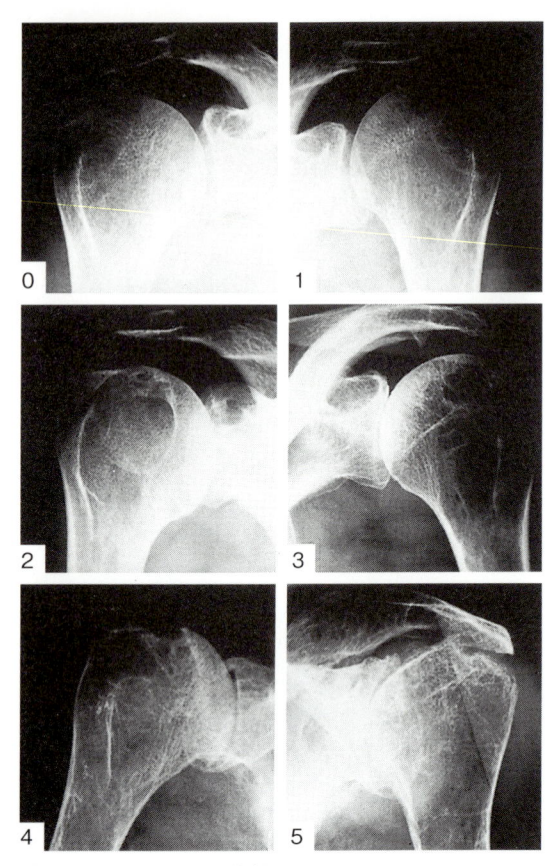

図5-158　Larsen分類

節裂隙の狭小化，大結節部びらんなどがみられます．進行すると関節裂隙は消失し，大結節や関節包付着部などの関節辺縁から破壊が広がっていきます．腱板断裂はなくても筋腱が萎縮するため上腕骨頭肩峰間距離の狭小化がみられ，軟骨下骨の硬化，骨棘，骨嚢胞の形成がみられることがあります．末期では関節全体の破壊により，関節面の不整にとどまらず，骨頭の内方移動が生じます．病期に応じてX線像も変化していき，その分類にはLarsen分類（Grade 0：正常もしくは骨萎縮，Grade 1：大結節内側部の骨侵食，Grade 2：大結節前方の嚢腫様陰影，Grade 3：骨頭の後側方，下縁部の骨侵食，Grade 4：上腕骨頭変形，Grade 5：線維性強直）（図5-158）が用いられます．MRIでは初期の段階でも，先に挙げた滑膜の増殖，軟骨・軟骨下骨の破壊，筋・腱の萎縮の他，関節液の貯留などをとらえることができます．

3　治療

観血的治療には，滑膜切除術，人工骨頭や人工関節置換術，骨頭切除術などがあります．滑膜切除術は症例によっては，除痛，機能改善のために有用です．近年では関節鏡を用いた鏡視下滑膜切除術が施行されることが多くなっています．人工骨頭置換術はLarsen分類のGrade 4，5や関節破壊が強く，疼痛，ADL障害が高度なものに対して適応があり，除痛効果は非常に優れています．

当科では，16例，18肩に対して人工骨頭置換術を行いました．内訳はLarsen分類においてGrade 2が3例，Grade 3が5例，Grade 4が5例，Grade 5が3例で，女性11名，男性5名でした．年齢は23～69歳で平均年齢52.1歳，経過観察期間は3～20年でした．術後平均可動域は，屈曲105°，外転85°，内旋50°，外旋28°でした．術後筋力は術前より改善されたものの，依然徒手筋力検査では4以下でした．疼痛は90%の症例

洗顔，摂食，衣服着脱，排便の処理などの，あらゆる生活動作が制限されます．これらの評価には手指，手関節，肘など他の部位の状態も把握することが必要です．また膝や股関節の罹患により，立ち上がる際に手や肘をつき肩関節が荷重関節となるため，腱板にも負担がかかることになります．

肩関節周辺にみられる関節リウマチ病変としては，肩峰下滑液包炎，上腕二頭筋長頭腱炎，穿孔性腱板断裂〔断裂というより，腱板に小穴があいて滑膜の浸潤がみられるもの（perforation）〕，腱・筋萎縮，肩甲上腕関節の変化（滑膜炎，びらん，潰瘍，骨破壊，骨頭変形，関節裂隙の狭小化，骨萎縮など），肩鎖関節炎，胸鎖関節炎が認められます．滑膜の増生は主として棘上筋・棘下筋の大結節への付着部や結節間溝に多く認めます．

単純X線像として，初期には骨量の減少，関

に改善がみられ，リウマチ肩に人工骨頭置換術を行う最大のメリットは，除痛効果にあるといえます．X線上，上腕骨頭の上方偏位はみられましたが，インプラントのゆるみ（loosening）はありませんでした．

(1) 人工骨頭置換術か人工関節置換術か

除痛効果はともに得られており，関節可動域の点でも両者に大きな差はみられません．しかし，コンポーネントのloosening は圧倒的に臼蓋側に多く，骨破壊やコンポーネントの脱転など臼蓋側を置換したために遭遇するトラブルは大きいものです．よって関節可動域を著明に改善し，loosening の生じないような臼蓋側コンポーネントのデザインや材質が考えだされない限り，人工骨頭置換術でよいと考えています．重要なことは，手術のタイミングで，腱板機能が温存され，臼蓋の破壊が起こっていない状態で，人工骨頭置換術を行うことが良好な手術成績を得るポイントです．よって関節破壊が進行し機能障害が強くなりそうなものを予測し，手術を勧めることになるのですが，最近ではMTX，生物学的製剤の使用により，リウマチ自体がコントロールされ，早期寛解が得られるようになりました．著明に関節が破壊され機能制限をきたす症例は少なくなってきており，肩関節に限らず観血的治療は限定されたものになっています．

4 その他

(1) リウマチ性筋痛症・側頭動脈炎

発熱や全身の筋肉痛とこわばりがあり，とくに頚部および肩甲部の疼痛と硬直が主訴で来院します．肩の挙上困難があるため，整形外科を受診しますが，中・大動脈の動脈炎を主徴とする巨細胞性動脈炎が本質です．側頭動脈炎をしばしば合併するため，頑固な頭痛を訴えます．特徴的な所見は赤沈値の亢進で，時に1時間値が150mm以上となります．ステロイド剤が著効し，数年以内に寛解をみます．

21. 化膿性肩関節炎

> **ポイント**
> - 開放性損傷による一次性のものと，他の化膿巣からの二次性感染がある．
> - 局注による医原性感染も多い．
> - 発熱，疼痛，腫脹などの炎症症状から始まり，拘縮へ移行し著明な機能障害をきたす．
> - 挙上位での牽引を行いながら，安静，抗生剤の投与を行う．
> - 膿の貯留をみた場合には，積極的に排膿する．

あらゆる関節に生じますが，股関節や膝関節に比べ肩関節の罹患の頻度は低いようです．肩関節周囲炎に対する注射など，医原性感染が多くみられ注意を要します．糖尿病患者，透析患者，高齢者，悪性腫瘍患者など免疫不全患者（immunocompromised host）では当然発症率が高くなってきます．

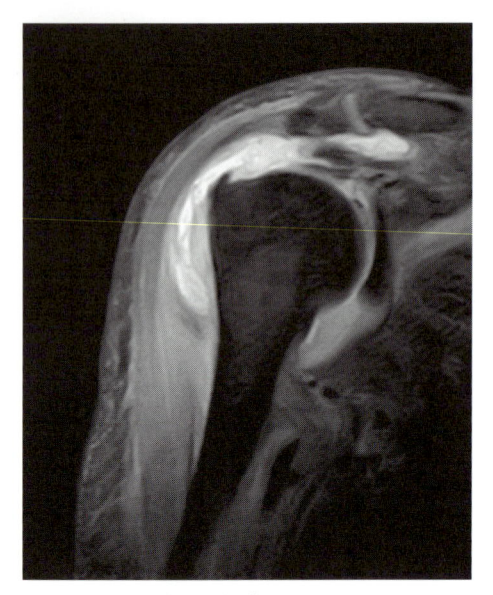

図5-159　貯留した膿

1 症状と診断

急激な肩関節痛，腫脹，熱感や，全身症状として発熱，倦怠感を訴えます．発症様式，先行感染の有無，既往歴，使用薬剤，注射や鍼灸治療歴を確認します．感染を疑う場合には白血球数，CRP，血沈などの検査を行いますが，尿酸値やRFなど他の疾患の鑑別も考えておきます．MRIで膿の貯留の部位，程度を把握します（図5-159）．

穿刺により得た検体は，貯留液の色調，粘調性などを確認し，検鏡を行い培養検査にまわします．

2 治療

三角巾などで患肢の固定を行い，安静にさせます．経過が長引けば拘縮により著明な機能障害をきたすことになるため，ベッド上では挙上位での牽引を勧めます．培養結果が確認されるまでは黄色ブドウ球菌を中心とする広範囲抗菌スペクトルの抗生物質を選択し，投与します．進行し，重症と考えられる場合や，治療に反応しない場合にはすみやかに外科的排膿を試みます．

3 その他

(1) 上腕骨骨髄炎 (osteomylitis of the humerus)

10歳前後の若年者にみられ，上腕骨骨端線が閉鎖していない状態では病巣部が関節内となるために化膿性肩関節炎となります．

(2) その他

結核，淋菌，肺炎球菌，梅毒により肩関節炎を起こすことがあります．

22. 肩結合織炎

> **ポイント**
> ・頚部から肩甲帯に疼痛，圧迫感，違和感を訴える．
> ・そもそも負担のかかる肩のつくりに原因があり，姿勢，環境に影響される．
> ・疲労，ストレス，他の疾患の合併を考慮する．
> ・圧痛点への局注と理学療法で対応する．
>
> 肩，頚のこりは腰痛とならんで患者からの訴えが多いものの一つです．しかし訴え自体もあいまいで，疾患として原因を追及しようとすると迷宮入りしてしまいます．疲労，ストレス，他の疾患の合併などがないか注意しながら，機能的に訴えを考えていきます．

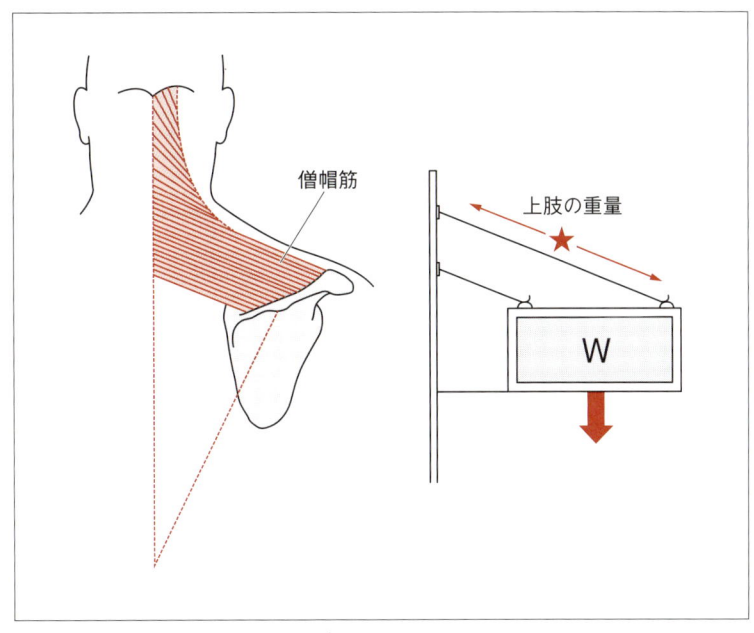

図5-160 上肢にかかる負担[5]（信原克哉ほか，2001）

1　患者背景

Batemanは，30〜50歳の女性に多いとし，Micheleは，中年の30％に発症しているとしました．体形としては，やせた婦人（Bateman），猪首やいかり肩（茂手木）に多いとされていますが，実際のところ男性（47％）にも多く，やせている（19％），普通（53％），太っている（28％）と分布しており一概にはいえません．

2　症状と病態

頸部から肩甲帯にかけて疼痛，圧迫感，違和感を訴え，背中を丸め頸と上肢を前に寄せ，肩の後ろに手をあてる特有の姿勢をとります．圧痛点は僧帽筋上部線維から肩甲挙筋など，肩甲骨をぶら下げる内上方向の筋に多く，触診により，とくに肩甲骨内上角滑液包部の肥厚，硬結を触れます．

人間が二本足で起立し，上肢が自由に使えるようになったために肩甲骨とともに上肢全体が頸部からぶら下がった格好になっており，そもそもそれらの筋に負担がかかります（図5-160）．これに姿勢や，患者のおかれた環境の問題が絡んでくるわけです．脊椎の弯曲と前述の筋の緊張を関連させると考えやすくなります（図5-161）．例えば年齢とともに胸椎の後弯が強くなれば，頭部を持ち上げようとして代償的に後方の筋の緊張は強まります．後弯の強くなった胸壁を肩甲骨は前下方に移動することになり，ますます肩甲挙筋は引っ張られます．姿勢の問題や体形も同様で，座位をとれば腰椎の前弯は小さくなり，その分頸椎の前弯は強くなりますし，前かがみになって本を読めばその傾向はさらに強まります．胸板が薄い肩甲骨が両脇に張った体形（やせた婦人）であれば肩甲挙筋は両脇に引っ張られることになります．

もちろん，頸椎と肩にまたがる筋の緊張が亢進した状態は姿勢，肩甲帯の位置の問題だけではなく，頸椎，肩にそれぞれ問題があったとしても起こりうるため，これらの疾患がないかも注意します．実際，茂手木，岩原らによれば，肩こりは，頸椎骨軟骨変化によると結論されていますし，五

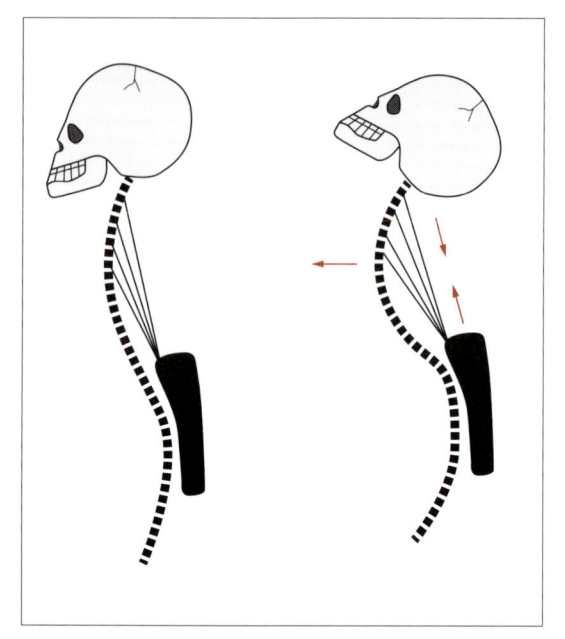

図5-161 肩こりと脊椎の弯曲

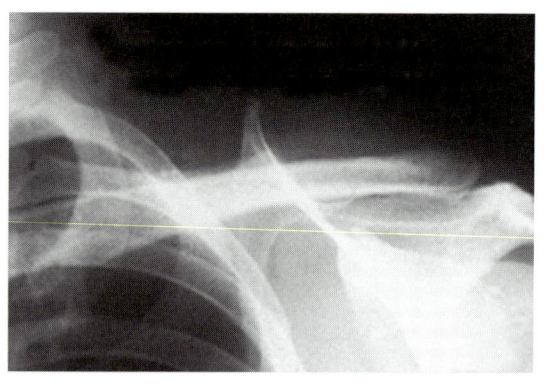

図5-162 肩甲骨内上角の骨棘

十肩などの拘縮肩でも前述の筋の緊張は強くなっています．さらには動揺肩の患者でも肩こりを主訴に来院する場合があります．

他疾患との関連では，頭痛・歯痛，上気道感染や肺結核などの胸部疾患，消化器不調・肝疾患，高血圧や心疾患など循環器障害，栄養不良や代謝性疾患などにより肩結合織炎が引き起こされることが知られています．

3 治療

肩甲骨内上角滑液包部に局所麻酔剤，ステロイド剤を混和したものを注射した後，温熱療法，マッサージ，軽い運動療法を処方します．局所の循環促進と筋緊張の緩和のために行うわけですが，同時に姿勢の矯正や，睡眠・適度な運動・感染の予防など日常生活上の注意もアドバイスします．

(1) 観血的治療

肩甲骨内上角周辺の硬結が頑固に続く場合には内上角切除術を考慮します（図5-162）．

23. 神経麻痺，損傷

ポイント

- 外傷がなく，徐々に起こる場合には絞扼性神経障害を考える．
- 肩関節脱臼後，腋窩神経麻痺など肩周囲筋の麻痺に留意する．
- 神経痛性筋萎縮症など神経内科的疾患で肩関節挙上障害を訴え来院することがある．
- リンパ節生検などによる医原性損傷もある．
- 麻痺の固定した陳旧例では，筋腱移行による機能再建を試みる．

神経麻痺はどのレベルに問題があるか診断をつけることが重要です．とはいっても脳脊髄の問題や，神経内科的疾患も絡んでくるので，「言うは易し行うは難し」です．

1 絞扼性神経障害，entrapment neuropathy

(1) 腋窩神経麻痺，Quadrilateral space syndrome

①解剖

腋窩神経は第5，6頚髄神経根に由来し，腕神経叢の上神経幹（upper trunks）から分かれて，後索を形成した後，腋窩神経となり，上腕骨外科頚部を後方へ廻り，小円筋や三角筋に支配枝を出します．この神経は，肩外側の皮膚の知覚を司ります．後方四角腔（the quadrilateral space）（図5-163）での損傷による腋窩神経麻痺は Quadrilateral space syndrome と呼ばれ，1955年 Bateman が報告しました．後方四角腔は肩関節包，上腕骨頚部，大円筋，上腕三頭筋長頭により囲まれた間隙で，腋窩神経は後回旋動脈や静脈叢とともにここを走行します．Quadrilateral space syndrome では腋窩神経麻痺による三角筋麻痺と橈骨神経麻痺による三頭筋麻痺が合併するとされましたが，実際には橈骨神経麻痺を伴わない症例も存在します．

②症状と診断

仰向けに転倒し，肩後方の打撲や，肩関節前方脱臼の際に，腋窩神経に緊張が加わるために発生します．これらの外力のみでなく後方四角腔にはさまざまな筋腱で境界され，血管叢も存在するために，出血，瘢痕形成による神経麻痺も多く認めます．神経障害の程度は，ほとんどが neurapraxia か axonotmesis とされます．また野球やバレーボールなどのスポーツに関連して発症することもあります．臼蓋後下縁や三頭筋長頭付着部の骨棘形成（Bennett lesion）により後方四角腔が狭小化し，外転外旋時などでの絞扼性神経症を生じるとの報告もあります．

三角筋麻痺と萎縮，肩外側の知覚低下があれば腋窩神経の単独麻痺として診断は容易です．上腕三頭筋の麻痺や腕神経叢損傷に伴う他の神経損傷，頚椎の問題も鑑別しておきます．三角筋麻痺があっても，肩関節外転が十分可能なものや知覚低下が分かりにくい症例も存在します．

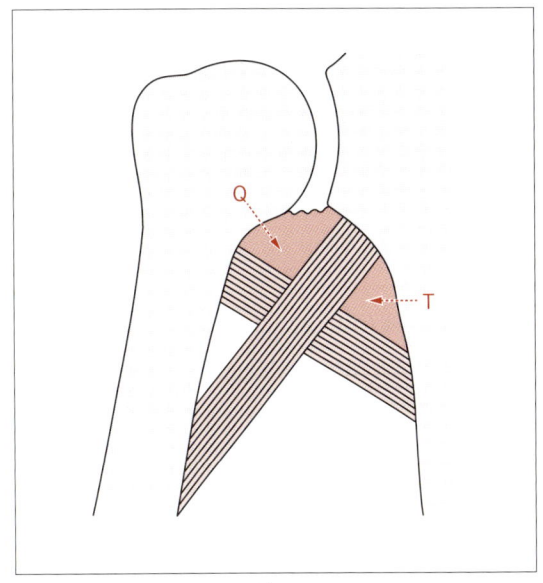

図5-163　後方四角腔[26]（信原克哉ほか，2001）

③治療

前述のように障害の程度は neurapraxia，axonotmesis の段階がほとんどであり，運動療法，物理療法など保存的治療で回復を待ちます．3か月程度の経過観察で回復がみられないものに対しては，観血的治療を行います．手術は腹臥位で肩関節を外転位にして，後方アプローチにて，神経剥離術を行い，出血をさせないように注意します．ほとんどの場合，神経と周辺組織との癒着を慎重に剥離するだけですが，断裂例では自家神経移植が勧められています．スポーツ障害によるもので臼蓋下縁の骨棘を認めるものは，同時に切除することもあるようです．

(2) 肩甲上神経（suprascapular nerve）麻痺

上神経幹より出て，肩甲上切痕を通り，棘上筋，棘下筋に分布する神経です．肩甲上切痕部で上肩甲横靭帯やガングリオンなどにより圧迫を受け，

麻痺が出現します．ガングリオンの発生は関節唇損傷に伴うものが多く，spino-glenoid notch付近に限局すれば棘下筋萎縮をみます．スポーツに関連して発症することもあり，この場合，棘下筋腱の損傷との鑑別を要します．上肩甲横靱帯切除やガングリオンの摘出術が行われます．

(3) 肩甲背神経(dorsal scapular nerve)麻痺

上神経幹より出て，中斜角筋（scalenus medius）を貫き，後斜角筋(scalenus posterior)と肩甲挙筋の間を下り，菱形筋と肩甲挙筋に分布します．中斜角筋を貫通する部分で圧迫されることがあります．同部に著明な圧痛があり，背部へ痛みが放散します．純粋な神経麻痺ではなくても，症状が強い場合には局注が有効です．

(4) 鎖骨上神経(supraclavicular nerve)麻痺

頸神経叢（cervical plexus）より出て，胸鎖乳突筋と僧帽筋との間で皮下に現れ，頸の下部から胸の上部の皮膚に分布する神経であり，後方は肩甲骨上部の皮膚に分布します．鎖骨骨折後や鎖骨術後骨内に同神経が封入されると圧迫が生じ，神経領域に放散痛を認めます．

2　腕神経叢麻痺

交通外傷によるものが多く，麻痺のレベルから上位型，下位型，全型に分類されます．頸部から上肢にかけて牽引力が働き，神経根から腕神経叢にかけて損傷が起こります．より強い力が加わり，神経根が脊髄から引き抜かれると予後不良です．画像診断としては，引き抜きの有無については脊髄造影，CTが行われます．肩外科医がはじめから治療に加わることは，あまりないかもしれませんが，上位型，全型で肩周囲筋の麻痺の回復が望めなければ，筋腱移行術などにより機能再建を考えます．

(1) 観血的治療

①麻痺肩に対するBateman法

腕神経叢麻痺や分娩麻痺などの麻痺肩に対しては，肩関節固定術や筋腱移行術が行われます．移行術として，僧帽筋を利用するもの（Mayer, Bateman, 津山, 伊藤），広背筋を利用するもの（伊藤），や多数筋を用いるもの（Saha）などがあります．当院では21例の麻痺肩に対してBateman法を行いました．そのうち10例には広背筋移行術を併用しています．Bateman法は僧帽筋のつけた肩峰を上腕骨に移植する方法で，肩関節の挙上，外転のための筋力（prime mover）として僧帽筋を利用します．広背筋の移行は，外旋筋力（steering muscle）回復のために行います．

②実際の手術手技

側臥位で行います．肩峰周辺の三角筋を分けて，肩峰，肩鎖関節を展開します．鎖骨端は2cm程切除し，肩峰の後角から3cm中枢で肩甲棘を後方下面から僧帽筋を傷つけないようにして切離します．残った肩峰棘は摩擦（friction）を防止するために，端を丸くしておきます．三角筋を上腕骨付着部まで縦割りして，三角筋粗面を露出します．同部に2×2cmの大きさの四角形，深さは1cm程度の骨溝を作成します．肩を外転位に保持し，この溝へ僧帽筋つきの肩峰骨を引き寄せながら，ワッシャーつきスクリュー2本で固定します（図5-164）．肩峰骨を上腕に引き寄せる際には用手的に僧帽筋と周辺組織を中枢側に向かって剝離しながら行うと操作が容易になります．

③後療法

約100°の外転，30°の水平内転位でやや外旋位にてギプス固定を6週間行います．ギプス除去後はアームレストを用いながら，外転角度を徐々に小さくしていきます．術後3〜4週目からは，介助自動挙上運動を開始します（図5-165）．

(2) 術後成績

調査可能であった17例について，腕神経叢損

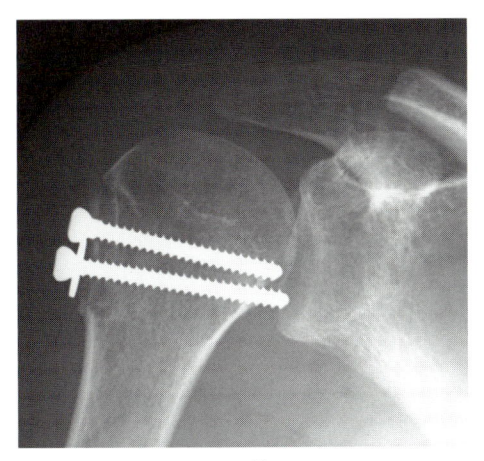

図5-164　Bateman法

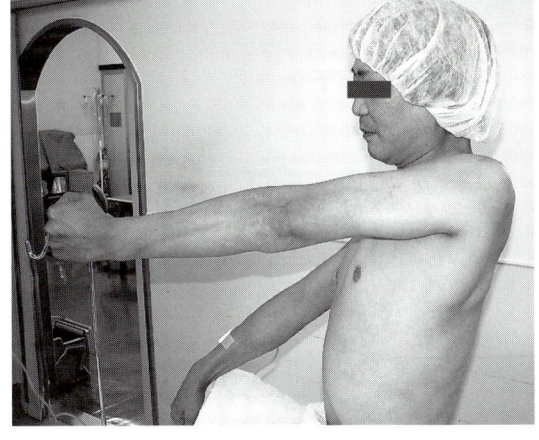

図5-165　Bateman法により改善

傷例では平均屈曲9°から23°へ，外転12°から29°へと改善し，分娩麻痺では屈曲27°から81°へ，外転24°から69°へ改善しました．肘，手関節の機能が良好な症例は手術に対する満足度が高いものの，腕神経叢損傷の全型では不満足を訴える症例がみられました．

3 その他

(1)胸郭出口症候群

　鎖骨下動静脈，腕神経叢の絞扼により起こります．圧迫要因として頸肋や第一肋骨の形態異常やこれにつく線維性組織，斜角筋，鎖骨の異常（骨折後）などが考えられています．前述の動揺肩でも上肢のしびれなどの訴えにより，胸郭出口症候群と診断されるものもあります．術後ゼロポジションをとった際にこのような症状を訴えるものもあり，注意が必要です．なで肩，姿勢の問題や，一時的な肩頸部の筋のれん縮など機能的な問題であることが多く，純粋な神経麻痺はあまりみられません．

(2)神経痛性筋萎縮症(Neuralgic amyotrophy)

　突然激しい疼痛で始まり，2週間程度続いた後，疼痛軽快とともに筋萎縮が出現してきます．原因は不明，筋萎縮は主として三角筋，棘上筋にみられ，機能障害が著明となります．時に知覚障害を認めることもあります．著明な挙上制限により，腱板断裂と誤られる場合があり，関節造影，MRIにより鑑別します．経過は1～2年と長いものの，徐々に可動域，筋力ともに改善し，予後は良好とされています．

(3)脳脊椎疾患

　痙性の存在や，運動感覚麻痺の状態から鑑別していきます．神経学的診断と画像所見が一致する典型例はいいのですが，知覚異常がみられない頸椎症性筋萎縮症や，神経原性の疾患でも肩機能障害を主訴に来院されることもあります．高齢者の腱板断裂で外傷がはっきりしないまま挙上困難をきたす症例と鑑別を要します．

24. 変形性肩関節症

> **ポイント**
> ・一次性と二次性に分けられる．
> ・保存的治療として関節内注射を行う．
> ・症状，機能障害の強いものは人工関節置換術を考慮する．
>
> "わが国では少ない"とされてきましたが，本当でしょうか？

1 症状と診断

　関節軟骨および軟骨下骨が摩耗し，関節が変形したものをさします．肩は常に荷重されるわけではないためか，膝や股関節のようには，あまり起こらないとされています．さらに，わが国では欧米に比べ少ないとされています．一次性と二次性のものに分けられ，後者は骨折，脱臼などの外傷後のもの，腱板断裂（cuff tear arthropathy）によるもの，骨頭壊死，化膿性疾患などによるものなどが挙げられます．疼痛と運動障害を訴え来院され，X線像で関節変形を認めます．一次性のものでは上腕骨頭は中央部の軟骨が摩耗し，辺縁，とくに下方に骨棘の形成を認め，全体として扁平化が目立ちます．臼蓋側は後方の摩耗が目立つとされています．

　cuff tear arthropathyでは，上腕骨頭の上方移動がみられ，AHIは狭小化しています．

　特発性上腕骨頭壊死は大腿骨頭壊死に合併することが多く，ステロイド性骨頭壊死では6～17%，アルコール性骨頭壊死では約5%に生じます．上腕骨近位端骨折のうち，4部分骨折や骨頭骨折の後に骨頭壊死をきたします．減圧症による発症も報告されています．X線像の変化として，初期には帯状硬化像や軟骨下硬化像がみられ，進行すると骨頭の陥没や消失，関節軟骨の広範囲な剥離，臼蓋の破壊や骨棘形成などがみられます．

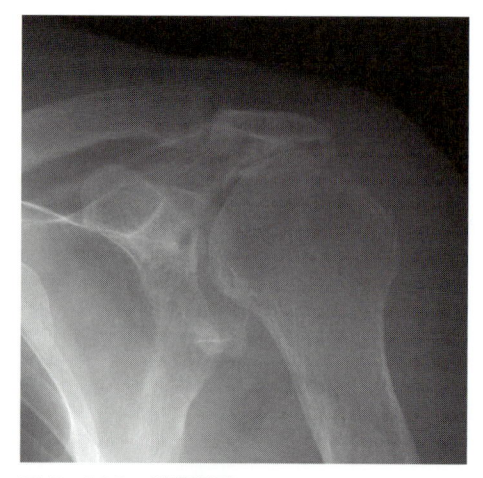

図5-166　腱板断裂

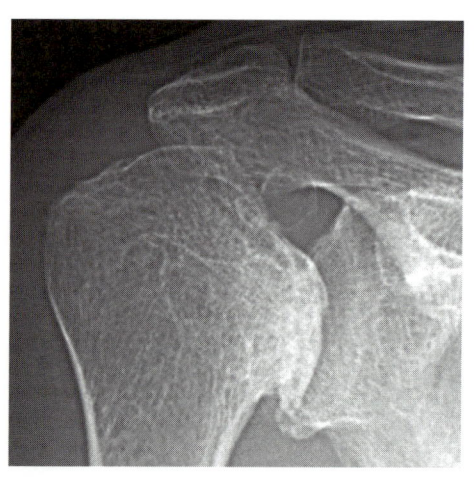

図5-167　特発性上腕骨頭壊死

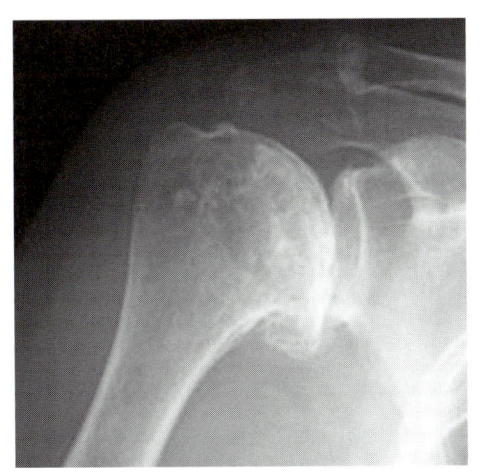

図5-168　一次性変形性肩関節症

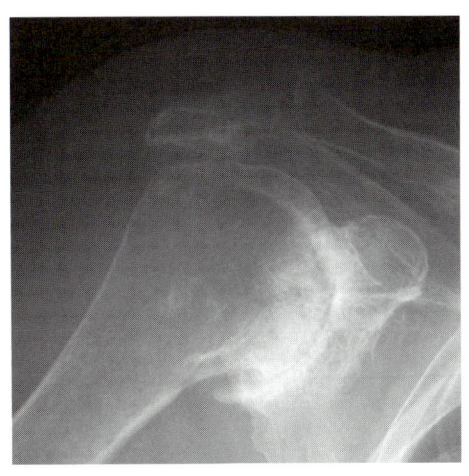

図5-169　外傷後変形性肩関節症

図5-166〜169にさまざまな原因による関節変形を示します．

2 治療

保存的治療としてステロイド剤の関節内注射や軽い運動療法が行われます．

手術としては，人工骨頭置換術や全人工関節置換術が行われます．臼蓋の変化が著明な時は，その関節面も置換したくなります．しかし「20. 関節リウマチ」の項でも触れましたが，臼蓋側を置換したために遭遇するトラブルは大きいため，よほどのことがない限り人工骨頭で対応しています．cuff tear arthropathyについては，腱板の修復はあきらめて大きい骨頭が選択されることもありますが，当院ではむしろ小さめの骨頭を選択し，可能な限り腱板も修復しています．

25. その他の疾患

1 弾発肩および雑音症

上肢運動時，肩関節を含めた周辺に雑音を生ずる疾患？です．雑音を生ずる部位としては，肩甲骨，肩鎖関節，腱板，第2肩関節，上腕二頭筋長頭腱，腱板疎部などが挙げられます．肩甲骨に起因するものとしては，肩甲胸郭関節内における肩甲骨外骨腫（図5-170），肋骨外骨腫，あるいは肋骨や肩甲骨の骨折後の変形治癒，肩甲骨内上角の腫大・変形・結節形成（tubercle of Luschka），滑液包炎，肩甲脊椎骨，前鋸筋の異常などがあります．肩甲骨の下角や広背筋の付着部にある滑液包はしばしば炎症を起こし，雑音を生じます．また肩甲骨の内上角にある滑液包が雑音の原因となることもあり，強い肩こりを訴えます．腱板断裂やその他により肩関節の動きに制限が生じると，肩鎖関節に負担がかかり，同関節の雑音が生じることがあります．肩峰下滑液包炎による雑音や，上腕二頭筋長頭腱脱臼の際，長頭腱が小結節を乗り越え内側へ移動する時，弾発現象を起こすこともあります．各疾患により対処方法は異なりますが，弾発現象や雑音が何に起因するかを十分に把握することが重要です．

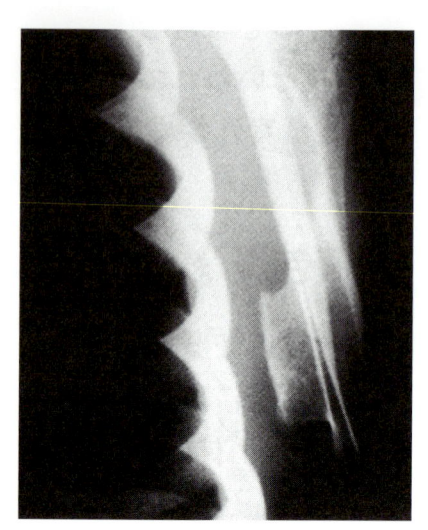

図5-170　肩甲骨外骨腫

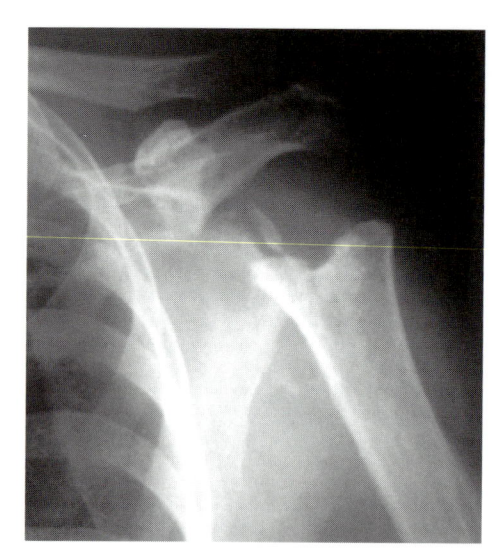

図5-171　Charcot 関節

2　神経病性肩関節症

Charcot 関節とも呼ばれ，脊髄空洞症や脊髄癆などの際にみられる肩関節の変形をさします．通常，疼痛を伴いません．単純 X 線像上肩関節の著明な骨破壊や変形がみられ（図5-171），頚部 MRI，血液検査などで原因を探ります．

第6章 スポーツ障害

はじめに

患者が何らかの症状を訴えて来院すると，われわれはその器質的異常をみつけようとしますが，関節疾患では動きと関連付けて理解する必要があります．とくに投球障害では，そういった姿勢がシビアに求められます．全身運動の一部として肩を使うため，ひょっとしたら肩以外に問題があるかもしれません．あるいは，例え肩に問題があったとしても動的な要素を抜きにしてMRIなどに頼ってしまうと痛い目にあいます．

1. 各種スポーツの特徴

スポーツの種類により疾患の発生頻度に差がみられます．柔道などコンタクトスポーツでは骨折や脱臼が多く，投球など一定の動作を繰り返すスポーツでは，不安定症や腱板損傷が問題になります．

1 野球，ソフトボール，バレーボールなど

競技人口が多いこともあり，外来を訪れる患者数は最多です．主に腱板疎部損傷，腱板炎，亜脱臼障害，上腕二頭筋長頭腱炎，腱板不全断裂などで，鎖骨骨折，肩鎖関節脱臼，外傷性肩関節脱臼などの外傷は少数派です．投球動作の捻れの力により引き起こされた上腕骨の螺旋骨折は投球骨折と呼ばれます．骨端線がみられる若年者では，投球動作の繰り返しにより上腕骨近位骨端線の離開をみることがあり，little leaguer's shoulderと呼ばれます．X線像の変化としては，臼蓋後下方の骨棘形成(Bennett lesion)があります．バレーボール，テニス，バドミントンなど，オーバーヘッドを強いられるスポーツでも同様の損傷がみられますが，時にバレーボールのスパイクでは，より程度の強い棘下筋腱断裂を認めることがあります．

2 柔道

転倒して肩を打撲する機会が多く，他のスポーツに比べて鎖骨骨折や肩鎖関節脱臼が多く発生します．また反復性脱臼も多く，腱板炎，腱板断裂，肩甲骨骨折，上腕二頭筋長頭腱断裂などもみられます．

3 ラグビー

最も多い受傷はタックルの際の転倒や衝突で，全体の約70%を占めます．スクラムが崩れた時に過度の外転外旋位を強制され，肩関節脱臼を生じることもあります．次に鎖骨骨折，肩鎖関節脱臼，胸鎖関節障害と続きます．

4 スキー

外傷性脱臼，反復性脱臼が多く，その他腱板断裂，肩甲骨骨折，上腕骨骨折，鎖骨骨折などがあり，重篤な場合も多々みられます．またスノーボードでは，肩関節を含む上肢の障害がスキーより多くなっています．

5 ハンドボール

ボールを投げるだけでなく，転倒や接触が多く，ゴールキーパーがボールにはじかれて脱臼することもあります．肩関節脱臼から腱板疎部損傷，腱板断裂まで，コンタクトスポーツにみられる障害と投球障害がともにみられます．

2. 投球動作

1 投球動作

投球動作は大きく4相に分類されます（**図6-1**）．

① wind up phase：投球動作開始から膝関節位置が最高位（KHP）
② cocking phase：KHPから接地（FP）
③ acceleration phase：FPから最大外旋位（MER）を経てボールリリース（BR）
④ follow-through phase：BRから最大内旋位（MIR）を経て投球動作終了（APVC）

このうちacceleration phaseが最も肩を速く使う相であり，疼痛を訴える割合が高くなっています．

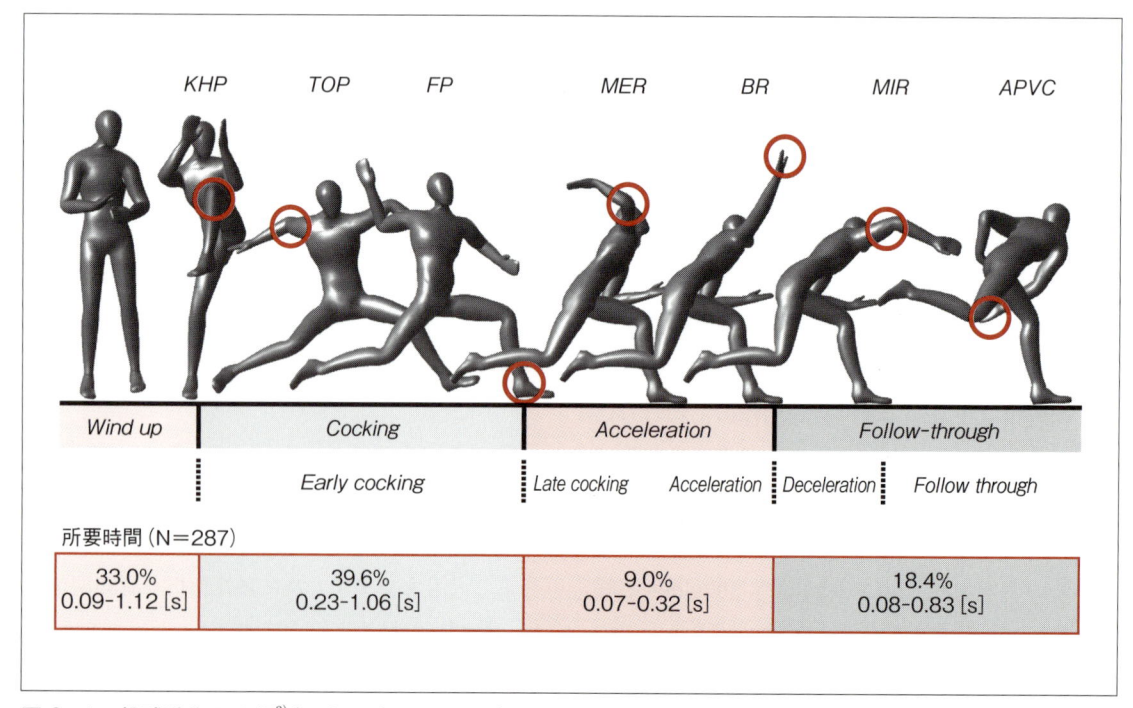

図6-1 投球動作の4相[2]（田中　洋ほか，2012）

② 肩の動き

投球動作において，強力に回旋トルクをかけられた関節はわずか0.25秒で最大外旋位（MER）付近から，ボールリリース（BR）のポジションに到達します．このような動作で関節の実際の動きをみることは困難なため，ここでは肩関節の機能からその動きを推測してみます．効率よく回旋トルクをかけ，BR付近ですばやく上腕が回旋するためには，どのようなポジションが適しているのでしょうか？強いトルクをかけるには土台となる臼蓋の動き，つまり関節の動き自体は少ないほうがよいとはいうものの，ある程度回旋可動域が残されていなければ，すばやい回旋の動きは生まれません．acceleration phaseに回旋トルクを持続させ，文字通り加速していくためには，関節の動きが小さく，かつ回旋可動域が残されていることが条件となります．第2章でも触れましたが，135°，90°，45°の3つの外転位で上腕を回旋した時の肩のポジションを調べると，135°では回旋可動域は維持されながらも90°，45°外転位と比べて上腕骨頭上の臼蓋の動きがかなり限局されてきます．しかしゼロポジションより肩が挙上されれば，関節は回旋しません．acceleration phaseの回旋はゼロポジションより低い角度で行われ，肩にかけ続けられた力は，関節が最も安定し力の入りやすいゼロポジションで終了し（BR），follow-throughで外転角を急速に減じていき，内旋域に広がる懸垂関節に移行して，関節にかかる慣性の力を逃がしていくことが理にかなっています．

投球動作時の臼蓋の動きを上腕骨頭上に投影して，もう少し詳しく解剖の位置関係を考えてみましょう．ゼロポジションでは上腕骨頭topに臼蓋の中心が位置し，臼蓋長軸は先の上腕骨頭機能軸に一致します．外旋域は機能軸後方に存在し，MERではその領域に位置します．いうまでもなく，投球動作は上腕を内旋していく動作ですが，この内旋に先行して外旋運動があります．一般にある動作を行う際，その反対の動作を先行させることで，その動作をスムーズかつ強く行うことができます．バッティングやゴルフスイングでも体幹を逆方向に捻る動きがみられますし，もっと簡単な上肢の挙上運動でも，まず内旋が先行し，次第に外旋していきます．MERに達するまでの先行する外旋動作には大きく2パターンがあり，比較的ゆったり大きくMERにもっていくものと，すばやくコンパクトにMERになり反動を使うようにそのままの勢いで内旋運動をしていくものがあります．バット，ゴルフスイングでも，初動がはやくゆったりと体幹を捻るものと反動を利用するように体幹をすばやく捻るものがあるのと同じことで，前者では懸垂・要支持関節移行帯（90°外転位），後者では懸垂・要支持関節移行帯よりはもう少し上腕骨頭上方の限局された領域（135°外転位）を使って外旋していく（先行動作と同じ経路をすばやく往復する）と考えられます．いずれにしろ，臼蓋は外旋域から機能軸をまたいで内旋域に移っていくわけですが，肩に強い力がかけ続けられれば，上腕骨頭topを経由することになります．もちろん上腕骨頭topを経由せずに上腕骨頭を水平に移動する経路も考えられなくはないのですが，上腕骨軸は臼蓋後方から上方の一定方向を向く先の経路に比べずっと複雑な動きになってしまいます．acceleration phaseの一瞬にそのような複雑な動きをすることや，投球動作を繰り返した際，そのような動きがいつも再現されることは考えにくいわけです．関節周囲筋が強く収縮し，上腕骨頭が臼蓋に押しつけられ，上腕骨頭topに臼蓋が位置する（つまりゼロポジションとなる）動きは何も投球動作のacceleration phaseに限ったことではなく，Codmanによれば，上腕骨近位端骨折の受傷機転として，落下して伸ばした手をついて力が入った時，一瞬で肩はこのポジションをとることが述べられています．BR後，上腕骨頭機能軸前方に移動していきますが，ここで外転位

が維持されたままになると，関節にかかる力は逃げ場がなく，烏口上腕靱帯に負担を強いることになります．外転角度が減じれば関節にかかった慣性の力は懸垂関節を使ってうまく逃がすことができるわけで，follow-through では上腕骨頭機能軸前下方に広がる懸垂関節域に移動していくことが想像されます．

3. 投球障害（総論）

　投球障害肩の典型的な器質的病変については，後の各論で触れます．投球障害肩は多くの場合手術なしに保存的に対応され，改善していきます．さらに障害肩に典型的とされる病変は無兆候性の肩関節 MRI でも指摘されるように，必ずしも症状と直接関係していないこともあります．したがって，実際の臨床の場では，器質的病変によるものを除いた，いわば機能的な疼痛にいかに対応するかが問われます．

　関節造影の際，最終的に肩を屈曲，内旋させ joint distension を行っていることはすでに述べました．この手技により関節内に注入した造影剤，麻酔剤のほとんどが烏口突起下にある肩甲下滑液包の方向に抜けることになり，劇的に症状が改善することがあるということが分かっています．そもそも滑液包は関節の円滑な動きを助ける働きがあります．肩関節疾患においては肩峰下滑液包が注目されますが，日常生活動作に比べより高い機能が要求される投球動作では，他の滑液包，とくに肩甲下滑液包の役割が重要で，この部位の異常が症状に関係してきます．45°外転位，90°外転位，90°外転および水平外転位，135°外転位と外転角度，水平外転角度を変え 4 つのポジションで肩を回旋させ，投球時痛を訴え来院された患者がどのようなポジションで疼痛が誘発されるかについてみてみると，135°および 90°水平外転位で痛みが再現されます．これら 2 つの肢位は他の 2 つの肢位に比べ肩甲下筋腱が肩甲骨に押しつけられ，引き伸ばされる格好になり，肩甲下滑液包の閉塞があればより症状が出やすくなります．joint distension によりここに造影剤が流入すると，このポジションで筋腱の gliding がスムーズになります．

　投球時痛を訴えた 74 例を対象に行った joint distension の予後調査の結果を示します．平均年齢 26 歳（16 〜 36 歳）で，ポジションは，ピッチャー 33 例，キャッチャー 7 例，内野手 13 例，外野手 21 例で，うち高校生 36 例，大学社会人 7 例，プロ野球 7 例，レクレーションレベル 24 例でした．疼痛の誘発は，下垂位 3 例，90°外転位 32 例，90°外転かつ水平外転位 72 例，135°外転位 71 例に認められました．2 方向の X 線像（肩下垂外旋位正面，肩甲骨側面像）により造影剤が肩甲下筋腱，骨間へ distension されたことが確認されました．この際，棘上筋腱もしくは棘下筋腱関節面側の造影剤の貯留を 19 例（26％）に認めました．再発症例も含めれば，関節造影後，実に 62 例（84％）で肩回旋時痛の軽快，消失が得られたことが分かりました．

　彼らの症状が肩甲下滑液包の閉塞によるものであるとするなら，肩甲下筋・腱が伸長され，肩甲骨に押しつけられる格好になる 90°外転かつ水平外転位，135°外転位の 2 肢位で疼痛の再現がされることは納得がいきます．joint distension 後にこれらの回旋時痛がみごとに軽快，消失してしまいます．

　実際の投球動作は全身を使ったものです．肩関節以外に故障の原因があることも往々にしてあります．投球動作では，骨盤の回旋を利用して広背筋を緊張させ，上腕骨を内旋させます．このため投球時痛を訴え来院する患者のなかには広背筋をはじめとする骨盤周囲筋の筋の緊張を認めること

が多く，これら筋をマッサージ，ストレッチなどでほぐすことで症状が軽快してしまうことをしばしば経験します．

4. 当院での研究

投球動作をはじめとする身体動作の定量的な計測は，そこから生じる障害のメカニズムを考え，予防していく上で必要不可欠なものです．なかでも光学式モーションキャプチャ・システムは，幾台かのカメラで皮膚に貼布された反射マーカーの三次元的位置を同定することで，さまざまな動作解析を可能にしてくれます（図6-2, 3）．侵襲なく瞬時に動作解析が行える点が魅力であり，当院バイオメカニクス研究所ではカメラ7台からなるシステム（ProRflex MCU-500＋，Qualisys, Sweden）を利用して，さまざまな運動解析を行っています．ただし，反射マーカーを用いた際，運動により生じるずれが最大の問題で，例えば肩甲骨下縁のずれは大きく，active な肩甲骨の一連の動きをとらえることは困難なため，これから求められる肩関節の角度・角速度や関節モーメントなどのパラメータはあくまで推定値となります．よってこのシステム単独ですべてを明らかにすることはできませんが，ここでは実際にこのシステムで得られた情報をもとに，透視，MRI など他の機器も使いながら，当院でどのように投球障害肩を考えているか示してみたいと思います．

図6-4～6は当院の解析システムにより計測された各投球相の関節角度，関節角速度，関節間力の変化を示します．その際の角度規定は図6-7の通りです．FP から BR にかけて外転角度はほとんど変化がないのに対して，水平外転角度はかなり変化していることがあらためて分かります．投球フォーム別にオーバーハンド，サイドハンド，アンダーハンドと比べて肩の外転角は3者で変化がないことも分かりました．つまり投球動作は腕の水平方向の動きを伴う回旋で，それはフォームによって変わりません．よって関節不安定性があって問題になるとすれば腕の動く水平方向といえます．

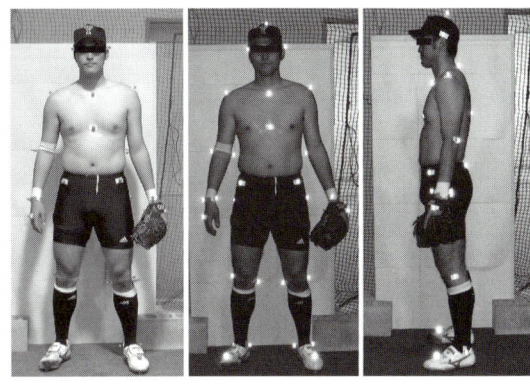

図6-2 反射マーカーを貼る

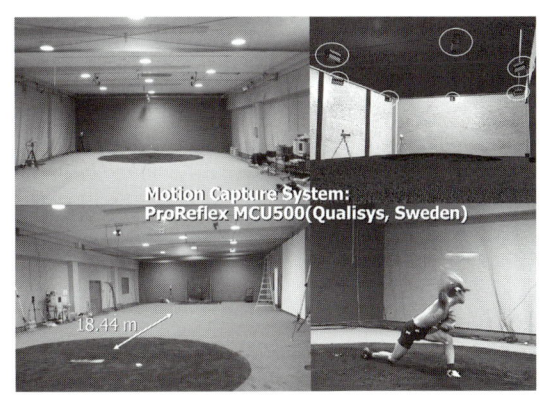

図6-3 スタジオ外観

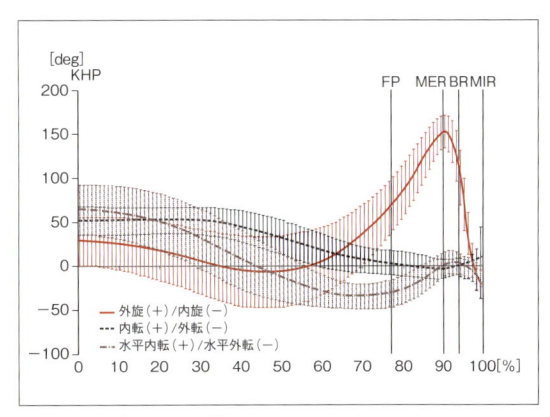

図6-4 関節角度[26]（田中　洋ほか，2012）

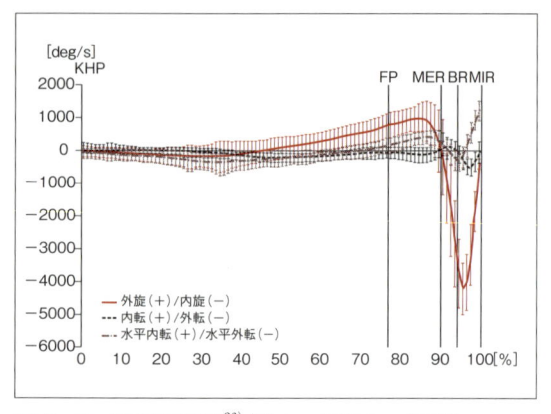

図6-5　関節角速度[26]（田中　洋ほか，2012）

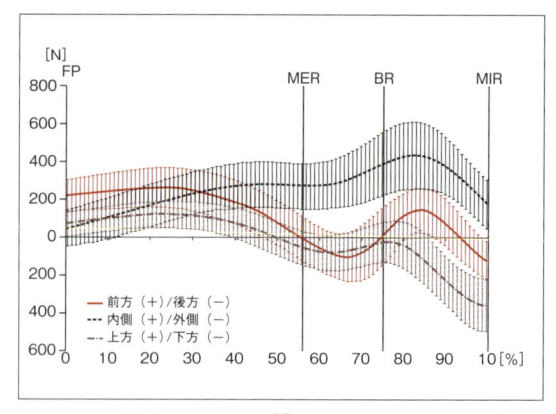

図6-6　関節にかかる力[26]（田中　洋ほか，2012）

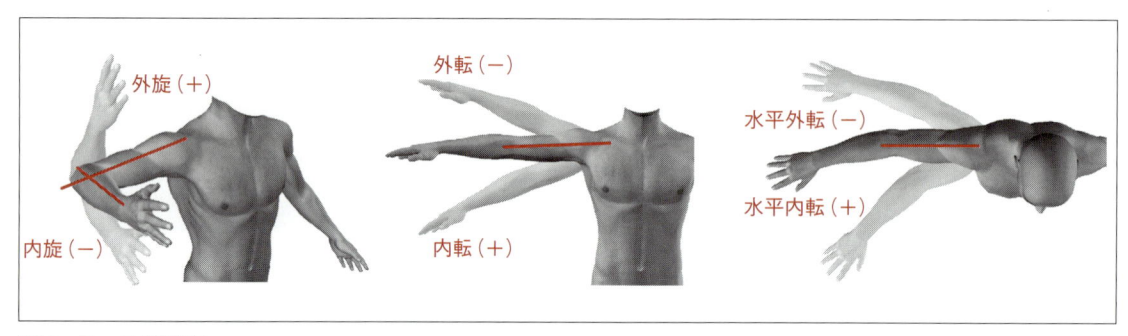

図6-7　角度規定

　そこで透視により肩を回旋させ上腕骨頭の水平方向の動きを観察すると，腱板疎部あるいは腱板損傷群はコントロール群に比べて大きくなっていました（図6-8, 9）．もちろん損傷によって動きが大きくなったのか，動きの大きいものが損傷を起こしたのかは分かりませんが，少なくとも関連はありそうです．

　MRIを用いて三次元的なポジションを調べると，このような損傷のない健常者においても興味深いことが分かりました．上腕を90°外転位で内・外旋させて，これらのポジションにおける上腕骨頭・臼蓋中心，両者の接触域を算出すると，内旋位では常にこれらの位置が一様なのに対して，外旋位では個人によりばらつきが大きく，肩峰の一部に上腕骨が密着しているものもありました（図6-10, 11）．第2章でも示したように，外転位では外旋位よりも内旋位のほうが関節が適合し

ていることを思い出してもらえれば，この結果はあたり前なのですが，基本的に骨をはじめとする関節の形状に大きな違いがあるとは考えにくく，これらのばらつきは軟部組織の柔軟性・バランスによると思われます．われわれは，この外旋位のポジションのばらつきが投球動作を繰り返した時に問題になってくる（障害を起こしてくる）と推測しています．つまり，フォームの一定しない選手やハイパフォーマンスプレーヤーでもあわてて投げるなどの状況で傷めやすいと考えるわけです．

　反対に何らかの障害をかかえた選手において，投球フォームに異常が生じるのでしょうか？もちろん，異常があれば当然パフォーマンスは落ちるため，何らかの異常は生じていると推察できます．例えば肘痛を有する選手18名と，そうでない選手52名の投球フォームを比較してみると，最大肘屈曲位はFPとMERの間にみられますが，前

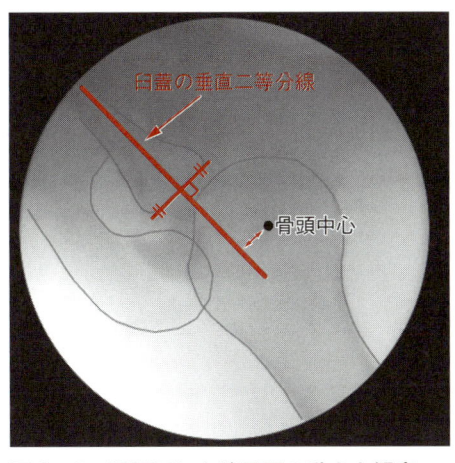

図6-8　透視下に上腕骨頭の動きを観察 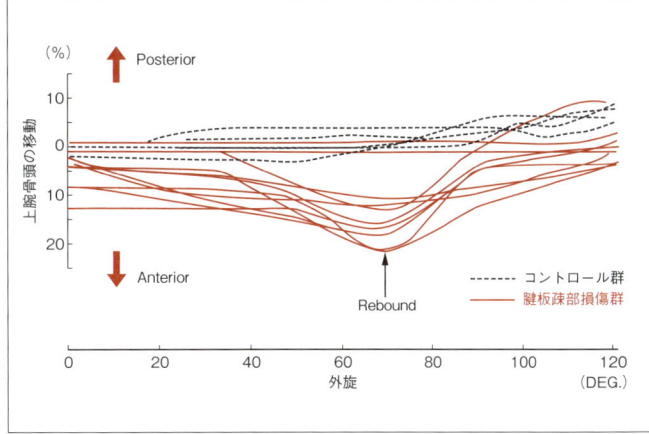　　図6-9　上腕骨頭中心の動き

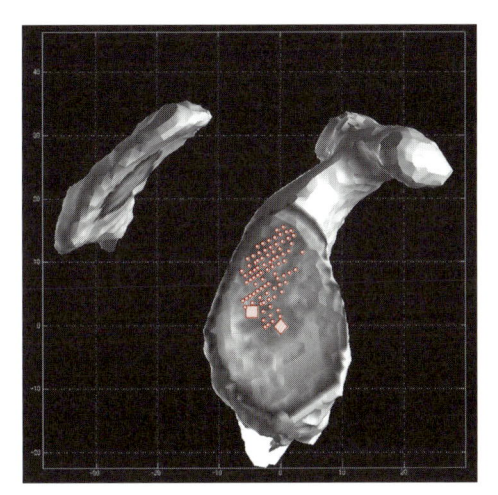

図6-10　外転外旋位での関節接触域 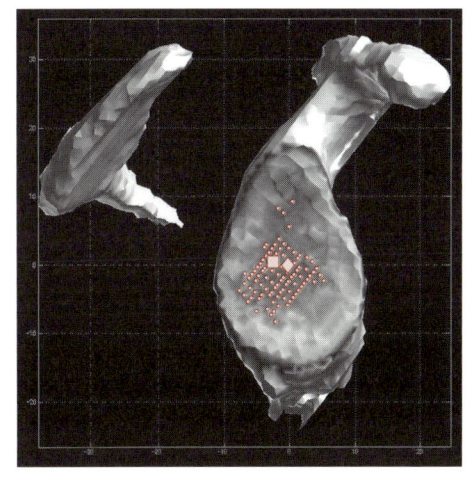　　　図6-11　外転内旋位での関節接触域

者が114 ± 13°に対して後者123 ± 12°と，痛みを有するものでは有意に関節角度が小さくなりました（BRの屈曲角度に差はみられませんでした）．伸展角速度も2,150 ± 345°/sに対して2,441 ± 401°/sと違いがみられ，その他cocking phaseでの回内角度も痛みを有するものは小さくなっていました．障害のある関節の動きを小さくするような反応がみられます．対象例では肩の動きに違いは認めませんでしたが，このような状態で無理をしていると負担がかかってくることも想像されます．

　もちろん，障害を引き起こすメカニズムだけではなく，純粋に「投球動作がどんなものなのか」についても考えさせられます．ゴルフやバットスイングでもよくいわれますが，パフォーマンスを高めるためにはカラダの「タメ」が必要とされます．「タメ」とは何でしょう？骨盤と肩関節の両サイドにつけられた反射マーカーの動きに着目すると，両者の回旋のタイミングに違い（位相差）があることが分かります（図6-12, 13）．骨盤の回旋が両肩を結ぶカラダの回旋に先行します．回旋の位相差により最も有効に使われるのは広背筋で，この筋により肩関節内旋が強く行われるカラクリです．ちなみに投球フォーム別に肩関節の動

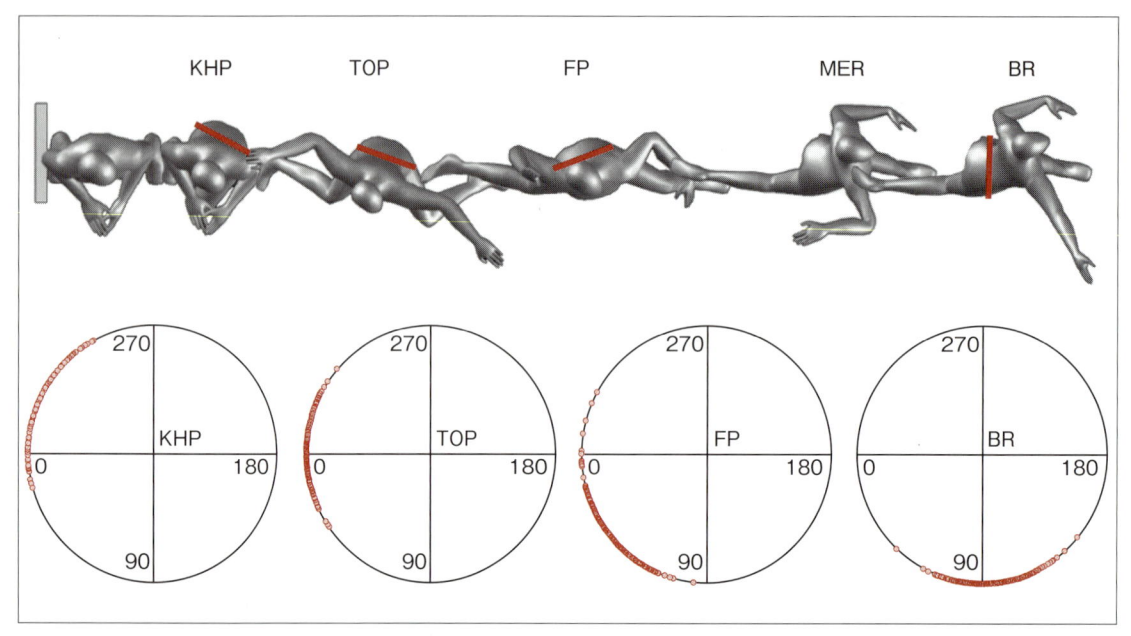

図6-12 骨盤，体幹の回旋

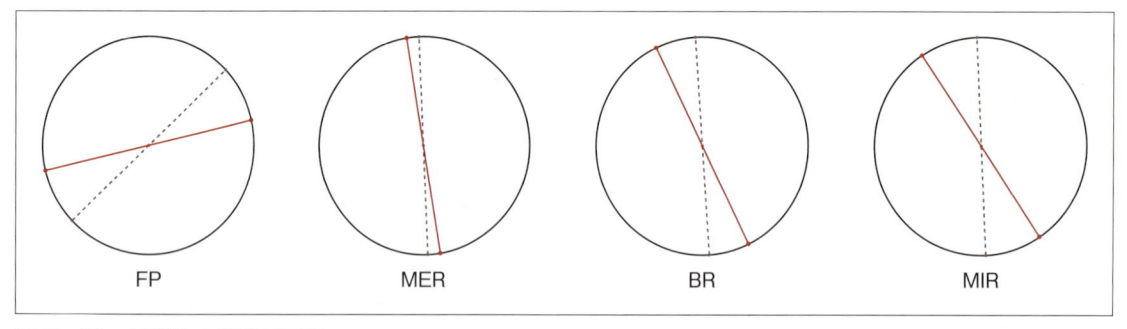

図6-13 骨盤と上半身の回旋

かし方に違いがないことは先に述べましたが，これら投球フォーム間で回旋のタイミングには違いがみられます．例えば体幹を投球側に倒し込むアンダースローでは骨盤の回旋が遅れ，かつその程度も小さくなっています．体幹の回旋の伝え方は，体軸の傾きにより変化していきます．

5. 投球障害（各論）

1 腱板疎部損傷

腱板疎部損傷は，肩関節前方に生じる疼痛の原因として最も頻度の高いものの一つです．そもそも腱板疎部は，烏口突起外側の棘上筋腱と肩甲下筋腱との間隙にあって，2つの筋腱の走行の違いによりかかるストレスを緩衝する必要性から抵抗減弱部位になっています．投球動作やテニスのサーブあるいはバレーボールのアタックのようなオーバーヘッドアクションでは，急激に外旋から内旋へと移行するため，腱板疎部に強いストレス

が加わることが考えられます．加えて肘下がりなどの悪いフォームでは，より同部にストレスがかかり，炎症や損傷を引き起こしやすいといえます．診察の場では，上腕を外転外旋させると疼痛の再現があり，腱板疎部に一致して圧痛を認めます．不安定性をみる徒手検査では，肩関節内旋位で出現し，外旋位で消失する Dimple sign がみられます．関節造影時の動態観察で，腱板疎部の突出陥凹像，MRI 像（腱板疎部に一致した高輝度変化），X 線像での slipping 現象などを認めれば確診です．

約 80～90％のものは，安静や保存的治療で完治します．治療に抵抗する残りの 10～20％のものが手術の対象となります．保存的治療としては，まず関節造影で診断と同時に joint distension を行い，閉塞した肩甲下滑液包を開放します．痛みが軽減すれば，シャドーピッチング，軽いキャッチボールからはじめ，少しずつスローイングを許可していきます．もし痛みを残す場合には，腱板疎部への局注（リンデロン 2mg と 0.5％リドカイン 5ml の混注）を 1～2 週間に一度の割合で行います．同時に，広背筋など体幹から下半身にかけてみられる筋緊張などに対してストレッチの指導や理学療法を施し，再発の予防のために，投球フォームの指導を行います．

保存的治療で効果がなければ手術が必要になります．手術は離開あるいは菲薄化した腱板疎部を縫合し，烏口上腕靱帯で補強します．術後 3 週間のリハビリテーションの後，約 3～5 か月でスポーツ復帰を許可していきます（第 5 章参照）．

1973～1996 年までに当院でスポーツ外傷で手術を受けた腱板疎部損傷患者は 147 例，152 肩であり，男性 116 肩，女性 36 肩，手術時平均年齢は 21.5 歳（14～47 歳）でした．スポーツ種目は，野球 44％，バレーボール 16％，ソフトボール 7％となっていました．成績は，疼痛なくスポーツに復帰しているもの 35％，制限はないが活動後などに疼痛を生じるもの 46％，疼痛により活動に制限が生じているもの 14％，スポーツ復帰が不可能であったもの 5％であり，70％がもとのスポーツに復帰していました．成績に影響する因子として，関節動揺性が挙げられました．

❷ 腱板炎，肩峰下滑液包炎，インピンジメント症候群

オーバーユースにより腱板周辺に炎症が生じた状態です．腱板炎や肩峰下滑液包炎により，本来腱板がスムーズに通過するべき肩峰下面や烏口肩峰靱帯の下（第 2 肩関節）で「衝突」が起こると考えられます．局所安静や肩峰下滑液包へのステロイド剤の局注が著効しますが，関節不安定性があって，腱板炎や肩峰下滑液包炎が二次的に起こっているような場合には，当然再発しやすくなります．かつては関節鏡を使った肩峰形成術（肩峰下面の切除や烏口肩峰靱帯の切離，肩峰下滑液包内の滑膜切除など）が行われたこともありますが，かえって不安定性を増強する懸念があり，見直されています．よって不安定性の原因となる病変（腱板疎部損傷や腱板断裂，動揺肩）を見極めることが重要です．

❸ 反復性肩関節脱臼

反復性肩関節とは，外傷により脱臼し，関節構成体が損傷された結果，それ以降，軽微な外力や肢位により容易に脱臼を生じる状態を指します．とくにコンタクトスポーツでは，脱臼を引き起こす過度な力が加わる機会が多いといえます．脱臼の方向は前下方がほとんどで，20 歳代までが全体の 60％以上を占めています．初回脱臼後に適切な固定が行われなかった場合に反復性に移行するとされていますが，靱帯や関節唇などの損傷はすでに受傷時に生じており，初期治療の効果を疑問視する意見もあります．

診断は病歴のみでほぼ可能ですが，動揺性肩関節症や腱板疎部損傷などとの鑑別が必要な場合も

あります．もちろん関節造影や MRI，CT などの画像評価は行います．

何度も脱臼を反復するものは，手術で対応します．術式は大きく分けて，鏡視下手術とオープン法があります．スポーツ選手の場合，筋など周囲の組織に与える侵襲が少ないという理由から前者が好まれますが，コンタクトスポーツや非利き腕側などでは，強固な安定性が望まれます．当院では前方の関節包と肩甲下筋腱を重ね合わせるN-H 法を行い，10年以上の長期でみても，再脱臼率は 1.9％と極めて低率で強固な安定性を得ることができています．この術式により生じる外旋制限は，腕下垂位では健側に対して 53％の外旋角度ですが，軽度外転位では 66％まで回復し，日常生活動作程度には不自由ありません．ただスポーツ復帰率は，柔道が 100％であるのに対して野球では 50％と可動域を要求される種目では復帰率が低下する傾向がみられました．

4 動揺性肩関節症

オーバーヘッドアクションを行う運動選手に「ゆるい肩」を持つものが多いことは事実であり，そもそもスポーツを行うものにとって「ゆるい肩」は，運動を行う上で有用であると思われます．ただ，この「ゆるい肩」は，微妙なバランスの上に成り立っており，いったん何らかの障害を起こし，リズムが狂いはじめると，治療に難渋します．疼痛，脱力，不安感を主訴にするもので，Sulcus sign や slipping 現象など関節の不安定性があればこの診断を考えます．

治療は肩甲上腕リズムなどを参考にした協調運動や腱板訓練を行います．不安定性が強く，保存的治療に反応しない症例には観血的治療が行われます．当院では肩甲骨臼蓋骨切り術を行い，良好な成績を収めています．術後のスポーツ復帰は，4〜6 か月で可能です．関節鏡視下に関節包を電気凝固させ縮小させる thermal capsular shrink-age もありますが，今のところ長期成績や合併症などは明らかではありません．

5 腱板断裂

一般に腱板断裂とは，中年以降の人が転倒や外傷などにより棘上筋腱を中心に腱の断裂をきたす疾患ですが，スポーツ障害の場合には，棘下筋腱や，棘上筋腱と棘下筋腱の間に生じることが多くなっています．断裂形態も不全断裂や縦断裂が多くみられます．投球時には，腱板が筋収縮しながら伸展されます．また前述の腱板疎部損傷の合併などにより前後の不安定性があれば，棘下筋腱により大きなストレスが加わります．バレーボールのアタックやテニスのサーブなどでは，より急激な力が加わるため大きな断裂が生じます．

理学所見では棘下筋の筋腹や大結節後方の付着部に圧痛があります．多くの場合には棘下筋や棘上筋の筋萎縮が出現し，肩甲上神経麻痺との鑑別を要します．最終的には関節造影や MRI など画像で評価します．治療は，軽度の棘下筋断裂の場合は，安静や joint distension などの保存的治療が選択されます．保存的治療が無効なものなどでは，観血的治療が適応となりますが，スポーツ復帰は 6 か月以降としています．

6 関節唇損傷，SLAP lesion

関節鏡や MRI の進歩のために小さな病変まで発見されるようになり，SLAP lesion なる概念も提唱されました．SLAP lesion とは superior labral tear from anterior to posterior の略で，1990 年 Snyder により命名されました．しかしそれ以前に，投球障害における上腕二頭筋長頭腱の付着部周辺を中心とする上方関節唇損傷については，Andrews らにより，1984 年にすでに報告されており，Snyder はこれを形態別に 4 つに分類したわけです．診断には MRI や関節造影検査を

併用した MRA が有用とされています．ただ MRI や関節鏡で関節唇損傷を確認しても，それが本当にスポーツ障害肩の原因なのかあるいは何らかの障害の結果なのかを見極めなければ真の症状の改善は見込めません．

7 Quadrilateral space syndrome

後方四角腔（the quadrilateral space）は肩甲骨外縁，肩関節下包，上腕三頭筋長頭，大円筋とで囲まれた間隙のことで，腋窩神経，橈骨神経上枝，後上腕回旋動脈がこの部を通過します．投球障害肩における Quadrilateral spece syndrome は，腋窩神経の障害によるものと後上腕回旋動脈の障害によるものが報告されています．尾崎によると前者の発生は，投球動作のように肩を挙上していくと後方四角腔が狭小化し，腋窩神経は絞扼されるためとされています．さらに Bennett lesion が存在すると acceleration phase から folllow through phase に神経はこの骨棘により絞扼，刺激を受けるとされています．後上腕回旋動脈の障害は外転位，伸展位，外旋位にて起こり，この肢位を1分間以上保持した時に症状の再現性がみられるかどうかで判断されます．腋窩動脈から後上腕回旋動脈が枝分かれしている部位で動脈瘤がみられることもあります．

8 肩甲上神経麻痺

スポーツ選手において棘下筋，棘上筋の筋萎縮が認められる時，先の腱板断裂とは別に肩甲上神経障害がみられます．肩甲上神経は肩甲切痕部での上肩甲横靱帯による絞扼と，棘窩切痕部での下肩甲横靱帯による絞扼があるといわれています．ガングリオンによる圧迫や横靱帯の肥厚による絞扼などが報告されており，神経剥離をせずともガングリオンの摘出や穿刺による改善例が示されています．

9 little leaguer's shoulder
（上腕骨近位骨端線離開）

10～15歳に生じる上腕骨近位骨端線離開で，繰り返す投球動作による疲労骨折とされます．X線像にて上腕骨近位骨端線の拡大や内反がみられ（図6-14），Salter-Harris 分類では type I に相当します．左右を比較することが重要で，三角筋下の骨端線に沿って圧痛があります．1～3か月程度投球動作を禁止します．治療開始後2～3週後に仮骨形成があれば安心しますが，はっきりしないことも多いです．復帰後しばらくは硬球など重い球の使用を控え，投球回数を制限して，ストレスがかからないように考慮します．

10 腱板疎部損傷
―棘下筋腱断裂合併症候群

肩関節の投球障害が，投球時の不安定性を引き起こし，この不安定性がさらなる投球障害の原因となり，複数の障害を引き起こしていくと考えられます．

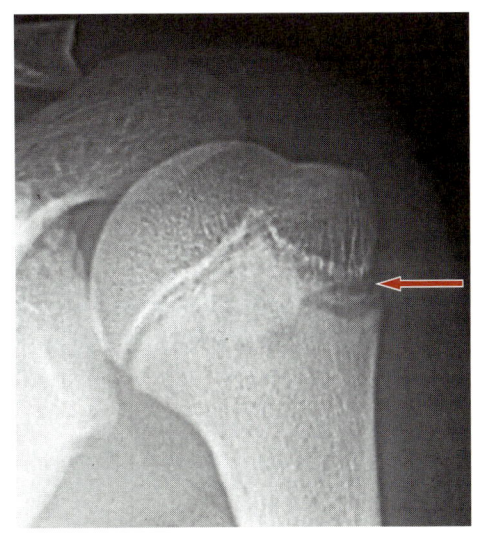

図6-14　little leaguer's shoulder

われわれは腱板疎部損傷と棘下筋腱断裂の合併例を200症例以上経験しており，関節造影時に動態・病態を確認しています．挙上位における腱板疎部の突出像に加えて，棘下筋付着部周辺の断裂や弛緩が認められ，肩甲下滑液包はほとんどすべての症例で閉塞がみられました．棘下筋腱の断裂は関節面断裂や腱内断裂などの不全断裂が多く，滑液包面断裂や完全断裂はほとんどありませんでした．ちなみに棘下筋腱の弛緩は，内旋位における大結節後方の造影剤の貯留として描出されます．単純X線像でも，内旋位にて上腕骨頭のnotchなどが認められることがあります．腱板疎部・棘下筋の圧痛や，Dimple sign, Load and shift testなどの不安定性検査が陽性にみられます．このような症例では，挙上位回旋動作を軸射で観察すると，上腕骨頭の前後移動量が大きくなっています．

棘上筋から棘下筋腱の関節面側の損傷，関節唇，付着部骨のnotchは投球障害肩によくみられ，これらの病変を結びつける病態，あるいは原因としてinternal impingementがあげられます．しかし，このような腱，関節唇，骨の「衝突」がもしあるとすれば，懸垂・要支持関節移行帯を使ってゆっくりテイクバックをとって大きく外転，水平外転をとった時に起こるのみで，BR直前の強く回旋トルクのかかったゼロポジション付近では起きえません．本家impingementもそうですが，生理的に（常に）起きるものではないことを認識し，関節の不安定性があり上腕骨頭がずれる時に起こる，変な投げ方をするなど特殊な状況と考えたほうがいいでしょう．

治療は，腱板疎部損傷，棘下筋腱断裂と同様であり，まずは関節造影時に"joint distension"を施行してみます．また疼痛や炎症所見が強い場合には，病巣部にステロイド剤と局所麻酔剤の注入を行います．原則3週間の投球禁止期間を置き，その間投球フォームの改善などを行います．ほとんどの症例はこの保存的治療に反応しますが，そ うでないものは観血的治療の適応となります．手術は腱板疎部損傷に対する処置が主体で，棘下筋腱に対しては完全断裂であれば修復術を行います．

11 広背筋症候群

広背筋は第6〜12胸椎，第1〜5腰椎，仙椎および腸骨稜から起始し，肩甲骨下角を通り上腕骨の結節間溝に停止します．その作用は上腕を内転し，さらに後内方に引くことで，内旋運動にも関与するとされます．とくに投球動作のような外転外旋時には広背筋は伸張し，内旋力を発揮すると考えられ，実際Jobeらの筋電図を用いた報告でも上腕を内旋させていくlate cockingからacceleration相では，広背筋に強い収縮がみられています．投球動作を全身運動としてみれば，広背筋は骨盤や腰の捻りのエネルギーを上肢に伝えていくものと理解されます．

広背筋に疼痛や攣縮が生じると肩甲骨の外転，肩関節の外転および外旋運動が制限され，投球動作に影響をおよぼします．肘下がりなどフォームをくずし，前述の腱板疎部や棘下筋腱損傷をも引き起こすことにもなります．広背筋をはじめとする骨盤周囲筋の柔軟性を維持することは，障害の予防という観点からも重要と考えられます．

12 後方タイトネス

後方関節包の拘縮も投球障害の原因としてやり玉にあげられます．野球を長く続けてきたプレーヤーの2nd planeの内旋は確かに制限されていますが，この肢位での制限は骨性の支持プラス烏口上腕靱帯による制限です．つまり，上腕骨の後捻が大きいといった骨性要素の問題で後方関節包の問題ではありません．後方の関節包がブレーキになるのは本来低い外転角度であって，彼らの場合むしろゆるんでさえいます．

第7章 注射・装具・理学療法

> **はじめに**
>
> 肩疾患では，痛みの逃避のために運動制限が著明になることがあります．この場合，局所麻酔剤を痛みの原因と思われる場所に注射し，痛みをとり除くことができれば，実際の運動機能の制限を知ることになります．症状の訴えがあいまいで責任病巣を限定することが難しければ，注射をして原因を突き止めていくこともできます．痛みを少ない状態にして運動療法を行うことも可能になります．つまり診断・治療の上で，注射が活躍する場は，他の整形外科疾患と比べても広いと考えられます．

1. 注射療法

一般的には肩峰下滑液包に注射することが多いですが，疾患によっては結節間溝や肩甲上腕関節内に注射することもあります．このMoseleyの3点（図7-1）の他，圧痛部位などに注射します．いわゆる肩こりに対しては肩甲骨内上角への注射が有効です（図7-2）．その他，特殊なものとして肩甲上神経ブロックや，星状神経節ブロックなどがあります．

1 肩峰下滑液包への注射

肩峰下滑液包は，第2肩関節の一部で，大結節が烏口肩峰アーチをスムーズにくぐり抜ける上で重要な組織です．しばしば炎症のおよぶ部位であり，ちょっとした病変により，挙上動作が大きく障害されることもあり，逆にこの部分への注射は大きな効果が期待できます．腱板断裂，肩関節周囲炎などの拘縮例などに有効です．

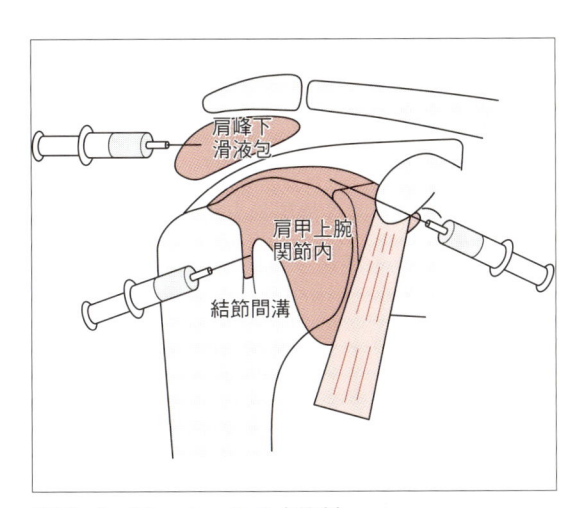

図7-1　Moseleyの3点注射

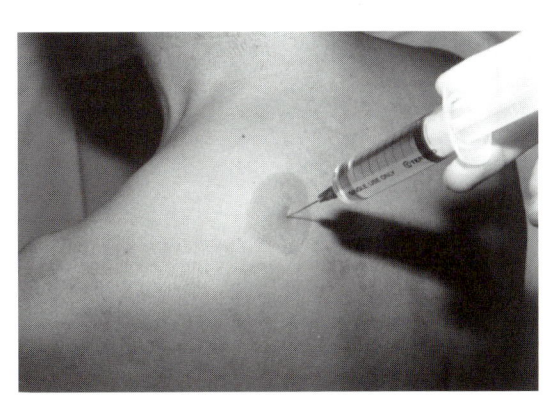

図7-2　肩甲骨内上角への注射

方法

あらかじめ患者に薬物反応の有無について問診し，注射が診断と治療を兼ねる有効なものであることを説明しておきます．通常は座位で行います．刺入点はいくつかありますが，当院では，烏口突起1横指外側から刺入しています．烏口肩峰靱帯を貫き抵抗が抜けたところで，血液の逆流がないことを確認し，薬液を注入します．肩峰中央1横指下から行う方法もあります．一般的には水溶性副腎皮質ホルモン剤，2または4mgと1％リドカイン5m*l* を用います．肩関節周囲炎ではヒアルロン酸ナトリウムが保険適用となっており，これを用いることもあります．針はあまり細いものを使うと注入しにくくなるため22Gを使用します．拘縮例では除痛とともに，挙上，外旋などの動きが得られ，その後の運動療法もうまくいくことが多くなります．painful arc のある腱板断裂症例でも，注射後症状が消失します．もちろん腱板断裂症例では漫然と保存的治療を続けることは慎むべきで，症状や断裂形態，部位の他，経過期間や患者の社会的背景を考慮し，手術も視野にいれ迅速に対応することが望まれます．

2 結節間溝への注射

信原によれば，肩関節周囲炎のなかで結節間溝に痛みのあるものは，全体の12％を占めています．このような症例に同部への注射は有効と考えられますが，この部分は出血しやすいため注意が必要です．

方法

上腕骨を中間位とするとほぼ正面に結節間溝があり，実際，大・小結節の間に触れます．血液の逆流がないことを確認し，先の混合液を注射します．

3 肩甲上腕関節内への注射

変形性関節症などの除痛に有効です．

方法

烏口突起に触れ1横指外側から刺入します（関節造影時の注射の刺入と同様です）．

4 肩甲骨内上角への注射(図7-2)

第1，2胸椎棘突起間の高さで正中から約6cm外側あたりに肩甲骨内上角が存在します．肩甲挙筋が同部で肩甲骨をぶら下げており，がんこな肩こりを訴える症例では，肩峰下滑液包が炎症，癒着を起こし腫れ上がり，筋の硬結を触れます．

方法

22Gの針で，前述した混和液を注入します．針を深く刺入しすぎると気胸の危険があり注意を要します．注射後に温熱療法や，運動療法などの理学療法を行います．

5 星状神経節ブロック(図7-3)

肩こりの原因として交感神経の局所的緊張が主なものとみられ，星状神経節ブロックを肩こりの治療に応用した報告もあります．

方法

針は23または24G静脈針を用います．仰臥位で枕をせず，頸部を軽度後屈させます．胸鎖関節より2.5cm上方，正中から1.5cm外側がC7横突起に相当します．この部分で胸鎖乳突筋の内縁を左手と中指で確認し，さらに総頸動脈の拍動を触れながら，胸鎖乳突筋と動脈を外側に圧排しながら，針を皮膚に直角に刺入します．C7横突起にあたるまで進め，針先を少し戻して血液の逆流

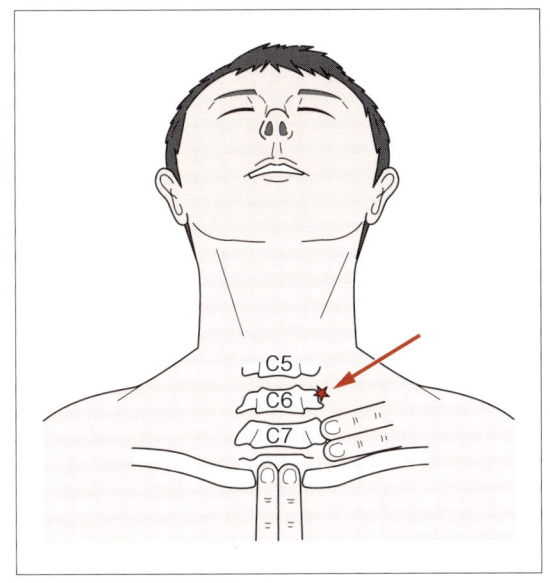

図 7-3　星状神経節ブロック

がないことを確認して1％リドカインを5～10m*l*程度注入します．ブロックがうまくいけば5分程度で縮瞳，眼瞼下垂などのHorner徴候がみられます．

合併症として血腫形成，局所麻酔剤の血管注入による血圧低下，ショック，反回神経麻痺，気胸などがあります．

6 肩甲上神経ブロック

肩甲上神経はC5，C6神経根が集合した上神経幹から分かれて肩甲骨切痕を通って棘上窩に入ります．棘上筋と棘下筋を支配し，肩関節の知覚をつかさどっており，神経ブロックにより，肩関節の痛みの軽減が期待できます．

方法

座位で手を前に組んで，頭を軽く下げてもらいます．肩甲棘の内側縁を触れ，肩峰までの中点から，2.5cm外上方に刺入します．23～25G長針を用いて深さの目安は4～6cmとします．1％リドカインを5～10m*l*程度使用します．ステロイド剤を混注することもあります．

2. 装具・固定療法

外傷後あるいは手術後，関節を長期間固定することは拘縮を増長することになり感心できません．とはいうものの，あまりに早くから動かすのも痛みをかえって誘発し逆効果になりかねません．いつも骨折や脱臼の手術が強固にされるとも限りませんので，ある程度の固定は必要になります．

1 Desault包帯固定（図7-4，5）

標準的な固定法です．腋，肩，肘と包帯を巻いていきます．脱臼整復後や上腕骨近位端骨折，その手術後などで使われます．できれば毎日，無理なら1日おきに包帯の巻き替えをします．簡易的に三角巾をした上でバストバンドにて固定することもよく行われます．

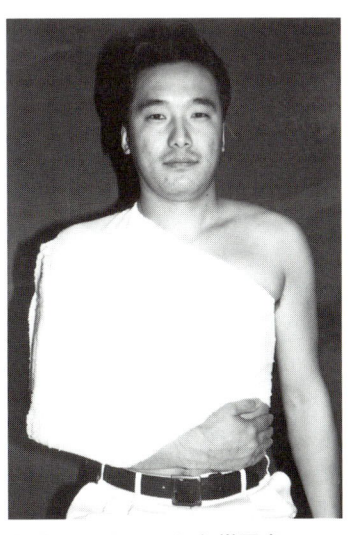

図 7-4　Desault包帯固定

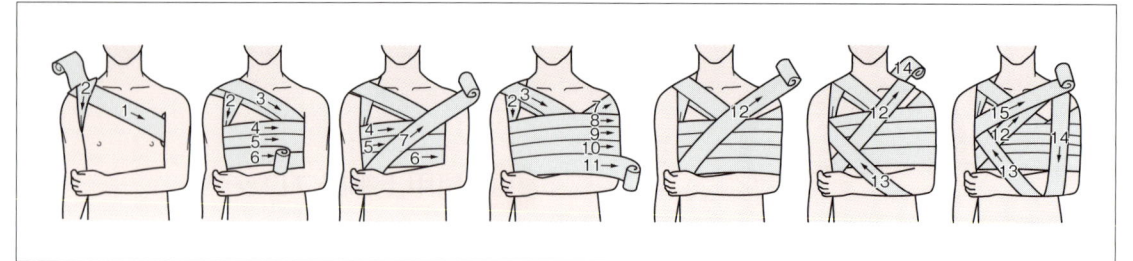

図 7-5　Desault 包帯の巻き方

2　Velpeau 包帯固定（図 7-6）

Gilchrist が発表以来，肩の固定法として用いられています．適応は Desault 包帯固定と同様です．

3　三角巾固定（図 7-7）

どこでも行われている固定法で，あえて述べるまでもありませんが，上腕骨近位端骨折，その他疼痛や炎症が強い時に行います．

4　8 字包帯固定

鎖骨骨折の際，骨折部で短縮しないように，胸をはった姿勢で固定します．成人は市販の鎖骨バンドを用いますが，小児では stockinette のなかに綿包帯を入れ，2 つの輪を作って両肩にはめて，後ろから包帯で締めて行います．

5　絆創膏固定

肩鎖関節脱臼に対しては，市販の肩峰関節バンドがありますが，鎖骨端を絆創膏で押さえ固定する方法が簡単です．Robert Jones 法はこれに sling を組み合わせたものです．

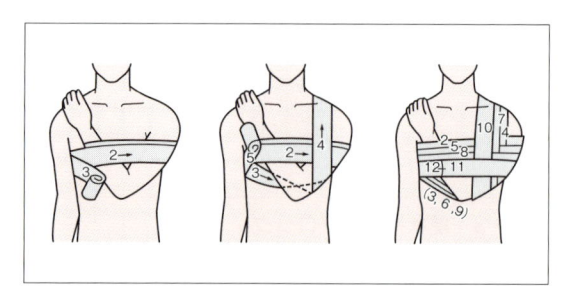

図 7-6　Velpeau 包帯の巻き方

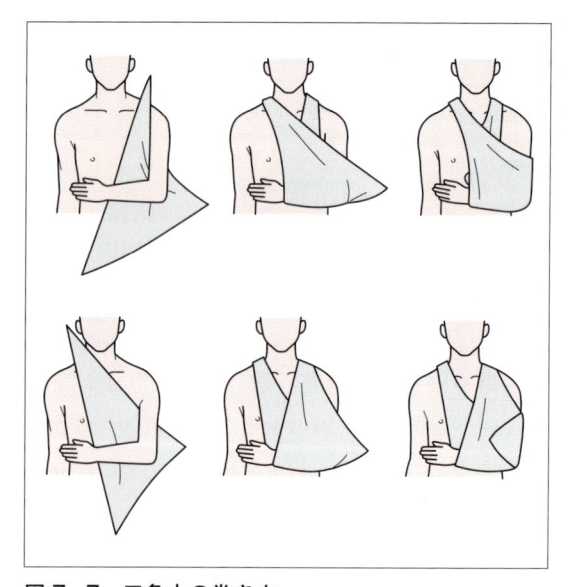

図 7-7　三角巾の巻き方

6　懸垂装具

肩周囲筋の筋力が弱い場合に，上肢を吊り下げ保持したり，挙上を補助する目的でさまざまな装

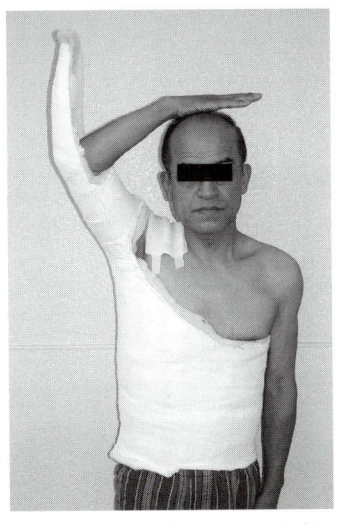

図7-8　ゼロポジションギプス

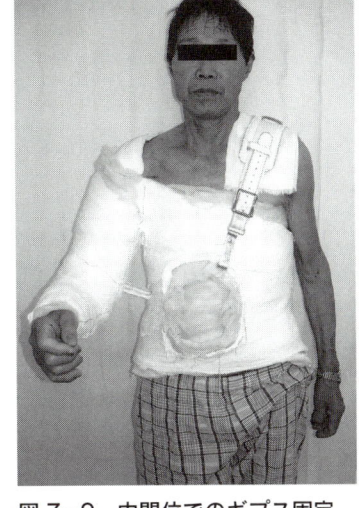

図7-9　中間位でのギプス固定

具が考案されています．

7 ギプス固定

　ゼロポジションギプス（図7-8），hanging castや肩峰関節脱臼，鎖骨骨折に対するギプスがあります．ゼロポジションは肩の基本ポジションであり，臨床的にも重要であることはすでに述べましたが，ゼロポジションギプスは，このポジションを保持すべく体幹・上肢をギプス固定したものです．上腕骨近位端骨折，腱板修復，その他肩疾患手術後などで使用します．下垂したものより脱臼しやすくなるので，X線像で時々チェックする必要はあります．もちろんゼロポジション以外で保持するためにギプス固定（図7-9）を行うこともあります．装具であれば，肩・肘の継ぎ手に可動機能が備わっており，任意のポジションに対応可能ですが，ちょっと物々しくなります．hanging castは上腕骨骨幹部骨折に用いられますが，上腕骨近位端骨折に対して偽関節となることがあり，あまり用いません．肩鎖関節脱臼に対するギプス固定として，ギプス固定に圧迫帯を用いるUristの方法が知られています．ただ体幹をギプス固定することは，外来ではそぐわないのであまり用いられることはありません．

3. 理学療法

　保存的治療，手術の後療法のいずれにおいても機能を回復していく上でリハビリテーションは欠かせません．まずは患者自身が起こっていることを理解して，主体的にトレーニングしてもらうことが重要でしょう．ポイントは過度な負荷をかけすぎては逆効果なので，無理のない範囲で行うことです．挙上動作を例にとれば，立位や座位でできなければ，仰臥位，半座位などに姿勢を変える，ゼロポジション付近のみで行い下垂位から一気に行わないなどの可動範囲を制限する，補助してあげるなど，ある程度繰り返して行えるように工夫します．やり方よりもとにかく習慣づけて継続してもらうことが大事です．

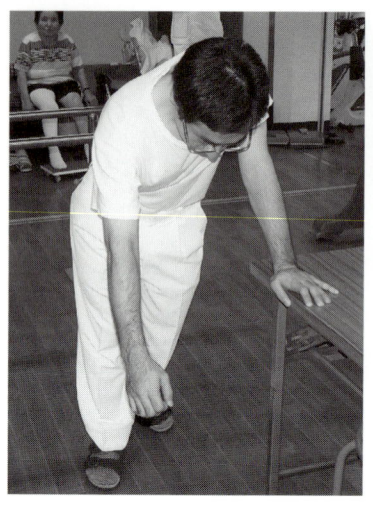

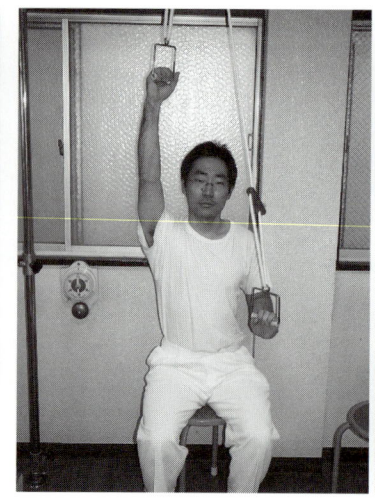

図7-10　Codman's exercise 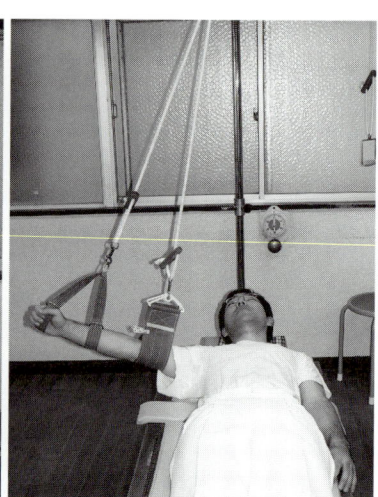　　図7-11　紐や滑車を利用する運動

1　患者自身で行う

健側の手，肋木，壁，床，テーブル，棒など，とりあえず身の回りにあるものは何でも利用します．

(1) Codman's exercise（図7-10）

上肢を下垂して直接肩にストレスがかからないようにして可動域を広げていきます．体の前屈位をとることで挙上角度がアップしていきます．挙上方向のみにこだわらず，上肢を振り子状に運動させ，前後，左右に回旋を行うことも有用です．

(2) 紐や滑車を利用する方法（図7-11）

滑車に紐をかけ両方の手で引き合います．もちろん座位にこだわる必要はありません．

(3) ゴム，ペットボトルを利用する方法

筋力に応じた弾性強度のゴムバンドを用います．cuff exercise としてよくとられる方法です．もっと手軽に行うには，負担にならない程度の重さのペットボトルを用います．

2　理学療法士と行う

患者自身にトレーニングしてもらうといっても，そもそも困って病院にいらっしゃるわけですから，やはり手助けが必要です．手術などの必要な情報は，医師から理学療法士に伝えることはもちろんですが，患者と長い時間接している理学療法士のほうが医師よりも患者の状態をよく把握していることもあります．お互いに意思疎通を図って治療にあたることはいうまでもありません．

(1) 可動域運動

繰り返しになりますが，痛みを誘発しないように無理のない範囲で行うことが原則です．まずは患者自身にリラックスしてもらうことが大切で，軽く擦る，筋の硬結に対する圧迫や指圧を行うなどしながら，関節周囲の緊張をほぐしていきます．筋収縮後の弛緩，リズミックスタビライゼーションなど，PNFの手法を使いながら関節のストレッチを図っていきます．ダイレクトストレッチング（まだ伸び切っていない筋を，弓の弦を引くように側面から押すことにより十分なストレッチを行うこと）も有効で，挙上制限を伴う筋の短縮があ

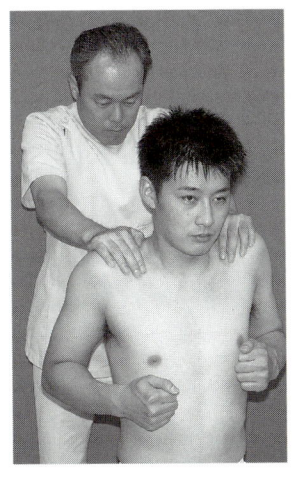

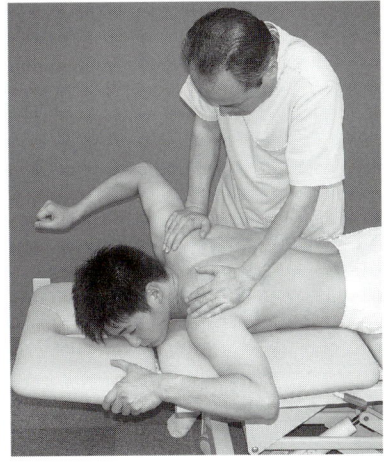

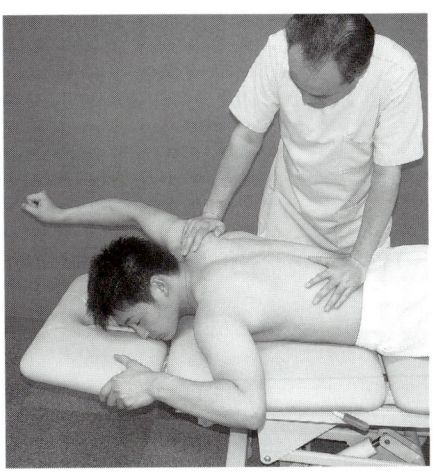

図7-12 僧帽筋上部線維の筋力増強運動
図7-13 僧帽筋中部線維の筋力増強運動
図7-14 僧帽筋下部線維の筋力増強運動

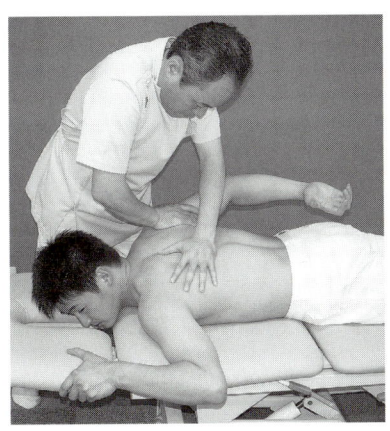

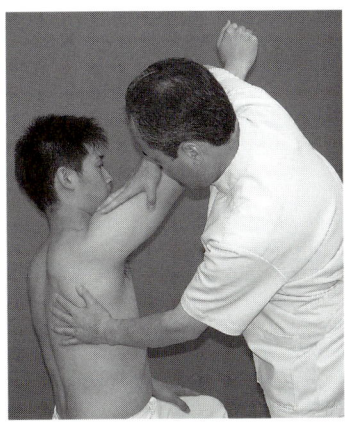

図7-15 大・小菱形筋の筋力増強運動
図7-16 前鋸筋の筋力増強運動

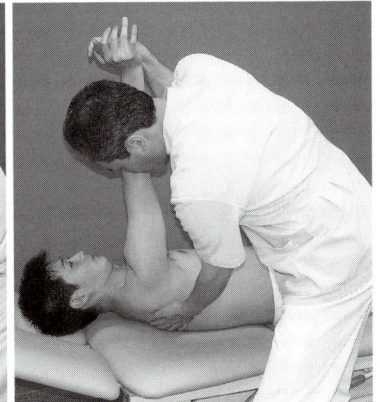

る場合に広背筋，上腕三頭筋や大・小胸筋などに行うと効果的です．

(2) 筋力増強運動

僧帽筋上部線維，肩甲挙筋は座位で肩に直接抵抗を加えるか，手に重錘を持たせて肩すくめ運動を行います（図7-12）．僧帽筋中部線維は腹臥位にて，90°以上外転した肢位で肩甲骨に直接抵抗をかけて肩を水平外転させ（図7-13），僧帽筋下部線維は腹臥位にて，肩を挙上し肩甲骨に直接抵抗をかけて肩を最大屈曲させます（図7-14）．

大・小菱形筋は腹臥位で，上肢は伸展，内旋し結帯動作の肢位とします．肩甲骨に直接抵抗をかけて腰から手を浮かさせます（図7-15）．

前鋸筋は腕立て伏せや壁押しが簡単ですが，無理な場合には背臥位で，手に抵抗を加えながら上肢を天井に向かって突き上げます（図7-16）．

広背筋，大円筋は腹臥位で上肢鉛直位から抵抗を加えながら伸展と内旋を行います（図7-17）．

三角筋前部線維は，腹臥位での上肢鉛直位あるいは座位での抵抗を加えて肩を屈曲させます（図

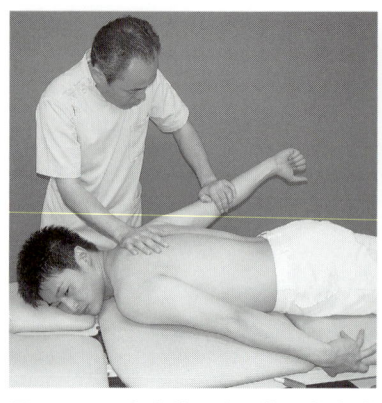

図7-17 広背筋，大円筋の筋力増強運動
図7-18 三角筋前部線維の筋力増強運動 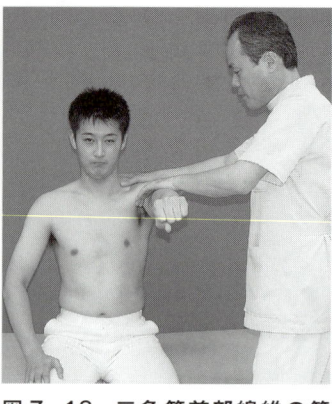
図7-19 三角筋中部線維の筋力増強運動 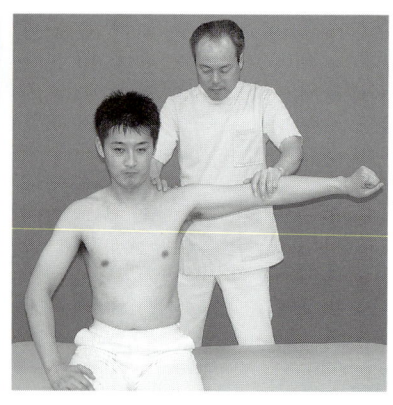
図7-20 三角筋下部線維の筋力増強運動 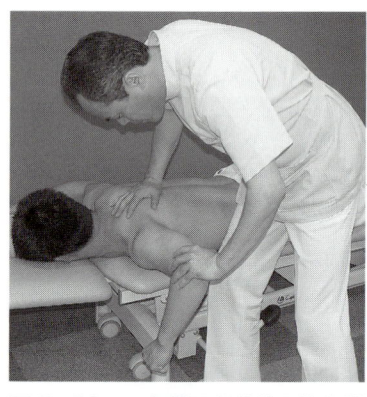
図7-21 棘下筋，小円筋の筋力増強運動 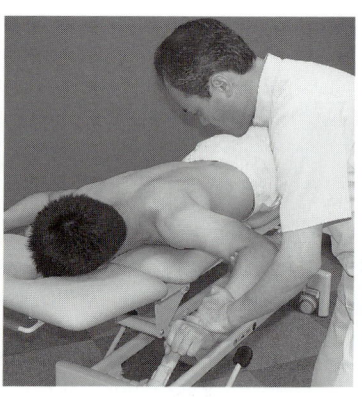
図7-22 肩甲下筋腱の筋力増強運動 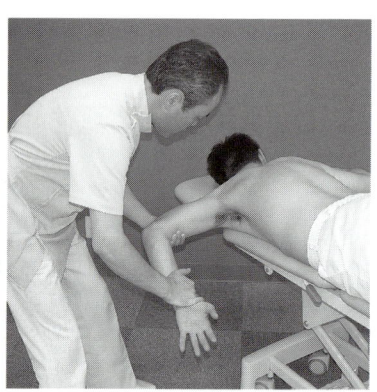

7-18)．三角筋中部線維は，座位あるいは立位で抵抗を加えて肩関節を外転させます（図7-19)．三角筋下部線維は，腹臥位での上肢鉛直位より抵抗を加えながら水平外転させます（図7-20)．

棘上筋は三角筋の関与が最も少なくなる腕下垂位付近で外転運動を行います．

棘下筋，小円筋は腹臥位外転位での外旋，側臥位内転位での外旋に抵抗を加えて行います（図7-21)．

肩甲下筋腱は，内旋運動に抵抗を加えます．Lift off testと同じ手技で結帯動作から内旋を行うこともあります（図7-22)．

(3) 肩甲上腕リズムの再教育

肩甲上腕リズム（図7-23）が本来の調和した動きかどうか観察することは，さまざまな病態を把握する上で役に立ちます．逆にリズミカルに挙上，下降動作が行えるようにすることは，単純に可動域を各方向に広げ，個々の筋について筋力増強を図ることよりも，リハビリテーションの目標設定として実際的といえるでしょう．例えば，肩甲骨面上の挙上，下降動作など，できる限り単純な条件で観察し，異常があれば，原因を追及し，筋の使い方をアドバイスします．肩甲骨，上腕骨を後ろから観察するのは患者自身にはできませんので，まさに理学療法士の出番です．

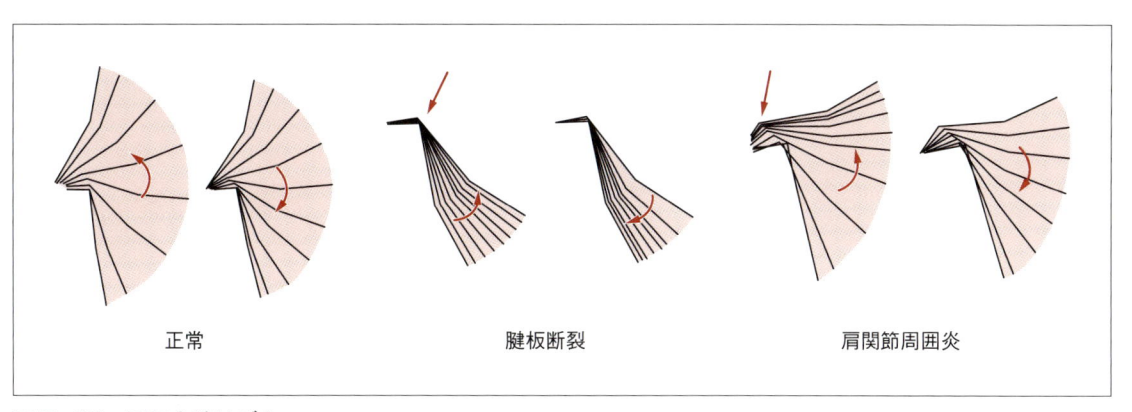

図7-23 肩甲上腕リズム

文献

第1章 解剖と仕組み

1) Codman EA：The shoulder. Boston：Tomas Todd, 1934.
2) Edelson JG, et al.：The coracohumeral ligament. *J Bone Joint Surg*, 73B：150-153, 1991.
3) Gardner E：The embryology of the clavicle. *Clin Orthop*, 58：9-16, 1968.
4) Neer CS, et al.：The anatomy and potential effects of the coracohumeral ligament. *Clin Orthop*, 280：182-185, 1992.
5) Warner JP, et al.：The role of the long head of the biceps brachii in superior stability of the glenohumeral joint. *J Bone Joint Surg*, 77A：366-372, 1995.
6) 雄賀多聡ほか：鎖骨の発生・発育について．肩関節，15（1）：1-3，1991.
7) 金子丑之助：日本人体解剖学 第一巻：南山堂，1988.
8) 杉本勝正ほか：烏口上腕靱帯の組織学的，免疫組織学的研究．日関外誌，11：71-76，1992.
9) 田畑四郎ほか：拘縮肩のマニプレーション―成績と成績影響因子―．肩関節，18（2）：405-409，1994.
10) 中野幸雄ほか：烏口上腕靱帯及び周辺組織の解剖学的特徴と神経分布．肩関節，20（1）：111-116，1996.
11) 肱岡昭彦ほか：小胸筋の停止異常と烏口上腕靱帯との関係について―肉眼解剖による検索より―．肩関節，15（1）：9-12，1991.
12) 日野高睦ほか：肩関節疾患に対する joint distension の有用性．肩関節，18（2）：399-404，1994.

第2章 バイオメカニクス

1) An KN, et al.：Three-dimensional kinematics of glenohumeral elevation. *J Orthop Res*, 9：143-149, 1991.
2) Browne AO, et al.：Glenohumeral elevation studied in three dimensions. *J Bone and Joint Surg Br*, 72：843-845, 1990.
3) Codman EA：The shoulder. Boston：Tomas Todd, 1934.
4) Charles, SR, et al.：Intra-articular pressure determination during glenohumeral joint arthrography preliminary investigation. *Invest Radiol*, 19：45-50, 1984.
5) Doody SG, et al.：Shoulder movements during abduction in the scapular plane. *Arch phys Med Rehabil*, 51：595-604, 1970.
6) Freedman L, et al.：Abduction of the arm in the scapular plane：scapular and glenohumeral movements. A roentgenographic study. *J Bone Joint Surg Am*, 48：1503-1510, 1966.
7) Howell SM, et al.：Normal and abnormal mechanics of the glenohumeral joint in the horizontal plane. *J Bone Joint Surg Am*, 70：227-232, 1988.
8) Iannotti JP, et al.：The normal glenohumeral relationships. An anatomical study of one hundred and forty shoulders. *J Bone Joint Surg Am*, 74：491-500, 1992.
9) Inman VT, et al.：observations on the function of the shoulder joint. *J Bone Joint Surg Am*, 6：1-30, 1944.
10) Inui H, et al.：External rotation during elevation of the arm. *Acta Orthop*, 80（4）：451-455, 2009.
11) Inui H, et al.：Glenoid shape in atraumatic posterior instability of the shoulder. *Clin Orthop*, 403：87-92, 2002.
12) Inui H, et al.：Three-dimensional relationship of the glenohumeral joint in the elevated position in shoulders with multidirectional instability. *J Shoulder and Elbow Surg*, 5：510-515, 2002.
13) Inui H, et al.：Evaluation of three-dimensional glenoid structure using MRI. *J Anat*, 199：323-328, 2001.
14) Johnston TB：The movement of the shoulder joint a plea for the use of the plane of the scapula as the plane of refevance for movements occurring at the humero-scapular joint. *The British journal of surgery*, 25：252-260,

1937.
15) Kapandji I：The physiology of joints, Vol 1. Baltimore：Williams & Wilkins, 1970.
16) Kessel L, et al.：The painful arc syndrome. Clinical classification as a guide to management. *J Bone and Joint Surg Br*, **59**：166-172, 1977.
17) Kumar VP, et al.：The role of atmospheric in stabilising the shoulder：An experimental study. *J Bone Joint Surg Br*, **67**. 719-721, 1985.
18) Nobuhara K, et al.：Contracture of the shoulder. *Clin Orthop*, **254**：105-110, 1989.
19) Ozaki J：Glenohumeral movements of the involuntary inferior and multidirectional instability. *Clin Orthop*, **238**：107-111, 1987.
20) Pearl ML, et al.：Humeroscapular positions in a shoulder range-of-motion-examination. *J Shoulder and Elbow Surg*, **6**：296-305, 1993.
21) Saha AK：Theory of shoulder mechanism, Charles C Thomas, springfield, Illinois, 1961.
22) Sahara W, et al.：Three-dimensional morphological analysis of humeral heads：a study in cadavers. *Acta Orthop*, **76**（3）：392-396, 2005.
23) Schiffern SC, et al.：Anteroposterior centering of the humeral head on the glenoid in vivo. *Am J Sports Med*. **30**：382-387, 2002.
24) Soslowsky LJ, et al.：Quantitation of in situ contact areas at the glenohumeral joint：a biomechanical study. *J Orthop Res*, **10**（4）：524-534, 1992.
25) Steindler A：Kinesiology of the Human Body Under Normal ＆ Pathological Conditions. Charles C Thomas, springfield, 1955.
26) Stokdijk M, et al.：External rotation in the glenohumeral joint during elevation of the arm. *Clin Biomech*, **18**：296-302, 2003.
27) Sugamoto K, et al.：Scapulohumeral rhythm：relationship between motion velocity and rhythm. *Clin Orthop*, **401**：119-124, 2002.
28) 池田　均ほか：Scapular plane における肩関節（健常人）の運動解析．中部整災誌，**25**（1）：283-285，1982.
29) 井口　理ほか：肩関節の関節内圧力変化．肩関節，**20**（1）：87-90，1996.
30) 伊藤信之ほか：肩関節内圧の測定．肩関節，**19**（1）：50-53，1995.
31) 乾　浩明ほか：モーションキャプチャーシステムを用いた肩関節の三次元運動解析．関節外科，**28**（11）：12，2009.
32) 乾　浩明ほか：最新整形外科大系1　運動器の生物学と生体力学，中山書店，2008，p264.
33) 宇田宙照ほか：上肢挙上時における鎖骨の運動解析．肩関節，**13**（1）：11-15，1989.
34) 浦川正人ほか：健常人上腕骨骨頭の形態について．肩関節，**15**（1）：18-21，1991.
35) 髙木信吾ほか：肩甲骨面における上肢挙上時の上腕骨回旋運動．日整会誌，**62**：965-976，1988.
36) 信原克哉ほか：肩の障害とリハビリテーション―Zero position を中心として―．整・災外，**24**：1391-1396，1981.
37) 信原克哉ほか：肩―その機能と臨床―　第3版．医学書院，2001.
38) 信原克哉ほか：肩のバイオメカニクス．整形外科，**28**：829-835，1977.
39) 福島充也ほか：Glenohumeral rhythm の解析．日関外誌，**9**：199-210，1990.

第3章　症状と診断

1) 越智隆弘ほか：肩の外来．メジカルビュー社，1999，pp22-45.
2) 信原克哉：肩―その機能と臨床―　第3版．医学書院，2001，pp89-102.
3) 山本龍二ほか：肩関節の外科．南江堂，1989，pp13-36.

第4章　画像評価

1) Codman EA：The shoulder. Boston：Tomas Todd, 1934.
2) Kohler A, et al.：Borderlands of the normal & Stratton. New York, 1961.
3) Liberson F：Os acromiale：A contested anomaly. *J Bone Joint Surg Am*, 19：683-689, 1937.
4) Nutter PD：Coracoclavicular articulation. *J Bone Joint Surg Am*, 13：177-179, 1941.
5) Rockwood CA, et al. ：X-Ray evaluation of shoulder problem.In Rockwood ed. *The Shoulder*, Vol. 1, Saunders, Philadelphia, 1990, pp178-207.
6) Wertheimer LG：Coracoclavicular joint；surgical treatment of a painful syndrome caused by an anomalous joint. *J Bone Joint Surg Am*, 30：570-578, 1948.
7) 佐志隆士ほか：肩関節のMRI　第2版．メジカルビュー社，2011.

第5章　肩関節疾患

1．肩関節周囲炎

1) Baer WS：Johns Hopkins Hosp Bull, 18：284-286, 1907.
2) Bera A：Syndrome common, rupture, elongation, luxation du tendon du long biceps. These, Paris, 1910-1911.
3) Binder A, et al.：A controlled study of oral ptednisolone in frozen shoulder. *Br J Rheumatol*, 25（3）：288-292, 1986.
4) Binder AI, et al.：Frozen shoulder. a long-term prospective study. *Ann Rheun Dis*, 43, 361-364, 1984.
5) Bosworth DM：The supraspinatus syndrome；symptomatology. pathology and repair. *JAMA*, 117：422-428, 1941.
6) Bunker TD, et al.：The pathology of frozen shoulder. A Dupuytren-like disease. *J Bone Joint Surg*, 77B：677-683, 1995.
7) Codman EA：The shoulder. Boston：Tomas Todd, 1934.
8) Coventry MB：Problem of painful shoulder. *JAMA*, 151：177-185, 1953.
9) DePalma AF：Surgery of the shoulder. JB Lippincott, Philadelphia, 1950.
10) Duplay ES：De la periarthrite scapulohumeral et des raiduers de lepaule qui en son la consequence, *Arch Gen Med*, 20：513-542, 1872.
11) Fowler EB：Rupture of spinati tendons and capsule, repaired by a new operation. *Illinois. Medical J*, 61：332-324, 1932.
12) Grey RG：The natural history of "idiopathic" frozen shoulder. *J Bone Joint Surg Am*, 60：564, 1987.
13) Kumagai, J et al.：Synovial changes in frozen shoulder.Paper read at the 4th Japanese-Scandinavian Shoulder Congress, Nara, Oct. 24-25, 1995.
14) Lange M：Die wichtigkeit der Myogelosenbehandlung bei der Behandlung von Schulterversteifung. Verhand d Orthop Gesel, 164, 1930.
15) Lippmann MD：Frozen shoulder：periarthritis：bicipital tenosynovitis. *Arch Surg*, 47：283-296, 1943.
16) Lundberg BJ：The frozen shoulder.Acta Orthop. *Scand Suppl*, 119：1-59, 1969.
17) Lundberg BJ, et al.：Osteopenia in the frozen shoulder. *Clin. Orthop*, 60：187-191, 1968.
18) MCLAUGHLIN HL：The "frozen shoulder". *Clin Orthop*, 20：126-131, 1961.
19) Meyer AW：Unrecognized occupatibnal destruction of the tender of the long head of the biceps brachil. *Arch Surg*, 2：130, 1921.
20) Neviaser JS：Adhesive capsulitis of the shoulder. A study of the pathological findings in periarthritis of the shoulder. *J Bone Joint Surg*, 27：211-222, 1945.
21) Neviaser RJ：The frozen shoulder. Diagnosis and management. *Clin Orthop Relat Res*, 223：59-64, 1987.
22) Ozaki J et al.：Recalcitrant chronic adhesive capsulitis of the shoulder. Role of contracture of the coracohumeral

ligament and rotator interval in pathogenesis and treatment. *J Bone Joint Surg*, 71A：1511-1515, 1989.
23) Painter CF：Subdeltoid brasitis. *Boston Med Surg J*, 156：345-349, 1907.
24) Pfuhl W：In Gegenbaurs Morphologisches Jahrbuch, 73：300, 1937.
25) Shaffer B, et al：Frozen shoulder. a long-term follow-up. *J Bone Joint Surg Am*, 74：738-746, 1993.
26) Simmonds FA：Shoulder pain with particular reference to the "frozen shoulder". *J Bone Joint Surg*, 31B：426-432, 1949.
27) Stieda A：Zur Pathologie der Schultergelenkschleimbeutel, *Arch Klin Chir*, 85：910-824, 1908.
28) Uitlugt G, et al.：Arthroscopic observations before and after manipulation of frozen shoulder. *Arthroscopy*, 9：181-185, 1993.
29) Wiley AM：Arthroscopic appearance of frozen shoulder. *Arthroscopy*, 7：138-143, 1991.
30) 相澤利武ほか：五十肩に対するマニプレーション．肩関節, 20（1）：257-260, 1996.
31) 安達長夫：いわゆる五十肩について．整形外科, 22：410-422, 1971.
32) 安達長夫ほか：五十肩の輪郭・病因論．日整会誌, 61：509-510, 1987.
33) 市川徳和ほか：五十肩の関節鏡視所見及び滑膜病理所見．肩関節, 20（1）：249-252, 1996.
34) 市川徳和ほか：肩腱板断裂における関節鏡視所見．中四整会誌, 7：417-419, 1995.
35) 市川徳和ほか：肩腱板断裂における肩峰下滑液包の病理所見．日整会誌, 69：612, 1995.
36) 伊藤吾希夫ほか：いわゆる五十肩に対するJoint Distensionの効果．整形外科MOOK, 28：97-102, 1983.
37) 井樋栄二ほか：五十肩に対する関節パンピングの効果．肩関節, 14（1）：41-45, 1990.
38) 衛藤正雄ほか：肩関節周囲炎におけるScapulo-humeral rhythm．肩関節, 12（2）：138-142, 1988.
39) 岡村圭祐ほか：五十肩におけるMRI所見．肩関節, 20：241-244, 1996.
40) 岡村圭祐ほか：五十肩における骨塩定量．肩関節, 17（2）：183-187, 1993.
41) 尾崎二郎ほか：五十肩の手術的治療．整・災外, 30：25-31, 1987.
42) 小見渕伸ほか：五十肩（特にfrozen type）に対するパンピング療法の方法と成績．肩関節, 7（1）：144-147, 1983.
43) 片桐知雄ほか：五十肩の肩関節造影と治療成績．肩関節, 7（1）：128-133, 1983.
44) 熊谷　純ほか：五十肩（凍結肩）の関節鏡所見および生検組織所見．整・災外, 37：1561-1568, 1994.
45) 熊谷　純ほか：腱板損傷における肩関節の鏡視像．関節外科, 9：9-17, 1990.
46) 熊谷　純ほか：糖尿病患者の肩の痛み．肩関節, 21（3）：557-560, 1997.
47) 後藤英之ほか：五十肩に対するエコー下烏口上腕靱帯ブロック療法の試み．肩関節, 22（3）：575-578, 1998.
48) 渋田秀雄ほか：五十肩における骨密度測定．肩関節, 17：188-191, 1993.
49) 高岸憲二ほか：五十肩におけるMRI所見．肩関節, 14（2）：217-220, 1990.
50) 玉井和哉ほか：Dynamic MR imagingからみた五十肩の滑膜病変．肩関節, 20：245-248, 1996.
51) 玉井和哉ほか：Dynamic MR imagingからみた五十肩の病態．日整会誌, 68：85, 1994.
52) 信原克哉ほか：肩関節周囲炎について．整形外科, 29：1005-1018, 1978.
53) 三笠元彦：五十肩―私の考え方と治療．整・災外, 23（1）：21-28, 1980.
54) 三笠元彦ほか：五十肩における肩峰下滑液包の役割．日整会誌, 61：511-512, 1987.
55) 三木威勇治：所謂五十肩, 日整会誌, 21：18-20, 1947.
56) 三森甲宇ほか：肩関節周囲炎に及ぼす頸椎因子の検討．肩関節, 21（2）：357-360, 1997.
57) 森岡　健ほか：五十肩の保存的治療の検討＜とくにパンピング療法について＞．別冊整形外科, 6：66-70, 1984.
58) 山下和洋ほか：肩関節疾患患者の骨塩定量と治療経過における推移．肩関節, 22（3）：473-476, 1998.
59) 山本龍二：五十肩―私の考え方と治療．整・災外, 23：13-20, 1980
60) 渡邊正毅：関節パンピングの治療効果．日整会誌, 23：70-71, 1949.

2. 腱板炎

1) Bateman JE：The shoulder and neck. WB Saunders, Philadelphia, 1972.
2) Codman EA：The shoulder. Boston：Tomas Todd, 1934.

3. 石灰沈着性腱板炎

1) 駒井正彦ほか：観血的治療を行った石灰沈着性腱板炎の検討．肩関節，25（2）：245-247，2001．
2) 菅本一臣ほか：石灰性腱炎の石灰沈着の分子制御機構．肩関節，25（2）：193-196，2001．
3) 西須　孝ほか：石灰沈着性腱板炎慢性例に対する衝撃波療法の治療成績．肩関節，23（2）：293-296，1999．

4. 上腕二頭筋長頭腱炎

1) Andrews JR, et al.：Glenoid labrum tears related to the long head of the biceps. *Am J sports Med*, 13（5）：337-341, 1985.
2) Dines B, et al.：Surgical treatment of lesions of the long head of the biceps. *Clin Orthop*, 164：165-169, 1982.
3) 信原克哉：上腕二頭筋長頭腱損傷について．整形外科，23，111-120，1972．
4) 福沢玄英ほか：上腕二等筋長頭腱腱鞘炎—1　関節造影像を中心として—．整形外科，22（9）：723-728，1971．
5) 福沢玄英ほか：上腕二等筋長頭腱腱鞘炎—2　臨床像および治療成績—．整形外科，23（11）：933-937，1972．
6) 三谷晋一ほか：上腕二等筋長頭腱腱鞘炎—3　観血治療について—．整形外科，27（10）：927-934，1976．
7) 三谷晋一ほか：上腕二等筋長頭腱腱鞘炎の病態と治療．別冊整形外科，6：61-65，1984．

5. 上腕二頭筋長頭腱断裂

1) DePalma AF：Surgery of the Shoulder, J.B.Lippincott, Philadelphia, 1950.
2) 信原克哉：上腕二頭筋長頭腱損傷について．整形外科，23（2）：111-120，1972．

6. 上腕二頭筋長頭腱脱臼・亜脱臼

1) Walch G, et al.：Subluxations and dislocations of the tendon of the long head of the biceps. *J Shoulder Elbow Surg*, 7：100-108, 1998.
2) 井口　理ほか：外傷性上腕二頭筋長頭腱脱臼—診断上の問題について—．肩関節，23（2）：297-300，1999．
3) 三森甲宇ほか：上腕二頭筋腱随意性脱臼の1例．肩関節，18（2）：313-317，1994．

7. 腱板断裂

1) Bigliani LU, et al.：The morphology of the acromion and its relationship to rotator cuff tears. *Orthop Trans*, 10：228, 1986.
2) Bush LF：The torn shoulder capsule. *J Bone Joint Surg Am*, 57（2）：256-259, 1975.
3) Codman EA：The shoulder. Boston：Thomas Todd, 123-177, 1934.
4) Cofield RH：Subscapular muscle transposition for repair of chronic rotator cuff tears. *Surg Gynecol obstet*, 154：667-672, 1982.
5) Cotton RE, et al.：Tears of the humeral rotator cuff；A radiological and pathological necropsy survey. *J Bone Joint Surg*, 49B：314-328, 1964.
6) Debeyre J, et al.：Repair of ruptures of the rotator cuff of the shoulder. *J Bone Joint Surg*, 47B：36-42, 1965.
7) Edelson JG, et al.：Anatomy of the coracoacromial arch. Relation to degeneration of the acromion. *J Bone Joint Surg*, 74：589-594, 1992.
8) Ennevaara K：Painful shoulder joint in rheumatoid arthritis. Acta Rheumatolog. Scandi. Suppl 11, 1967.
9) Gerber C, et al.：Isolated rupture of the tendon of the subscapularis muscle. Clinical features in 16 cases. *J Bone Joint Surg*, 73B（3）：389-394, 1991.
10) Gerber C, et al.：Latissimus dorsi transfer for the treatment of massive tears of the rotator cuff：A preliminary report. *Clin Orthop*, 232：51-61, 1988.
11) Godsil RD, et al.：Intratendinous defects of the rotator cuff. *Clin Orthop*, 69：181-188, 1970.
12) Golding FC：The shoulder-The forgotten joint. *Br J Radiol*, 35：149-157, 1965.
13) Gumina S, et al.：Anterior dislocation of the shoulder in elderly patients. *J Bone Joint Surg*, 79B：540-543, 1997.
14) Hawkins RJ, et al.：Anterior Dislocation of the shoulder in the older patient. *Clin Orthop*, 206：192-195, 1986.

15) Lindblom K : Arthography in ruptures of the tendous of shoulder joint. *Acta Radiol*, 20 : 548-562, 1939.
16) Liu SH : Arthroscopically-assisted rotator cuff repair. *J Bone Joint Surg*, 76 B : 592-595, 1944.
17) McLaughlin HL : Rupture of the rotator cuff. *J Bone Joint Surg*, 44 A : 979-983, 1962.
18) Mikasa M : Trapezius transfer for global tear of rotator cuff. Surgery of the shoulder, BC Decker Inc., Burlington, 196-199, 1984.
19) Moseley HF et al. : The arterial pattern of the rotator cuff of the shoulder. *J Bone Joint Surg Br*, 45 : 780-789, 1963.
20) Murthi AM, et al. : The incidence of pathologic changes of the long head of the biceps tendon. *J Shoulder Elbow Surg*, 9 : 382-385, 2000.
21) Neer CS : Anterior acromioplasty for the chronic impingement syndrome in the shoulder. *J Bone Joint Surg*, 54 A : 41-50, 1972.
22) Neer CS : Impingement lesions. *Clin Orthop*, 173 : 70-77, 1983.
23) Neviaser RJ, et al. : Anterior dislocation of the shoulder and rotator cuff rupture. *Clin Orthop*, 291 : 103-106, 1993.
24) Neviaser RJ, et al. : Concurrent rupture of the rotator cuff and anterior dislocation of the shoulder in the older patient. *J Bone Joint Surg*, 70 A : 1308-1311, 1988.
25) Nicholson GP, et al. : The acromion : morphologic condition and age-related changes. A study of 420 scapulas. *J shoulder Elbow Surg*, 5 : 1-11, 1996.
26) Nobuhara K, et al. : Surgical procedure and results of repair of massive tears of the rotator cuff. *Clin Orthop*, 304 : 54-59, 1994.
27) Ozaki J, et al. : Repair chronic massive rotator cuff tears with synthetic fabrics. Surgery of the Shoulder, BC Decker Inc., Burlington, 185-191. 1984.
28) Paavolainen P, et al. : Operative treatment of severe proximal humeral fractures. *Acta Orthop Scand*, 54 (3) : 374-379, 1983.
29) Petersson CJ, et al. : The subacromial space in normal shoulder radiographs. *A cta Orthop Scand*, 55 (1) : 57-58, 1984.
30) Rathbun JB, et al. : The micro vascular pattern of the rotator cuff. *J Bone Joint Surg Br*, 52, 540-553, 1970.
31) Rothman RH, et al. : The vascular anatomy of the rotator cuff. *Clin Orthop Relat Res*, 41, 176-186, 1965.
32) Tamai K, et al. : Chondrolysis of the shoulder following a "color test"-assisted rotator cuff repair-a report of 2 cases. *Acta Orthop Scand*, 68 (4) : 401-402, 1997.
33) Walch, G : Rotator cuff tears associated with anterior instability.
34) Walch G, et al. : Arthroscopic tenotomy of the long head of the biceps in rotator cuff ruptures. In Gazielly, DF, Gleyze, P, Thomas, T eds. : The cuff, Elsevier, Paris, 350-355.
35) Warner JJP, et al. : Complex and revision problems in shoulder surgery, Lippincott-Raven, Philadelphia, 65-70, 1997.
36) Weiner DS, et al. : Superior migration of the humeral head ; A radiological aid in the diagnosis of tear of the rotator cuff. *J Bone Joint Surg*, 52 B : 524-527, 1970.
37) 相澤利武ほか：広範囲腱板断裂に対する後背筋移行併用パッチ法の臨床成績．肩関節，23：235-238，1999．
38) 相澤利武ほか：肩腱板修復術の再手術後の再手術例の検討．肩関節，22 (2)：311-314，1998．
39) 東　敦ほか：腱板修復術後に生じた肩関節症の2例．肩関節，20 (1)：197-200，1996．
40) 井阪佳照ほか：Gore Tex を用いた Patch 法による肩腱板修復術の経験．肩関節，19 (2)：383-388，1994．
41) 伊勢福修司ほか：ビオクタニン関節内注入後に発症した肩関節症の画像，組織所見．肩関節，22 (3)：455-458，1998．
42) 伊藤信之：腱板断裂観血的治療例の外転筋力（Cybex による評価）．日整会誌，67，1993．
43) 今田直紀ほか：腱板不全断裂に対する動態関節造影所見の検討．肩関節，21 (2)：199-201，1997．
44) 小川清久ほか：肩甲下筋腱単独断裂の診断法．肩関節，16 (1)：21-27，1991．
45) 尾崎二郎：腱板断裂　人工腱板．*OS NOW*，15：152-155，1994．

46) 尾崎二郎ほか：Teflon Felt Cuff Plasty ―術後の MR 画像による検討―．肩関節，18（2）：265-268，1994．
47) 尾崎二郎ほか：肩甲下筋腱断裂の病態．肩関節，12（2）：211-213，1995．
48) 尾崎二郎ほか：陳旧性広範囲腱板断裂に対する人工腱板による再建術の適応と限界．肩関節，19：417-420，1995．
49) 川島　明ほか：臨床症状からみた腱板断裂．*Orthopaedics*，39：45-54，1991．
50) 川又明麿ほか：腱板断裂患者の反対側の MR 画像所見．肩関節，21（2）：259-262，1997．
51) 菊川和彦ほか：腱板修復に関する実験的研究―腱板の自己治癒能力および修復機転における肩峰下滑液包の役割について―．肩関節，24（3）309-312，2000．
52) 北側恵史ほか：腱板修復後の外転位固定による腕神経叢麻痺．肩関節，16（1）：149-152，1992．
53) 木戸忠人ほか：肩腱板断裂における三角筋と腱板構成筋の筋萎縮．東北整災外科紀要，41：109-111，1997．
54) 木村明彦ほか：腱板広範囲断裂に対する PTFE felt による patch 法の短期臨床成績．別冊整形外科，36：155-157，1999．
55) 黒川正夫ほか：肩腱板広範囲断裂に対する Debeyre 変法の検討．肩関節，19：412-416，1995．
56) 黒川正夫ほか：腱板広範囲断裂に対する手術法の検討．肩関節，15（1）：163-167，1992．
57) 黒田重史ほか：Zero-Position 固定に連続した腋窩神経麻痺．肩関節，8：90-92，1984．
58) 熊谷　純ほか：腱板疎部損傷の病態―30代以降の症例について―．肩関節，25（2）：213-216，2001．
59) 熊谷　純ほか：断裂腱板の形態と臨床所見―組織分類をもとに―．肩関節，24（3）：425-430，2000．
60) 阪田武志ほか：肩甲下筋腱断裂の臨床的検討．肩関節，22（2）：233-237，1998．
61) 田畑四郎：Patch 法（大腿筋膜）．関節外科，14：63-67，1995．
62) 田畑四郎：広範囲腱板断裂の Fascia Patch による再建．臨整外，24：47-53，1989．
63) 永井琢己ほか：三角筋機能回復の筋電図学的検索―腱板断裂術前後を比較して―．肩関節，21（2）229-231，1997．
64) 中川照彦ほか：電顕像による腱板膠原細線維の定量的分析．肩関節，21（2）：183-186，1997．
65) 名越　充：肩腱板小断裂および不全断裂の病態と治療―臨床像，術中所見からの検討―．肩関節，25（3）：401-404，2001．
66) 橋本　卓ほか：腱板断裂における腱変性の病理組織学的検討．肩関節，25（2）：207-211，2001．
67) 橋本　淳ほか：腱板不全断裂に対する術中腱板牽引試験．肩関節，23（2）：231-324，1999．
68) 長谷川和重ほか：腱板断裂を伴った中高齢者肩前方脱臼の治療経験．肩関節，21（2）：219-223，1997．
69) 濱　弘道ほか：腱板断裂と肩関節外転位拘縮に関する1考察．肩関節，16（1）：146-148．
70) 浜田一寿ほか：腱板断裂における肩関節荷重位正面像（push-up view）の有用性について―第一報―．肩関節，13：252-256，1989．
71) 堀田知伸ほか：上方関節唇付着部剥離と腱板断裂の合併例の検討．肩関節，22（3）：379-382，1998．
72) 松井健郎ほか：肩峰の骨棘形成と腱板の変化（第2報）．肩関節，15（1）：57-61，1991．
73) 三笠元彦：腱板断裂の縫合法と三角筋の処置．
74) 三笠元彦：広範囲断裂の再建―僧帽筋移行術を中心に―．臨整外，24：38-45，1989．
75) 三笠元彦ほか：腱板広範囲断裂の手術例の検討．肩関節，19（1）：510-513，1995．
76) 三笠元彦ほか：腱板広範囲断裂に対する僧帽筋移行術の経験．肩関節，3：77-80，1979．
77) 三笠元彦ほか：腱板断裂の臨床的診断について．肩関節，25（2）：297-300，2001．
78) 三原栄一ほか：腱板断裂例の観血的治療成績．肩関節，15（1）：152-157，1991．
79) 三森岐栄ほか：腱板の断裂形態に対する検討．肩関節，22（2）：221-224，1998．
80) 三森岐栄：腱板断裂再手術症例の検討．肩関節，23（2）：217-220，1999．
81) 宮腰尚久ほか：肩皮膚温の日内変動と夜間痛との関連．肩関節，21（3）：469-472，1997．
82) 宮沢知修ほか：肩峰骨頭間距離の臨床的意義．肩関節，13：247-251，1989．
83) 村井　聰ほか：Zero Position ギプス固定を用いた腱板断裂術後のリハビリテーション．肩関節，22（2）：315-318，1998．
84) 森澤佳三ほか：腱板広範囲断裂の合併症について．肩関節，21（2）：343-346，1997．
85) 森田　直ほか：Zero-Position 固定に連続した腕神経叢麻痺．整・災外，34：686-688，1985．
86) 山門浩太郎ほか：高年齢に生じた反復性肩関節前方脱臼の3例．肩関節，24（3）：505-508，2000．

87) 山口拓嗣ほか：腱板断裂における等尺性外転時正面像のよる肩峰骨頭間距離の計測．肩関節，19 (1)：40-44, 1995.
88) 山内裕雄ほか：整形外科治療のコツと落とし穴・上肢．中山書店，1997, pp80-81.
89) 吉川玄逸ほか：腱板断裂に伴う上腕二頭筋長頭腱障害の組織学的検討．肩関節，25 (2)：249-252, 2001.
90) 吉田　篤ほか：棘上・棘下筋腱接合部に生じる腱内空隙について．肩関節，14 (2)：166-169, 1990.

8. 腱板疎部損傷

1) DePalma AF：Surgery of the shoulder. 3rd ed, JB Lippincott, Philadelphia, 1983.
2) Douglas T, et al.：The role of the rotator interval capsule in passive motion and stability of the shoulder. *J Bone Joint Surg*, 74A (1)：53-66, 1992.
3) Edelson JG, et al：The coracohumeral ligament. Anatomy of a substantial but neglected structure. *J Bone Joint Surg Br*, 73：150-153, 1991.
4) Itoi E, et al.：Superior-inferior stability of the shoulder：Role of the coracohumeral ligament and the rotator interval capsule. *Mayo Clin Proc*, 73：508-515, 1998.
5) Resnik CS, et al.：Intra-articular pressure determination during glenohumeral joint arthrography preliminary investigation. *Invest Radiol*, 19：45-50, 1984.
6) 浦田節雄ほか：反復性前方脱臼，亜脱臼に対する Rotator interval 縫縮術の経験．肩関節，15 (1)：137-140, 1991.
7) 熊谷　純ほか：腱板疎部損傷の病態―10代～20代の症例について―．肩関節，23 (3)：385-389, 1999.
8) 熊谷　純ほか：腱板疎部損傷の病態―30代以降の症例について―．肩関節，25 (2)：213-216, 2001.
9) 杉本勝正ほか：烏口上腕靱帯の組織学的，免疫組織学的研究．日本リウマチ・関節外科学会雑誌，11：71-76, 1992.
10) 中野幸雄ほか：烏口上腕靱帯およびその周辺組織における神経分布 Whole mount 標本による免疫組織化学的検索（第1報）．日整会誌，68：1395, 1994.
11) 日野高睦ほか：関節造影施行時における腱板疎部の形態の検討．中部整災誌，38 (6)：1701-1702, 1995.
12) 日野高睦ほか：関節造影における腱板疎部の突出像と関節可動性との関係について．肩関節，20 (1)：31-36, 1996.
13) 南川博道ほか：Rotator interval について．肩関節，7 (1)：21-24, 1983.

9. 動揺性肩関節症

1) Haskins RJ, et al.：Glenohumeral osteoarthrosis. *J Bone Joint Surg*, 72A：1193-1197, 1990.
2) Inui H, et al：Glenoid shape in atraumatic posterior instability of the shoulder. *Clin Orthop*, 403：87-92, 2002.
3) Neer CS, et al.：Inferior capsular shift for involuntary, inferior and multidirectional instability of the shoulder：a preliminary report. *J Bone Joint Surg*, 62A：897-908, 1980.
4) 池田　均ほか：Loose shoulder の術後長期観察例．肩関節，12 (1)：124-128, 1988.
5) 池田　均ほか：不安定性肩関節症におけるX線計測．肩関節，14 (2) 249-252, 1990.
6) 今里有紀彦ほか：生化学アプローチからみた Loose shoulder の病態．肩関節，15 (1)：45-48, 1991.
7) 井手淳二ほか：肩関節多方向不安定症の保存療法―熊大式肩甲骨装具を用いた筋力増強訓練の有用性について―．肩関節，18 (2)：420-424, 1994.
8) 伊藤信之ほか：Loose shoulder の長期観察例―大胸筋移行術の結果―．肩関節，12 (1)：114-119, 1988.
9) 衛藤正雄ほか：肩関節下方不安定症に対する大胸筋移行術の長期治療成績．肩関節，18 (2)：425-429, 1994.
10) 遠藤寿男：Sog. Schulterschlottergelenk の診断と治療法の経験．中部整災誌，14：630-632, 1971.
11) 遠藤寿男：動揺性肩関節の病態論と筋腱移行による肩関節機能の再建．災害医，20：1033-1041, 1977.
12) 黄　公恰：肩関節における slipping 現象のX線学的検討．整形外科，36：867-870, 1985.
13) 黒田重史：肩関節多方向不安定症の発症と自然治癒に関する考察．肩関節，21 (3)：449-452, 1997.
14) 黒田重史ほか：非外傷性肩関節不安定症の自然経過．肩関節，17 (1)：81-85, 1993.
15) 黒田重史ほか：非外傷性肩関節不安定症の推定自然治癒率．肩関節，18 (2)：415-419, 1994.

16) 駒井正彦ほか：非外傷性不安定肩の肩甲骨動態解析．肩関節，18（2）：410-414，1994．
17) 髙岸直人：反復性肩関節脱臼―後方脱臼，臨床整形外科手術全書．金原出版，1991．
18) 建道寿教ほか：動揺性肩関節症における肩峰の形態的特徴と形成不全について．肩関節，21（3）：453-456，1997．
19) 建道寿教ほか：動揺性肩関節症における肩峰の形態特徴について，3D-MRIによる検討．肩関節，25（2）：335-339，2001．
20) 橋本祐之ほか：保存的治療にて経過観察した肩関節不安定症例の検討．肩関節，25（2）341-344，2001．
21) 橋本　淳ほか：動揺性肩関節症251肩の治療成績．日整会誌，70：160，1996．
22) 橋本　淳ほか：動揺性肩関節症とImpingement lesions．肩関節，21（2）：335-338，1997．
23) 畑　幸彦ほか：外傷性および非外傷性肩関節不安定症における前方動揺性の検討．肩関節，19（1）：142-146，1995．
24) 浜田一寿ほか：肩関節下方および多方向性不安定症の術後長期成績（Inferior capsular shift法）．肩関節，12（1）：120-123，1988．
25) 福島充也ほか：Loose ShoulderにおけるGlenohumeral Rhythmの解析．肩関節，14（2）：253-257，1990．

10. 反復性肩関節脱臼

1) Caspari RB：Arthroscopic reconstruction for anterior shoulder instability. *Techniques Orthop*, 3：59-66, 1988.
2) Conforty B：The results of the Boytchev procedure for treatment of recurrent dislocation of the shoulder. *Int Orthop*, 4：127-32, 1980.
3) DePalma AF, et al.：The role of the subscaplaris in recurrent anterior dislocations of the shoulder. *Clin Orthop*, 43：35-49, 1967.
4) Du Toit GT, et al.：Recurrent dislocation of the shoulder：A twenty-four year study of the Johannesburg stapling operation. *J Bone Joint Surg*, 38A：1-12, 1956.
5) Hill HA, et al.：The grooved defect of the humeral head. *Radiology*, 35：690-700, 1940.
6) Hovelius L, et al.：Recurrence after initial dislocation of the shoulder. *J Bone Joint Surg*, 65A：343-349, 1983.
7) Hovelius L, et al.：Recurrent anterior dislocation of the shoulder. Results after the Bankart and Putti-Platt operations. *J Bone Joint Surg Am*, 61：566-569, 1979.
8) Marans HJ, et al.：The fate of traumatic anterior dislocation of the shoulder in children. *J Bone Joint Surg Am*, 74：1242-1244, 1992.
9) Morgan CD：Arthroscopic transglenoid Bankart suture repair. *Oper Tech Orthop*, 1：171-179, 1991.
10) Morrey BF, et al.：Recurrent anterior dislocation of the shoulder. Long-term follow-up of the Putti-Platt and Bankart procedures. *J Bone Joint Surg Am*, 58：252-256, 1976.
11) Osmond-Clark H. Habitual dislocation of the shoulder. *J Bone Joint Surg Br*, 30：19, 1948.
12) Rowe CR：Prognosis in dislocation of the shoulder. *J Bone Joint Surg*, 38A：957-977, 1956.
13) Symeoneides PP：Reconsideration of the Putti-Platt procedure ant its mode of action in recurrent traumatic anterior dislocation of the soulder, *Clin Orthop Relat Res*, 246：8-15, 1989.
14) 石井清一ほか：習慣性肩関節前方脱臼に対するPutti-Platt法の手術成績．肩関節，2：87-89，1978．
15) 伊藤信之ほか：肩関節前方脱臼のメカニズム．肩関節，15（2）：200-204，1991．
16) 後藤康夫ほか：肩関節初回前方脱臼に対する保存療法の有用性．肩関節，21（2）：251-254，1997．
17) 中垣公男ほか：新鮮肩鎖関節脱臼に対する肩峰下pinning法．肩関節，27（3）：503-506，2002．
18) 橋本　淳ほか：反復性肩関節脱臼に対するPutti-Platt変法の長期成績．肩関節，22（3）：533-535，1998．
19) 松野誠夫ほか：習慣性肩関節脱臼の各種手術法の比較（Putti-Platt法を中心として）．災害医学，16：359-365，1973．
20) 松原　統：外傷性肩関節脱臼と習慣性肩関節脱臼．災害医学，14：695-703，1971．
21) 山本龍二：私の行っている手術法Oudard―岩原―山本変法．*Orthopaedics*, 25：77-82，1990．

11. 随意性肩関節脱臼・亜脱臼

1) Keiser RP, et al.：Bilateral Recurrent Dislocation of the Shoulder（Atraumatic）in a Thirteen-year-old girl. *J Bone and Joint Surg*, 43A：553-554, 1961.
2) 小川清久ほか：心理的因子の表現型としての肩関節脱臼. 肩関節, 12（1）：95-100, 1988.
   Rowe CR, et al.：Voluntary Dislocation of the Shoulder. *J Bone and Joint Surg*, 55A：445-406, 1973.

12. 後方脱臼・亜脱臼

1) Fronek J, et al.：Posterior subluxation of the glenohumeral joint. *J Bone Joint Surg*, 71A：205-216, 1989.
2) Hawkins RJ, et al.：Posterior shoulder instability. *Orthopedics*, 11：101-107, 1988.
3) Jones V：Recurrent posterior dislocation of the shoulder. Report of a case treated by posterior bone block. *J Bone Joint Surg*, 40B：203-207, 1958.
4) Mowery CA, et al.：Recurrent posterior dislocation of the shoulder：treatment using a bone block. *J Bone Joint Surg*, 67A：777-781, 1985.
5) Scott DJ：Treatment of recurrent posterior dislocation of the shoulder by glenoplasty. *J Bone Joint Surg*, 49A：471-476, 1967.
6) 伊藤信之：肩関節後方不安定症の診断と治療. 関節外科, 12：43-51, 1993.
7) 黒田重史ほか：肩関節位置性脱臼. 肩関節, 14：240-244, 1990.
8) 黒田重史ほか：習慣性肩関節脱臼, 亜脱臼の治療経験. 関節外科, 12：401-412, 1993.
9) 中川照彦：肩甲関節窩形成術—Scott法，黒田法，骨移植法—. 関節外科, 13：1439-1447, 1994.
10) 中川照彦ほか：習慣性肩関節後方脱臼に対する後方関節窩形成術の術式と手術成績. 肩関節, 22（2）：249-254, 1998.
11) 中川照彦ほか：肩関節多方向不安定症と診断. 整・災外, ：40：11-21, 1997.
12) 森石丈二ほか：習慣性肩関節後方脱臼の治療成績（二方向臼蓋形成術）. 肩関節, 17（1）：91-94, 1993.
13) 山本　譲ほか：習慣性肩関節後方不安定症に対する thermal capsular shrinkage 法の有用性. 肩関節, 25（3）：443-447, 2001.

13. 鎖骨骨折～ 19. 先天性疾患

1) Allman FL Jr：Fractures and ligamentous injuries of the clavicle and its articulation. *J Bone Joint Surg Am*, 49：774-784, 1967.
2) Baxter MP, et al.：Fractures of the proximal humeral epiphysis, Their influence on humeral growth. *J Bone Joint Surg Br*, 68（4）：570-573, 1986.
3) Bernard TN, et al.：Fractured coracoil process in acromioclavicular dislocations. Report of four cases and review of the litovature. *Clin Orthop Relat Res*, 175：227-232, 1983.
4) Bosworth BM：Acromioclavicular separation,new method of repair. Surg. Gynecol. *Obstet*, 73：866-871, 1941.
5) Cadenat FM：The treatment of dislocations and fractures of the outer end of the clavicle. *Int Cin*, 1：145-169, 1917.
6) Craig EV：Fractures of the clavicle.In：Rockwood, C.A. Jr., Greed, D.P., Bucholz, R.W., eds.：Fractures in adults, Third ed. JB Lippincott Company,Philadelphia, 1991, pp928-990.
7) DePalma AF：Surgery of the shoulder. 3rd ed, JB Lippincott, Philadelphia, 1983.
8) DeRosa GP, et al.：Fracture of the coracoid process of the scapula：case report. *J Bone Joint Sug Am*, 59（5）：696-697, 1977.
9) Dewar FP, et al.：The treatment of chronic acromio-clavicular dislocation. *J Bone Joint Surg*, 49：32-35, 1965.
10) Eyres KS, et al.：Fractures of the coracoid process. *J Bone Joint Surg*, 77B：425-428, 1995.
11) Flatow EL, et al.：Open reduction and internal fixation of tow-part displaced fractures of the greater tuberosity of the proximal part of the humerus. *J Bone Joint Surg Am*, 73（8）：1213-1218, 1991.
12) Fukuda K, et al.：Biomechanical study of the ligamentous system of the acromioclavicular joint. *J Bone Joint Surg*,

68A：434-440, 1986.
13) Hardegger FH：The operative treatment of scapular fractures. *J Bone Joint Surg*, 66B：725-731, 1984.
14) Kun CW, et al.：Coracoid process fracture combined with acromioclavicular dislocation and coracoclavicular ligament repture. *Clin Orthop*, 300：120-122, 1994.
15) McLaughlin HL：Common shoulder injuries；diagnosis and treatment. *Am J Surg*, 74 (3)：282-295, 1947.
16) McLaughlin HL：Dislocation of the shoulder with tuberosity fracture. *Sug Clin North Am*, 43：1615-1620, 1963.
17) Neer CS：Shoulder Reconstruction.WB Saunders, Philadelphia, 403-412, 1990.
18) Neer CSⅡ, Horwitz BS：Fractures of the proximal humeral epiphysial plate. *Clin Orthop Relat Res*, 41：24-31, 1965.
19) Neviaser JS：Acromioclavicular dislocation treated by transference of the coracoacromial ligament. *Arch Surg*, 64：292, 1952.
20) Neviaser JS：An operation for old dislocation of the shoulder. *J Bone Joint Surg*, 30A：997-1000, 1948.
21) Neviaser JS：Acromioclavicular dislocation treated by transference of the coraco-acromial ligament：A long-term follow-up in a series of 112 cases. *Clin Orthop*, 58：57-68, 1968.
22) Phemister DB：The treatment of dislocation of the acromioclavicular joint by open reduction and threaded-wire fixation. *J Bone Joint Surg*, 24：166-168, 1942.
23) Pomeranz SJ：Orthopaedic MRI. JB Lippincott, Philadelphia, 1991.
24) Rockwood CA：Fractures, 2nd ed. JB Lippincott, Philadelphia, 1984.
    Rockwood, CA：Dislocation of the sternoclavicular joint. *Instructional course lecture*, 24：144-159, 1975.
25) Rowe CR：Chronic Unreduced Dislocations of the Shoulder. *J Bone Joint Surg*, 64A：494-505, 1982.
26) Rowe CR, et al.：Chronic unreduced dislocations of the shoulder. *J Bone Joint Surg*, 64A：494-505, 1982.
27) Tossy JD, et al.：Acromioclavicular separations：Useful and practical classification for treatment.*Clin Orthop*, 28：111-119, 1963.
28) Vargas L：Repair of complete acromiocl avicular dislocation,utilizing the short head of the biceps. *J Bone Joint Surg*, 24：772-773, 1942.
29) Watson-Jones R：Fractures and Joint Injuries. 4th ed. williams & wilkins, Baltimore, 1985, pp473-476.
30) Weaver JK, et al.：Treatment of acromioclavicular injuries, especially complete acromioclavicular separation. *J Bone Joint Surg*, 54A：1187-1194, 1972.
31) Wolter D, et al.：Die operative Behandlung der akromioklavikulafraktur order-Pseudoarthrose mit der AC-Hakenplatte. *Operat Orthop Traumatol*, 3：145-152, 1989.
32) Young TB, et al：conservative treatment of fractures and fracture-dislocation of the upper end of the humans. *J Bone Joint Surg Br*, 67 (3)：373-377, 1985.
33) Zlatkin MB：MRI of the Shoulder. Raven Press, New York, 1991.
34) 青木光広ほか：高齢者の上腕骨外科頸骨折に対するEnder釘の術後成績．別冊整形外科，21：35-39, 1992.
35) 衛藤正雄ほか：陳旧性肩関節前方脱臼の観血的治療成績．肩関節，23 (2)：267-271, 1999.
36) 遠藤寿男ほか：肩関節骨折の保存療法．整・災外，23 (13)：1689-1696, 1980.
37) 小川清久ほか：上腕骨近位端骨折に対するKirschner鋼線髄内固定法．別冊整形外科，21：22-26, 1992.
38) 尾澤英彦ほか：腱鎖関節脱臼を伴う烏口突起骨折に対するcannulated cancellous screwの使用経験．肩関節，22 (3)：375-378, 1998.
39) 加藤文雄：頻発する肩鎖関節脱臼．関節外科臨時増刊号，1：154-155, 1984
40) 神平雅司ほか：上腕骨外科頸骨折に対するEnder法．肩関節，22 (2)：205-208, 1998.
41) 川部直巳ほか：腱鎖関節の治療．臨整外，11：917-824, 1976.
42) 黒川正夫ほか：肩鎖関節脱臼の予後調査―手術療法と保存療法の比較―．肩関節，21 (3)：437-440, 1997.
43) 後藤康夫ほか：陳旧性肩関節前方脱臼の3例．肩関節，18 (2)：337-343, 1994.
44) 酒巻忠範ほか：肩甲骨関節窩骨折の治療．肩関節，15 (1)：74-78, 1991.
45) 桜井悟良ほか：肩関節直立脱臼の治療経験．肩関節，15 (1)：104-107, 1991.

46) 鈴木克侍ほか：Dewer 変法による肩鎖関節脱臼の治療．肩関節，21（3）：513-516，1997.
47) 高岸憲二ほか：Vargas 変法による肩鎖関節脱臼の治療経験．肩関節，15（1）：92-94，1991.
48) 中川照彦ほか：習慣性胸鎖関節脱臼の臨床像と自然経過．肩関節，25（3）：515-519，2001.
49) 仲川喜之ほか：肩関節陳旧性脱臼―観血的治療について．別冊整形外科，23：8-14，1993.
50) 橋本　淳ほか：隋意性両胸鎖関節亜脱臼の一例．肩関節，13（1）：30-33，1989.
51) 林　誠之ほか：上腕骨大結節単独骨折に関する画像解析．中部整災誌，36（4）：1145-1146，1993.
52) 宮崎誠司ほか：柔道選手における腱鎖関節脱臼放置例の検討．肩関節，22（3）：371-374，1998.
53) 三森岐栄ほか：腱板損傷が見逃されていた腱鎖関節脱臼症例の検討．肩関節，24（3）：349-352，2000.
54) 山本龍二：肩鎖関節脱臼に対する Neviaser 改良法．関節外科，2：115-119，1983.
55) 山本龍二：陳旧性肩関節前方脱臼は無理に整復しなくてもよい．別冊整形外科，23：36-42，1993.
56) 矢野　悟ほか：上腕骨頸部骨折に対する螺旋ピンの使用経験．臨整外，15：883-891，1980.

20. 関節リウマチ

1) Larsen A：A radiological method for grading the severity of rheumatoid arthritis (abstract). Scand. J Rheumatol, 4：225-233, 1975.
2) 駒井正彦ほか：肩人工関節置換術の術後成績の検討．肩関節，26（1）：136，2002.
3) 林田賢治ほか：慢性関節リウマチ肩における腱板の変化．肩関節，21（2）：361-364，1997.

21. 化膿性肩関節炎

1) Gelberman RH, et al.：pyogenic arthritis of the Shoulder in adults. J Bone Joint Surg, 62A：550-553, 1980.
2) 嘉村親芳ほか：化膿性肩関節炎の臨床像および治療成績．肩関節，12（2）：259-263，1988.
3) 佐藤舜也ほか：関節内ステロイド注入による化膿性膝関節炎の臨床．臨整外，12：1185-1191，1977.

22. 肩結合織炎

1) Bateman JE：The Shoulder and Neck. Saunders Co. Philadelphia, 1972.
2) Michele AA, et al.：Scapulocostal syndrome (fatigue-postural paradox). NY State J Med, 50：1353-1356, 1950.
3) 岩原寅猪ほか：肩こりの一つの病態．日整会誌，41（1）：45-53，1967.
4) 信原克哉：がんこな肩こり．小学館，2006.
5) 信原克哉ほか：肩―その機能と臨床― 第3版．医学書院，2001，p272.
6) 茂手木三男ほか：肩こり，頚骨痛の病因．日整会誌，38：648-649，1964.

23. 神経麻痺，損傷～ 25. その他の疾患

1) Babcock JL, et al.：Analysis of abduction in a shoulder with deltoid paralysis due to axillary nerve injuries. Clin Orthop, 68：116-120, 1970.
2) Bateman JE：The Shoulder and Neck. Saunders Co., Philadelphia, 1972.
3) Dehne CE, et al.：Suprascapular-Nerve entrapment. J Bone Joint Surg, 63A：492-494, 1981.
4) Harmon RH：Surgical reconstruction of the paralytic shoulder by multiple muscle transplantations. J Bone Joint Surg, 32A：583-595, 1950
5) Hall MRM：Active shoulder motion in complete deltoid paralysis. J Bone Joint Surg, 41A：745-748, 1959.
6) Hoffer MM, et al.：Brachial plexus birth palsies. Results of tendon transfer to the rotator cuff. J Bone Joint Surg, 60A：691-695, 1978.
7) Itoh Y, et al.：Transfer of latissimus dorsi to replace a paralysed anterior deltoid. J Bone Joint Surg, 69B：647-651, 1987.
8) Neer CS：Shoulder Reconstruction. Saunders, Philadelphia, 1990, pp41-142.
9) Post MD：ENTRAPMENT AND NEUPITIC SYNDROMES. 肩関節，12（1）：1995.
10) Saha AK：Surgery of the paralysed and flail shoulder. Acta Orthop Scand, 97：54-66, 1967.

11) Staples OS, et al.：Full active abduction in traumatic paralysis of the deltoid. *J Bone Joint Surg*, 25：85-89, 1943.
12) 朝長　匡ほか：麻痺肩に対する手術成績の検討．肩関節，19（1）：212-216，1995．
13) 伊藤信之：麻痺肩再建術 Bateman 法．*OS NOW*, 15：166-170，1994．
14) 井樋栄二ほか：麻痺性肩関節に対する僧帽筋移行術．肩関節，12（2）：226-230，1988．
15) 岡崎啓治ほか：脊髄空洞症による肩関節の神経病性関節症の1例．肩関節，13（1）：49-54，1989
16) 荻野利彦ほか：ガングリオンによる肩甲上神経麻痺―自験例5例と報告例の検討―．肩関節，15（2）：233-237，1991．
17) 織田　格ほか：減圧症による上腕骨頭無腐性壊死―臨床像とX線像の分析―．肩関節，17（2）：274-279，1993．
18) 金谷整亮ほか：麻痺肩に対する筋移行述による再建．中部整災誌，41：1545-1546，1998．
19) 桜井悟良ほか：肩甲骨外骨腫による Snapping Scapulae に対する手術的治療経験．肩関節，14（1）：7-10，1990．
20) 貞広哲郎ほか：麻痺肩に対する機能再建術―特に広背筋移行の意義を中心に―．肩関節，19（1）：217-221，1995．
21) 島岡　宏行ほか：肩甲上神経障害に対する手術的治療の検討．肩関節，13（1）：143-146，1989．
22) 島巣岳彦ほか：潜水士に発生した上腕骨頭壊死について―特にX線学的所見を中心に―．整形外科，25：1069-1075，1974．
23) 高山真一郎ほか：麻痺肩に対する筋移行術を用いた機能再建術．肩関節，19（1）：232-237，1995．
24) 津村裕嗣ほか：副神経麻痺に伴う肩甲上神経の絞扼性神経障害について．肩関節，13（1）：91-94，1989．
25) 根本孝一ほか：Quadrilateral Space における腋窩神経麻痺の手術経験．肩関節，13（1）：154-157，1989．
26) 信原克哉ほか：肩―その機能と臨床―　第3版．医学書院，2001, p26．
27) 原田真一ほか：脊髄空洞症を原疾患とした神経病性肩関節症の2例．肩関節，19（1）：123-128，1995．
28) 宮坂芳典ほか：上肢挙上が可能な三角筋完全麻痺の2例．肩関節，17（2）：361-365，1993．

○今後の人工骨頭の研究
1) Rietvelt, ABM, et al.：The lever arm in glenohumeral abduction after hemiarthroplasty. *J Bone Joint Surg*, 70B：561-565, 1988.

第6章　スポーツ障害

1．各種スポーツの特徴
1) Codman EA：The shoulder Thonass Todd, Boston, 1934.
2) Jobe FW, et al：An EMG analysis of the shoulder in throwing and pitching. A preliminary report. *Am J Sports Med*, 11（1）：3-5, 1983.
3) 近藤亜里ほか：肩のスキー外傷．肩関節，20（2）：349-352，1996．
4) 杉原隆之ほか：スノーボード，スキーによる肩の外傷の比較検討．肩関節，25（3）：511-514，2001．
5) 関　秀正ほか：スキー外傷における外傷性肩関節脱臼について．肩関節，1（1）：83-87，1977．
6) 中川泰彰ほか：学生相撲のおける肩関節障害．肩関節，22（2）：161-164，1998．
7) 藤原稔泰ほか：スキーによる肩関節前方亜脱臼障害．肩関節，13（2）：296-300，1989．
8) 渡會公治ほか：ラグビーによる肩周辺の外傷について．肩関節，15（2）：278-281，1991．

2．投球動作
1) Codman EA：The Shoulder. Boston：Thomas Todd, 1934, pp123-177.
2) 田中　洋ほか：投球動作のバイオメカニクスと運動連鎖．投球動作のバイオメカニクスと投球障害，臨床スポーツ医学，29（1）：47-54，2012．

3．投球障害（総論）〜 5．投球障害（各論）
1) Andrews JR：The arthroscopic treatment of glenoid labrum tears in the throwing athletes. *Orthop Transaction*, 8：44, 1984.

2) Andrews JR, et al.：Glenoid labrum tears related to the long head of the biceps. *Am J Sports Med*, 13：337-341, 1985.
3) Dotter WE：Little leaguer's shoulder, A fracture of the proximal epiphyseal cartilage of the humerus due to baseball pitching. *Guthrie Clin Bull*, 23：68-72, 1953.
4) Ferretti A, et al.：Suprascapular neuropathy in volleyball players. *J Bone Joint Surg*, 69A：260-263, 1987.
5) Ganzhor RW, et al：Suprazcapular-nerve entrapment. *J Bone Joint Surg*, 63A：492-494, 1981.
6) Glasgow SG, et al.：Arthroscopic resection of glenoid labral tears in the athlete-A report of 29 cases. *Arthroscopy*, 8：48-54, 1992.
7) Fritz RC, et al.：Suprascapular nerve entrapment：evaluation with MR imaging. *Radiology*, 182：437-444, 1992.
8) Post M, et al.：Suprascapular nerve entrapment：diagnosis and results of treatment. *J shoulder Elbow Surg*, 2：190-197, 1993.
9) Rengachary SS, et al.：Suprascapular entrapment neuropathy：a clinical, anatomical and comparative study part2：anatomical study. *Neurosurgery*, 5：447-451, 1979.
10) Snyder SJ, et al.：SLAP lesions of the shoulder. *Arthroscopy*, 6：274-354, 1990.
11) Takagishi K, et al.：Ganglion causing paralysis of the suprascapular nerve. Diagnosis by MRI and ultrasonography. *Acta Orthop Scand*, 62：392-393, 1991.
12) Thompson RJ, et al.：Entrapment neuropathy of The Shoulder Joint, vol. 2, 1996, pp345-348.
13) 赤星正二郎ほか：スポーツ選手における Rotator interval lesion の術後成績．肩関節，23（2）：159-162, 1999.
14) 麻生邦一ほか：上腕骨近位骨端損傷―特に野球における骨端線障害について―．関節外科，9；1327-1333, 1990.
15) 井口　理ほか：棘窩切痕部のガングリオンによる肩甲上神経麻痺．肩関節，21（3）：481-484, 1997.
16) 井出　淳二ほか：スポーツ選手の絞扼性肩甲上神経障害．肩関節，21（2）：311-314, 1997.
17) 岩堀祐介ほか：投球肩障害に対する投球フォーム矯正を中心とした保存療法の効果．肩関節，24（3）：377-382, 2000.
18) 岡村健司：SLAP lesion の鏡視下手術．関節外科，15：58-97, 1996.
19) 萩野利彦ほか：ガングリオンによる肩甲上神経麻痺．関節外科，11：485-492, 1992.
20) 尾崎二郎ほか：スポーツでの肩の overuse による腋窩神経障害．肩関節，15（2）：334-337, 1991.
21) 尾崎二郎ほか：投球障害肩へのアプローチ．肩関節，20（2）：261-264, 1996.
22) 角能輝之ほか：Quadrilateral space syndrome の検討．肩関節，13（1）：117-121, 1989.
23) 阪田武志ほか：投球動作における上肢及び体幹の角速度について―3次元解析による検討―．肩関節，21（2）：303-306, 1997.
24) 杉原隆之ほか：プロ野球選手の肩MRI所見．肩関節，24（3）：363-366, 2000.
25) 高岸憲二ほか：当科にて経験した棘下筋単独麻痺．肩関節，20（2）：345-348, 1996.
26) 田中　洋ほか：投球動作のバイオメカニクスと運動連鎖．投球動作のバイオメカニクスと投球障害．臨床スポーツ医学，29（1）：47-54, 2012.
27) 照屋　均ほか：肩関節前方不安定症の動態軸写像―関節上腕靱帯・関節唇複合体の機能評価―．肩関節，22（2）：331-335, 1998.
28) 照屋　均ほか：投球肩における棘下筋付着部損傷と機能的前後不安定性．肩関節，21（3）：419-422, 1997.
29) 土金　彰ほか：ガングリオンによる肩甲上神経麻痺の治療経験．肩関節，20（1）：151-156, 1996.
30) 中川照彦ほか：成長期の投球障害肩．*MB Orthop*, 11：33-39, 1998.
31) 中川照彦ほか：野球選手のSLAP lesion, Type2に対する鏡視下術．肩関節，3（2）：153-158, 1999.
32) 濱　弘道ほか：スポーツ選手の棘下筋の萎縮．関節外科，6：107-115, 1987.
33) 濱　弘道ほか：絞扼性肩甲上神経障害の診断と治療．整・災外，29：1737-1744, 1986.
34) 濱　弘道ほか：球技者の棘下筋萎縮の治療．肩関節，15（2）：342-345, 1991.
35) 橋本祐之ほか：投球動作における骨盤と肩の捻れについて（3次元解析による検討）．肩関節，20（2）：411-414, 1996.
36) 布袋屋浩ほか：最近経験したスポーツによるSLAP lesion．臨床スポーツ医学，12：449-454, 1995.

37) 保刈　成ほか：上方関節唇損傷に対する鏡視下デブリードマンの術後成績．肩関節，21：321-325，1997.
38) 村上元庸ほか：リトルリーグショルダーの治療経験．肩関節，20（2）：415-420，1996.
39) 森石丈二ほか：スポーツによる棘下筋萎縮の2症例．肩関節，15（2）：338-341，1991.
40) 森澤圭三ほか：スポーツによる肩周辺の骨端・骨端線障害．肩関節，17（2）：210-213，1993.
41) 森澤　豊ほか：中学・高校野球選手における肩関節障害―高知県での運動器メディカルチェックから―．肩関節，24（3）：395-400，2000.
42) 柚木　脩ほか：少年野球肩のアスレチックリハビリテーション．肩関節，15（2）：282-286，1991.
43) 米田　稔ほか：肩関節上方臼蓋唇付着部断裂に対する鏡視下staplingの術後成績　投球障害肩を対象として．肩関節，14：98-103，1990.

第7章　注射・装具・理学療法

1) Moseley HA：Shoulder Lesions. E & S Livingstone, Edinburgh and London, 1969.
2) 立花　孝：関節の運動学と運動療法．理学療法ジャーナル，24：761-767，1990.
3) 信原克哉：肩関節障害に対するリハ処方．リハ医学，29：711-716，1992.

索引

い
インピンジメント症候群　173

う
烏口鎖骨間メカニズム　5
烏口突起　2, 36
烏口突起骨折　139, 143
烏口腕筋　11, 47

え
腋窩神経　12
腋窩神経麻痺　102, 159
円錐靱帯　6

お
横断裂　91

か
外傷性肩関節脱臼　140
外傷性不安症　33
解剖頸　2
解剖頸骨折　132
肩関節周囲炎　73
肩結合織炎　156
化膿性肩関節炎　155
関節唇損傷　174
関節造影　63
関節内圧　32
関節内ブロック　140
関節リウマチ　153

き
キシロカインテスト　89
臼蓋　1
臼蓋後下縁の形成不全　110
臼蓋骨折　139
臼蓋上腕靱帯　4
臼蓋上腕リズム　16
胸郭出口症候群　161
胸肩峰動脈　12
胸鎖関節　6
胸鎖関節脱臼　147
鏡視下 Bankart 法　125, 126
胸背神経　12
棘下筋　10, 47
棘下筋腱断裂　109

棘下筋腱断裂合併症候群　175
棘下筋テスト　88
棘上筋　10, 47
棘上筋テスト　88
筋皮神経　12
筋力検査　40

け
経肩峰皮切　92
傾斜角　25
外科頸骨折　133
結節間溝　36
肩甲下滑液包　7, 37, 64
肩甲下筋　11
肩甲下筋腱移行術　96, 98
肩甲下神経　12
肩甲胸郭関節　6
肩甲挙筋　9, 41
肩甲骨骨折　138
肩甲骨内上角　36
肩甲骨内上角滑液包　7
肩甲上神経　12
肩甲上神経麻痺　159, 175
肩甲上腕リズム　15
肩甲背神経　12
肩甲背神経麻痺　160
肩鎖関節　5
肩鎖関節脱臼　142
懸垂関節　15, 23
腱板炎　78, 173
腱板疎部　4, 36, 74
腱板疎部損傷　104, 172, 175
腱板断裂　86, 174
肩峰　1
肩峰下滑液包　7, 37
肩峰下滑液包炎　173
肩峰骨折　139
肩峰骨頭間距離　89

こ
広背筋　9, 47
広背筋移行術　96, 99
広背筋症候群　176
広範囲断裂　91
後方四角腔　36, 102
後方タイトネス　176
後方脱臼・亜脱臼　128

五十肩　73

さ
最大挙上位　20
鎖骨下筋　9
鎖骨骨折　129
三角筋　10, 47
三角(形)断裂　92

し
自動的回旋　21
縦断裂　91
柔道　165
小円筋　11, 47
小円筋移行術　96, 98
小円筋テスト　88
小胸筋　9
小結節　36
小結節骨折　132
小菱形筋　8
上腕回旋動脈　12
上腕骨近位端骨折・脱臼骨折　131
上腕骨頭機能軸　17
上腕骨頭骨折　132
上腕三頭筋　12
上腕二頭筋　11
上腕二頭筋長頭腱移行術　96, 98
上腕二頭筋長頭腱炎　81
上腕二頭筋長頭腱脱臼・亜脱臼　85
上腕二頭筋長頭腱断裂　83
神経痛性筋萎縮症　161
神経病性肩関節症　164
人工骨頭置換術　136

す
随意性肩関節脱臼・亜脱臼　127
スキー　166

せ
星状神経節ブロック　178
石灰沈着性腱板炎　79
接触域　22
ゼロポジション　26, 167
ゼロポジション牽引　134
前胸神経　12
前鋸筋　9, 41
先天性肩関節脱臼　152

先天性肩甲骨高位症　152
先天性鎖骨偽関節　152
先天性鎖骨形成不全　152
前方進入　93
前方断裂　91

そ

僧帽筋　8, 41, 42
僧帽筋移行術　96, 99
側頭動脈炎　155
ソフトボール　165

た

大円筋　11, 47
大胸筋　10, 47
大胸筋移行術　116
大結節　36
大結節骨折　132
大断裂　91
第2肩関節　4
大菱形筋　8
ダウバーン症候　89

ち

長胸神経　12
直立脱臼　140

陳旧性肩関節脱臼　142

と

投球動作　167
動揺性肩関節症　109, 174
トルク曲線　19

な

内反上腕骨　63, 152

は

発条性固定現象　140
バレーボール　165
ハンドボール　166
反復性肩関節脱臼　118, 173

ひ

非外傷不安症　33

ふ

不全断裂　91

へ

辺縁断裂　91
変形性肩関節症　162

み

三森テスト　48

も

モーションキャプチャ・システム　30, 169

や

野球　165

よ

要支持関節　15, 23
翼状肩甲骨　9

ら

ラグビー　165
ラッシュピン　130, 135

り

リウマチ性筋痛症　155
菱形筋　42
菱形靱帯　6

わ

腕神経叢麻痺　160

A

acceleration phase　166
acromio-humeral interval　89
Anterior apprehension test　39, 48, 118
anterior path　31
atraumatic instability　33
axonotmesis　159

B

ball sign　71
Bankart lesion　3, 66, 70, 118
Bankart 法　124, 125
Bateman 法　160
Belly-press test　50
Bennett lesion　159, 165
Bosworth 法　145
Boytchev 法　124, 125
Bristow 変法　124
Bristow 法　124

C

Cadenat 法　145
Caspari 法　125, 126
Charcot 関節　164
Clunk test　48
cocking phase　166
Codman's paradox　21
concealed tear　91
cuff tear arthropathy　102

D

Debeyre 法　96, 98
deltopectoral approach　93
dependent pouch　64
Desault 包帯固定　179
Dewar 法　145
Dimple sign　38, 49, 106
Drop arm sign　49, 89
Dupuytren 拘縮　74
DuToit 法　124, 126

E

Eden-Hybbinette 法　123, 124
EUA　112

F

follow-through phase　166
force couple　8
freezing phase　74
frozen phase　74
FSH 角　112
fulcrum　17

G

Gallie & Henderson 法　124
Geyser sign　103
glenohumeral rhythm　16
glenoid osteotomy　77, 113, 114
glenoplasty　116
global tear　91

H

halo 65
hanging cast 133
Hill-Sachs lesion 66, 71, 118
Hippocrates 法 141

I

Impingement test 33, 37, 50, 51
Inferior capsular shift 法 116
Infraspinatus test 50
ISP テスト 88

J

Jerk test 49
joint distension 63, 67, 76, 106, 168

K

Kocher 法 141

L

Larsen 分類 154
Lecocq 法 145
Levin's sign 88
Lift off test 50, 88
little leaguer's shoulder 165, 175
Load and shift test 38, 49, 106
luxatio erecta 140

M

Magnuson-Stack 法 124, 125
massive tear 91
MMT 40
Morgan 法 125, 126
Moseley の 3 点注射 177
MRI 68

N

N-H 法 119
Neer-Horowitz 分類 133
Neer 分類 129, 132
neurapraxia 159
Neviaser 法 145
Nicola 法 124

O

obligatory translation 27
One finger resistance test 89
os acromiale 60, 139
Oudard 法 123

P

Pain provocation test 48
Painful arc sign 33, 37
Patch 法 96, 99
Phemister 法 145
Piano key sign 39, 143
pin point method 35
pivotal paradox 19, 21, 57
platform 17
post traumatic osteolysis 130
post-rotational glide 75
postero-lateral path 31
pre-rotational glide 75

Q

Quadrilateral space syndrome 159, 175

R

Relocation test 48
rim tear 91
Rockwood 143, 144

S

Salter-Harris 分類 175
scaption 31
scapular Y 撮影 57
scapulohumeral rhythm 15
SLAP lesion 174
slipping 38
slipping 現象 56, 106
snow cap shadow 66
Speed test 49, 82
SSP テスト 88
Stimson 法 141
Sulcus sign 38, 49
suprascapular nerve 159
Supraspinatus test 49

T

tear drop 像 64
tension band wiring 法 131
thawing phase 74
the acromioclavicular joint 5
the acromion 1
the anatomical neck 2
the conoid ligament 6
the coracoclavicular mechanism 5
the coracoid process 2
the critical portion 86
the critical zone 86
the glenoid 1
the rotator interval 4
the scapulothoracic joint 6
the second joint of the shoulder 4
the sternoclavicular joint 6
the trapezoid ligament 6
Thermal capsular shrinkage 117
Tossy 143
transacromial approach 92
transverse tear 91
traumatic instability 33
triangular tear 92

V

Velpeau 包帯固定 180

W

Walter clavicular plate 131
Weaver 法 145
Weber 法 125, 126
Weitbrecht 孔 4, 64
wind up phase 166
Wolter 法 145

Y

Yergason test 48, 82

Z

Zero position test 37, 48

あとがきにかえて

　最後まで読んでいただきありがとうございます．これから肩関節を少し勉強したくなった先生方に本を紹介します．インターネットで簡単に購入できます．最近は少し手に入りにくいようですが，ぜひ手にして欲しい3冊です．最新のジャーナルで新しい知識を得ようとしても意味不明な言葉が乱れ飛んでいます．一人の著書を読み返して，いろいろ考えていくほうが楽しいし，自分のためになると思います．この3冊があなたにとってワクワクするような本になるといいですネ．

The shoulder
Codman EA
Thomas Todd, Boston, 1934

　本書の復刻版を手に入れました．骨腫瘍のCodman三角やthe End Result Ideaの概念を実践したことなどについて触れられ，「その偉大さは肩関節の領域にとどまることはなかった」と通り一遍に紹介されがちなのですが，著書のところどころで肩関節を指してthe wonderful jointあるいはthe beautiful jointと呼んでおり，Codman自身がいかに肩に魅せられていたかがひしひしと伝わってきます．

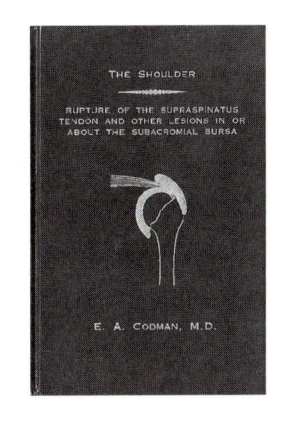

The shoulder and neck
Bateman JE
WB Saunders, Philadelphia, 1972

　タイトルにshoulderの他にneckがついていることからも分かるように，患者の訴えに多い，でもなぜかそれを話題にした書物が少ない「肩こり」についてたくさんのヒントを与えてくれます．

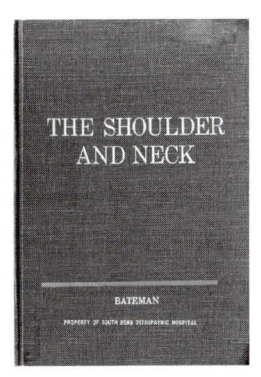

The shoulder
Nobuhara K
World Scientific Publishing, Singapore, 2003

　信原克哉先生の本は『肩　その機能と臨床』が第4版まで出版されており，わざわざ英語で読まなくてもとも思うのですが，気のせいか本書英語版のほうがスッキリ頭に入ってくるような気がします（ここだけの話…）．

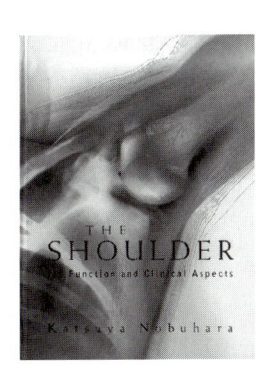

2013年11月

乾　浩明

【著者略歴】

信原 克哉（のぶはら かつや）
- 1933年 兵庫県に生まれる
- 1958年 神戸医科大学卒業
- 1959年 同大学整形外科教室入局
- 1966年 医学博士
- 1970年 信原病院院長
- 1995年 日本整形外科学会名誉会員

乾 浩明（いぬい ひろあき）
- 1967年 愛知県に生まれる
- 1992年 大阪大学医学部卒業
  同大学整形外科入局
- 1999年 大阪大学大学院
- 2003年 医学博士
- 2012年 信原病院・バイオメカニクス研究所所長

新版　肩診療マニュアル　　ISBN 978-4-263-21434-3

2013年11月25日　第1版第1刷発行
2019年 4月20日　第1版第2刷発行

著　者　乾　　浩　明
　　　　信　原　克　哉
発行者　白　石　泰　夫
発行所　医歯薬出版株式会社

〒113-8612　東京都文京区本駒込1-7-10
TEL.（03）5395-7628（編集）・7616（販売）
FAX.（03）5395-7609（編集）・8563（販売）
https://www.ishiyaku.co.jp/
郵便振替番号　00190-5-13816

乱丁，落丁の際はお取り替えいたします　　　印刷・真興社／製本・皆川製本所
© Ishiyaku Publishers, Inc., 2013. Printed in Japan

本書の複製権・翻訳権・翻案権・上映権・譲渡権・貸与権・公衆送信権（送信可能化権を含む）・口述権は，医歯薬出版（株）が保有します．

本書を無断で複製する行為（コピー，スキャン，デジタルデータ化など）は，「私的使用のための複製」などの著作権法上の限られた例外を除き禁じられています．また私的使用に該当する場合であっても，請負業者等の第三者に依頼し上記の行為を行うことは違法となります．

JCOPY ＜出版者著作権管理機構　委託出版物＞

本書をコピーやスキャン等により複製される場合は，そのつど事前に出版者著作権管理機構（電話03-5244-5088，FAX 03-5244-5089，e-mail：info@jcopy.or.jp）の許諾を得てください．